实用院前急救手册

主　编　涂汉军　刘菊英　肖　敏

副主编　杨贤义　吴晓英

编　委（以姓氏笔画为序）

王学军　方志成　朱艳霞　刘家敏
刘菊英　齐旭升　许丽琴　孙明谨
杜成芬　杨贤义　李　敏　李小燕
李昌盛　肖　敏　吴平勇　吴晓英
张绪国　陈双郧　陈立东　陈雪萍
赵　坤　赵亚娟　段　斌　秦雪琴
夏俊琳　郭清浩　涂汉军　康中山
梁鹏飞　韩丽梅　谢　华

人民卫生出版社

图书在版编目(CIP)数据

实用院前急救手册/涂汉军，刘菊英，肖敏主编.—北京:人民卫生出版社，2013.2

ISBN 978-7-117-16847-2

Ⅰ.①实…　Ⅱ.①涂…　②刘…　③肖…　Ⅲ.①急救-手册　Ⅳ.①R459.7-62

中国版本图书馆CIP数据核字(2013)第004661号

实用院前急救手册

主　　编：涂汉军　刘菊英　肖　敏
出版发行：人民卫生出版社（中继线 010-59780011）
地　　址：北京市朝阳区潘家园南里19号
邮　　编：100021
E - mail：pmph @ pmph.com
购书热线：010-59787592　010-59787584　010-65264830
印　　刷：北京虎彩文化传播有限公司
经　　销：新华书店
开　　本：787×1092　1/32　印张：13
字　　数：281千字
版　　次：2013年2月第1版　2023年12月第1版第16次印刷
标准书号：ISBN 978-7-117-16847-2/R·16848
定　　价：32.00元
打击盗版举报电话：010-59787491　E-mail：WQ @ pmph.com
（凡属印装质量问题请与本社市场营销中心联系退换）

序言一

认识肖敏教授是在一次学术会议上，会议间歇，她来跟我探讨一个关于心肺复苏方面的问题，具体细节已经记不太清楚了。她后来还专程来京为她做的课题研究向我讨教，其对学术问题的认真和执着给我留下了深刻的印象。

前不久，她又专程到北京拜访我，说正在写本实用急救小册子，想请我帮她的"小册子"写序。当然更重要的原因是，她认为我主编《急诊医学》大学本科统编教材所显示出明确的急诊思维模式，这给了她很大的启示。她从湖北十堰那么遥远的地方专程拜访，希望得到我的支持和鼓励，当然也是想表达一下她在急诊医学思维和专业方面的探索和思考，临走时留下了她的小册子——《实用院前急救手册》的初稿，请我斧正。

急诊医学最大特点之一是患者常以急危重病的"症状"就诊，院前急救更是如此。医师能否在第一时间内对"急症"的危险程度进行正确评估并采取恰当的救治措施，是使生命得以拯救、疾病得以治愈的先决条件。正是基于此专业特点，湖北医药医学院附属太和医院急诊教研室的老师们，在临床教学和工作之余，将他们边学习、边救治、边总结的经验，结合当今国内外院前急救的新知识新技术，精心编写了《实用院前急救手册》，该书根据院前急救的特点，以急危重病的"症状"为主线，以全新的编排体例和急危重症救护技术训练为主旨，兼顾急危重症医学的前沿动态，强调急救技术的可操作性，力求彰显急诊急救思维；在编写方式上进行了一些有益的探索，值得鼓励。

本书不到30万字，与那些动辄几百万字、几千万字的著作比可真够“小”，但它所展示的急诊思维，的确体现了“实用”和“院前急救”两大特色，是真正适合院前医师的“口袋书”；同时也是一本很有实用价值的参考书，值得广大的急诊急救工作者、医学生、住院医师规范化培训医师人手一本；不仅有助于提高他们的急诊急救技术，更重要的是帮助他们提高急诊急救的临床决策能力。

期待更多的有识之士能更关注急诊医学专业，更多的优秀人才投身于急诊医学专业，使得我国的急诊医学专业有更大的进步和发展。

沈 洪

中华医学会急诊医学分会副主任委员

序言二

院前急救是急诊医疗服务体系的首要环节和重要组成部分。随着社会的进步与发展，院前急救也越来越被重视。由于医学科技发展日新月异，系统、科学、有效地普及和掌握院前急救知识、急救技能对提高院前救治能力和水平极为关键，而院前救治能力和水平与急危重症患者的生命健康息息相关。

《实用院前急救手册》详细阐述了近年来国内外院前急救新理论和新技术，系统概括了实用的院前急救技能和院前相关法律法规，科学总结了急救领域前沿的院前诊治措施和方法，合理凝练了目前院前急救最新学术成果和研究进展。全书共分十四章，其以图文并茂的便携式手册进行编著和展示，体现了全体编委们的集体智慧的结晶。

《实用院前急救手册》突出急诊急救特点，以急危重症的“症状”为主线，强调病情评估的危险分层、急救措施及诊治要点。对每一个急危重症，强调呼吸、循环、代谢状况的评估及诊治，在救护技术这一章节中，将临床情景与救护技术相结合，使读者不仅知道如何操作，更重要的是知道在什么时候操作。另外，每一节都设置有“病情观察”项目，在强调急危重症生命体征监测的同时，更强调与主题相关的特殊监测，包括代谢监测。其目的是培养临床工作的主动性，也就是目前急危重症医学最重视的理念“主动诊治”、“主动监测”。每一章的最后均有小结，让初学者每学完一章都明白本章的重点内容是什么。而且新增院前急救专业相关法律法规，强调法律法规在院前急救工作中的方向性和指导性。该手册设计精美、内容翔实、观点新颖、特点鲜明，起到了普及知识、提高能力、拓展视角、促进发展的重要作用。

时值《实用院前急救手册》出版之际，特写此序表示祝贺。相信该手册的出版将为广大急诊急救工作者、医学生、继续医学教育、住院医师规范化培训等提供有用的指导和帮助，也希望能得到更多读者的喜爱并使他们从书中受益。

杨光田

湖北省医学会急诊医学分会主任委员

前　言

急诊医学是基础医学、临床医学与许多边缘学科相结合的一门综合学科。院前急救是急诊医疗服务体系的重要组成部分，因其历史和现实的客观需要正日益受到人们的关注。面对一个临床上未曾明确诊断的急症患者，如何在较短的时间内解决危及生命的急迫问题或解除病痛，对一个急危重症患者如何安全地进行长途转运，这是院前急救的主要任务。要做好院前急救工作，需要培养一支专业化的院前急救人才队伍，其应具有丰富的急诊急救知识，良好的应急反应能力，娴熟的急诊医患沟通技巧。

原来仅简单的医疗处理、转运的院前急救模式已不能适应现代应急医疗的需要，内涵丰富的、立体的多学科多部门参与的、院内院外一体化的现代院前急救医学呼之欲出。目前国内已有的一些急诊医学专著或急救培训教材多是讲述院内急诊急救，对院外救治涉及甚少。这些有限的院前急救参考书，普遍存在与传统的内、外科等教材内容重复的问题，没有突破传统的临床思维模式，没有结合急诊临床实际，从突出的急性症状入手，不利于引导培养首先抢救生命，“先开枪，后瞄准”的急诊思维方式。

本手册专为医院急诊科、急救中心等从事院前急救的专业人员“量身定制”。针对每一个院前常见的突发疾病或症状，从急诊的角度去认识，先评估救命，边救治、边诊断、边转运。每一章都附有真实的院前急救故事，以案例引导，活学活用，最后进行思考和小结，以点睛之笔指出院前急救的关键所在。

本书包括十四章：第一章绪论，主要是对院前急救的地位、作用、特点，主要内容、管理及院前急救通用的病情评估救治方法做了全面系统的阐述；第二、三章重点讲述心搏骤停、休克的院前急救；第四章全面讲述了常见症状的院前急救；第五至八章分别讲述消化道异物、环境及理化因素损伤、急性中毒和传染性疾病的院前急救；第九至十一章分别讲述创伤、妇产科和儿科急症的院前急救；第十二至十四章重点讲述了院前常用急救技术、危重病转运监护技术和院前急救职业暴露的预防知识。最后附有常用的院前急救药品和设备清单，相关的法律法规和医疗文件。

院前急救医学涉及临床医学的多个学科，内容博大精深，但限于篇幅，本书不能包罗万象。由于时间仓促、写作水平有限，纰漏和错误在所难免，敬请读者指正。

本手册从筹划到编写受到中华医学会急诊医学分会名誉主任委员王一镗教授、中华医学会急诊医学分会副主任委员黄子通教授、解放军总医院沈洪教授、华中科技大学同济医学院杨光田教授的肯定和鼓励，书稿完成后承蒙沈洪教授、杨光田教授亲作序言，在此致以诚挚的感谢！

涂汉军

2012 年 12 月

目　录

第一章 绪　　论 >>>

第一节 概　　述

院前急救是急诊医疗服务体系的首要环节和重要组成部分，是在患者发病或受伤开始到医院救治之前这一阶段的救护。随着社会的进步与发展，生命的价值越来越被关注，院前急救也越来越被重视。因此，加强院前急救知识的学习与应用具有十分重要的意义。

一、概念和重要性

（一）概念

院前急救(pre-hospital emergency medical care)，也称院外急救，是指对各种危及生命的急症、创伤、中毒、灾难事故等患者在到达医院之前进行的紧急医疗救护，由现场目击者和专业救护人员共同配合完成。院前急救主要是在现场和途中进行，从含义上理解，指患者发病在医院以外的地方，病情紧急、严重，必须在送入医院以前进行初期救治，由于现场条件有限，院前急救这种救治只能是短暂的、应急的，不能成为救治的全过程，而且经现场抢救的患者需要及时、安全地输送到医院进行延续、系统救治。对急危重伤病员而言，有效的生命支持技术是其治疗过程中贯穿始终的主线。因此,院前急救是急危重症患者成功救治的开始和基础,"时间就是生命"在这里已经是一个具体的可实施的概念。

(二) 重要性

在日常工作中,人们常会受到突发疾病、意外伤害和灾害的袭击,据统计我国主要致死性的疾病前五位的依次是脑血管疾病、恶性肿瘤、呼吸系统疾病、心脏病、外伤和中毒。除了恶性肿瘤外,其他疾病的突发性是显而易见的,更重要的是,它们不仅仅是突发,常常是第一时间内致命,所以时间不但是生命,而且是必须落实的急救措施。如果人们在遭遇到突发疾病或意外伤害时,不能在第一时间内得到及时有效的救治而引起组织器官的不可逆损伤和死亡,那么医院急诊科设备装备得再好,急诊科的技术人员配备得再强,对患者也没有实际意义。院前急救一方面维持了患者的生命、防止再损伤、减轻患者痛苦,为进一步治疗创造条件,提高了抢救成功率及减少了伤残率、死亡率;另一方面,也是衡量一个地区急救工作能力与水平的标志。

因此,院前急救专业是现代医学的一大进步,将医疗救护送到急危重症患者的身边,不仅体现了现代医学"尊重生命,生命至上"的理念,更重要的是第一时间的正确处理,为患者后期器官功能的恢复、提高生存质量奠定了基础。总之,随着社会的进步与发展,人们对生活的质量要求越来越高,对待院前急救的要求已经从单纯的速度变成既要求速度更要求质量,因此院前急救已进入快速发展期并备受关注。

二、特点

明确院前急救的特点对于组织急救工作，提高急救效率具有重要意义。院前急救的特点可表现在以下几个方面：

（一）情况紧急

院前急救的这一特点不仅表现在病情急、时间急，而且表现在心理上的紧急。时间就是生命，要求救治者迅速到达现场，要充分理解患者及其家属心理上焦急和恐惧，而且救治者的技术水平与救护质量都要体现出“急”。因此，要求救护人员常备不懈，在做好现场抢救与转运的同时，做好患者与家属的安抚工作。

（二）急救条件较差

院前急救的条件一般较差，在光线暗淡、空间较小、人群拥杂的家中或马路上，在将患者搬上救护车后由于车辆震动和马达噪声使诊疗工作大受影响，这些都要求医护人员不仅具备熟练的急救技术，而且要具备良好的心理素质。

（三）病种涉及多个学科

院前急救的患者所患疾病种类是多种多样的。因此，要求救护人员在较短时间对患者所患病种作出初步筛选、诊断和处理，要求救护人员掌握全科的知识和技能，能自如地应对各科急诊患者，尤其在发生重大事故进行现场救护时，如果过分强调专科专治将对急救工作十分不利。

（四）体力消耗较大

院前急救的现场是各种各样的，可能要爬高楼或高坡，也可能穿街过巷，甚至是布满荆棘车辆无法到达的地方，医护人员身背急救箱，既要救治患者，又要指导和帮助搬运患者，因此体力消耗较大，要求有强健的体魄。

（五）对症急救是主要任务

院前急救通常没有足够的时间来进行鉴别诊断。急救人员主要的任务是对症急救，是针对生命指征的问题尤其是心、肺、脑功能衰竭进行复苏以及对外伤的止血、包扎、固定和搬运等，能使生命初步得以延续的各种对症急救。

总之，院前急救的特点主要包括以下两方面的因素，首先是患者的特点。需要院前急救的患者大都是急危重症的患者，因此，具有极强的时限性，强调“急”和“快”，包括对报警的迅速反应。大部分急救中心对反应时间都有具体要求。一旦发生公共卫生事件，就与社会安全息息相关。其次是医务人员的工作特点。院前工作最大的特点就是无规律性，既无法预知什么患者呼救，也无法预知什么时间出警，而且多数情况紧急，客观条件差，现场混乱，因此，要求急救人员有极强的责任感、临场应变能力和专业决断能力，不仅要熟练掌握生命支持技术，更要懂得适时应用。

三、任务和救治原则

（一）院前急救的任务

1. 对呼救患者进行现场急救和运送　这是院前急救的主要和经常性的任务。要求接到呼救电话或其他方式的信息后，救护车、飞机或救护艇要立即出动，医护人员要随车、随机或随艇前往，尽快到达现场，进行现场急救后，迅速安全地将患者送到就近的合适的医院急诊科（室）。呼救的患者一般分为两种：

(1)一种是短时间内有生命危险的患者：如急性心肌梗

死、窒息、大出血、昏迷患者等，称为危重患者，有些需要现场徒手心肺复苏抢救。

(2)另一种是病情紧急但短时间内不会发生生命危险的患者：如骨折、急腹症、普通外伤患者等，现场救护要稳定病情，减轻痛苦，防止并发症的发生。

2. 对各类灾难遇难者进行院前急救　在自然灾害和人为灾害中，由于伤者多，病情轻重不等，如水灾、火灾、地震等自然灾害以及战场救护现场，除了做好医疗急救外，还要注意现场指挥，组织人力、物力，合理分工，迅速将患者进行分类、救护与运送，合理分流。同时，还要注意与现场的其他救灾系统如消防、公安、交通等部门密切配合，不能忽略现场急救中救护人员自身的安全。应该指出，特大灾害有大批病伤患者时，应结合实际情况执行相关紧急预案，有条不紊地做好现场急救、分类与转运。

3. 承担特殊任务的医疗救护　特殊任务主要是指当地的大型集会或活动、重要会议、大型比赛等，首先应制定紧急预案，按照预案合理分工安排救护值班，要求值班人员加强责任心，坚守岗位，确保通讯网络与枢纽畅通，为可能出现的各种意外事件做好准备。

(二) 原则

院前急救的基本原则是先救命、后治病。当救护人员到达现场后，首先迅速而果断地处理直接威胁患者生命的伤情或症状，同时迅速对患者进行全身体检，这对因创伤所致的昏迷患者，从外观上不能确定损伤部位和伤情程度时尤为重要。院前急救必须遵守以下 6 条原则：

1. 先排险后救护　是指在进行现场救护前应先根据现场情况排除险情后再进行救护。目的是防止继续损伤或再损伤，确保现场人员安全。

2. 先重伤后轻伤　是指遇有危重和较轻的患者，应优先抢救危重者，后抢救较轻的患者。如果有大批患者出现时，在有限的时间、人力、物力情况下，在遵循“先重后轻”原则的同时，重点抢救有可能存活的患者；如果有心搏呼吸骤停同时伴有骨折者，应先复苏后固定；如果有大出血同时伴有创口者，应先止血后包扎。

3. 先救治后运送　是指在接到呼救后立即赶赴现场，先进行现场的紧急救治，待病情许可时再转运，否则易引起转运途中病情加重或死亡。在搬运患者特别是危重患者时，医护人员必须步调一致，重视并合理运用搬运技术，在运送医院的途中，不要停止抢救措施，持续观察病情变化，少颠簸，注意保暖，应尽可能地减少患者痛苦，减少死亡率，将患者安全护送到达目的地。

4. 急救与呼救并重　是指在现场抢救患者时，应分工与合作，急救与呼救同时进行，以尽快争取到急救外援。需要强调的是当一人在急救现场时，先处理危及生命的现状，再呼叫援助；当有两人以上在急救现场时，合理分工，边急救边呼叫援助，决不能仅仅等待援助。

四、院前急救的主要内容

(一) 现场急救

时间就是生命，一定要改变所谓现场急救是迅速把患者送到医院去进行治疗的陈旧观念。实践证明，一些原有希望救活的患者失去抢救机会，其关键是忽视现场急救的重要性，采用先“送”后“救”，而不是坚持先“救”后“送”的重要原则。例如外伤大出血患者必须先进行止血处理后再运送，可减少失血性休克发生的可能性及减轻休克程度；对骨折患者必须先进行初步固定并正确地搬运和护送，才能减轻患者痛苦，预防骨折加重和其他并发症的发生；对心跳呼吸骤停的患者必须进行心肺复苏才能使患者有得救的希望。因此，对院前急救的新概念应扩展到对急诊患者，尤其是危重患者，要求能在其发病和呼救时，及时将医疗措施送到他们身边，立即开始有效处理，然后安全护送到就近合适的医院作进一步诊断和处理。

（二）搬运

经过初步现场处理后，必须把伤患者及时转送到合适的医院进行进一步急救处理。在这个转送过程中，搬运做得及时正确不但可减少伤患者的痛苦，还有利于防止造成新的损伤而导致残障或死亡。搬运方法有多种，可因地、因时、因人而异。最常用的方法有担架搬运法、徒手搬运法等。对颈、腰椎骨折患者必须三人以上同时搬运，托住头颈、胸腰、臀部脚腿，切忌一人搬腿的双人搬运。

（三）监护运送

现代急救医学的新概念，已摒弃过去把运送急诊患者看成是交通部门或医务人员只是协调运输部门进行，导致在运送过程中得不到有效医疗救护的陈旧概念，而是认为医疗急救运送是院外（院前）急救的重要组成部分，是连接急救医疗体系的一个重要的“链”，要把单纯的患者运载工具改造成为抢救危重患者的“流动医院”、“活动急救站”，成为医务人员院前抢救的场所，即“浓缩急诊室”，甚至发展到“集装箱急救车（实际上是一种微型医院）”。

（肖 敏 刘菊英）

第二节　院前急救的设置与管理

一、院前急救的组织形式

院前急救机构大致可以分为三种模式：

独立型急救中心：又称“北京模式”，该类型的急救中心是一个完善的院前院内急救体系，其特点是急救设备齐全，通讯设施先进，经验丰富，科研领先。但耗资大，人才需求大，运行成本高。

依托型急救中心：又称“福建模式”，该类型依托某家医院建成急救体系，是真正的院前-院内-重症监护一体化的模式，因为依托一家医院，改变了单纯的院前急救模式，所以运行成本及人才结构都能够得到保障，但是存在划分急救区域及与其他医院协调的困难。

指挥调度型急救中心：又称“广州模式”，该模式只设调度中心，主要任务是指挥调度全市的急救医疗工作，有完善的通讯系统和丰富的调度经验。

目前，国内急救界大部分认同指挥调度型与依托型相结合的模式，即指挥中心由行政部门主管，指挥中心主要负责急救网络建设和指挥调度协调各家医院的院前急救工作，院前急救工作的实体由各家医院自己建设，这样既方便市内各个急救区域内的急救资源的协调，又解决了运行成本及人才问题。

二、院前急救的管理

重视和加强院前急诊工作的关键是管理，要特别注意以下四个方面：

（一）良好的通讯联络

现代急救医疗已把通讯连同运输、技术称为院前急救的三大要素，通讯是其中重要的第一环。全国120急救电话的接收畅通，充分利用各种有线、无线通讯器材来进行联络、指挥、调度。

（二）完好的运输工具

通常情况下是指救护车。根据世界卫生组织（WHO）报道，全世界急性心肌梗死约有40%～60%因并发症而在发病最初几小时内死亡，其中70%因来不及送医院而死于现场或途中，对于这种重症患者，即使在救护车内也是很难挽救的。因此，自20世纪70年代起，一些救护车内装备心肺复苏和高级生命支持技术和患者监护等急救器械设备，使救护车成为集运、救、护三种功能于一体的急救运载工具，称其为“复苏救护车”或“复苏救护艇”，有人又称其为流动监护病房。根据《中华人民共和国救护车专业标准》规定，我国救护车可分为：①指挥型救护车，具有指挥、通讯、扩音等功能；②抢救型救护车；③专科型救护车；④普通型救护车。

现在，救护车装备水平已成为衡量一个国家或地区的急救水平的标志，一辆符合装备水平的救护车要装备以下设备：①担架与运送保护用品，包括普通或折叠式担架、床垫、床单、枕头、被子、胶布等；②止血用品，包括止血带、压迫绷带、止血钳等；③人工呼吸器具，包括人工呼吸器、开口器、压舌板、医用氧气等；④绷带夹，包括三角巾、急救包、纱布等；⑤手术器械，包括手术刀、剪刀、镊子等；⑥容器，包括急救箱、瓶皿、纱布盘等；⑦急救用具，包括救生带、安全帽、救生具、非常信号用具、患者标记片等；⑧夹板；⑨护理用品，包括洗手盆、胶皮手套、便器、冰袋、体温计、血压计、消毒棉等；⑩消毒器具及外伤消毒药：包括汞溴红溶液、碘酊、过氧化氢等。

具有复苏功能的救护车除上述常规装备外还要装备除颤器、监护仪（直流供电）、按需起搏器、射流式人工呼吸器以及有关救助设备。

（三）较高的技术水平

院前急救的成功率在很大程度上与急救技术水平有关。因此，需要培训提高（包括从在校学习和临床实习时就应开始）急救技术水平，要使每一位医师和护士都能熟练掌握基础生命支持尤其是徒手心肺复苏术，要能熟练使用心电监护、除颤器、起搏器、气管插管等，制定一整套院前急救操作常规，实现院前急救规范化管理。

（四）健全的管理制度

制度是急救质量的保证和基础，要重视建立健全调度制度，做到国际上普遍规定的受理呼救电话后 1 分钟内出车，严格值班制度；要做好随车记录制度，准确及时记录伤患者病情和院前急救情况及其疗效；要坚持车辆维修保养制度，始终保持车辆的完好状态；要做好通讯器材维修保养制度，始终保持急救通讯指挥系统的灵敏有效。

（肖　敏　刘菊英）

第三节　院前急救的病情评估

院前急救最重要的专业特色是在事件发生的第一时间内达到现场，迅速进行环境及病情的评估，稳定生命体征，及时转运。病情评估是这个过程中的核心环节，是院前急救专业人员的基本功，是其技术水平的直接反映。急危重症的病情评估要求院前急救专业人员在最短的时间内，根据患者的主要症状、体征，判定其病情的轻重缓急，并进行有效的稳定生命体征的处理，而不需要立即明确诊断，即“先救命，后治病”，而非传统的“治病救命”专科思维。

院前急救作为急诊专业的亚专业体系，已经不再局限于内、外、妇、儿的传统专业的分类。因此，院前急救的评估主要是对生命体征的评估，而非伤情病情的诊断。

一、概念

现场评估是指患者突患急病或遭到意外伤害时，院前急救人员赶赴现场，进行评估的过程。接到呼救，及时到达急救现场后迅速评估造成事故、伤害及发病的原因，查看是否有继续损伤的危险存在，若有险情存在应尽快排险，确保安全。如在触电现场急救应先切断电源再施救；如地震、火灾现场众多伤员围困在险区，先消除险境再施救；如进入有毒环境现场，应先做好防毒防护措施再施救，以保自身及患者的安全。

二、内容

现场评估的内容很多，必须突出“急”字，首先应根据现场患者伤情的轻重缓急，对意识、瞳孔、气道、生命体征等方面进行评估，然后进行一般情况评估。

（一）意识

意识是大脑高级神经中枢功能活动的综合表现，即对环境的知觉状态。任何原因引起大脑高级神经中枢功能损害时，都可出现意识障碍。意识障碍是指人对周围环境及自身状态的识别和觉察能力出现障碍，多由高级神经中枢功能活动（意识、感觉和运动）受损引起。严重的意识障碍表现为昏迷。

对意识状态的评估，应根据患者的语言反应，了解其思维、反应情感活动、定向力等，必要时观察瞳孔对光反射、角膜反射、对强刺激（如疼痛）反应、肢体活动等来判断其有无意识障碍及其程度。意识清醒程度（AVPU）的判定：

意识清醒程度（AVPU）

A（awake）： 清醒

V（verbal response）： 有言语应答

P（painful response）： 疼痛刺激有反应

U（unresponsive）： 无反应

急危重症患者“无反应，无呼吸”应立即进行心肺脑复苏，对意识障碍的患者，严密监护循环、呼吸情况，管理好气道，注意保持头侧位。

（二）瞳孔

瞳孔的变化是许多疾病，尤其是颅内疾病、药物中毒、昏迷等病情变化的一个重要指征。瞳孔观察要注意两侧瞳孔的形状、对称性、边缘、大小及对光反应。

现场救护对瞳孔的观察，应特别注意以下几个方面。瞳孔不等大说明可能存在颅脑损伤，双瞳孔缩小或散大与中毒或意识丧失有直接关系，有时心跳可能已经停止。如双侧瞳孔缩小常见于有机磷农药、氯丙嗪、吗啡等药物中毒；单侧瞳孔缩小常提示同侧小脑幕裂孔疝早期；双侧瞳孔散大常见于颅压增高、颅脑损伤、颠茄类药物中毒及濒死状态；一侧瞳孔扩大、固定，常提示同侧颅内病变；瞳孔对光反应消失，常见于危重或深昏迷患者。

（三）气道

急救用语中的气道是指气管以上的呼吸道。保持气道通畅是呼吸的必要条件。急救现场一定要分清呼吸停止的原因，是因梗阻、堵塞、扭曲所致，还是因病情严重致呼吸功能丧失而出现呼吸停止，要进行综合判断。如患者有反应但不能说话、咳嗽，出现呼吸困难，可能存在气道梗阻，必须立即检查原因并予以清除。现场急救对危重患者保持呼吸道通畅的最佳体位是去枕平卧、头偏向一侧。

（四）生命体征

体温、脉搏、呼吸及血压的总称。生命体征受大脑皮质控制，是机体内在活动的一种客观反映，是衡量机体身心状况的可靠指标。通过对这些体征的检查，可较客观的评估病情，为科学的临床决策服务。

1. 呼吸　对呼吸的评估主要从呼吸的频率、节律、深度、呼吸音及呼吸肌的参与程度来判定患者是否存在呼吸，有无呼吸困难及呼吸衰竭，是否需要建立紧急人工气道保证有效通气。

(1)异常呼吸的判定：在正常安静状态下，成人的呼吸频率12～20次/分，呼吸与脉搏之比为1∶4，新生儿呼吸30～40次/分，随着年龄的增长逐渐减慢。正常人的潮气量400～600ml，呼气较吸气略长，吸呼比1∶1.5～1∶2，胸廓两侧活动度基本对称。

1)呼吸频率异常：正常呼吸频率12～20次/分，呼吸频率稳定而节律均匀。呼吸增快，呼吸次数大于24次/分，常见病因为发热、缺氧、二氧化碳潴留、甲状腺功能亢进等。呼吸过缓，呼吸次数小于10次/分，常见的病因为颅压增高、药物抑制呼吸中枢。

2)呼吸深度异常：呼吸浅快，见于肺受到压迫、呼吸中枢或肺实质性病变、呼吸肌麻痹、大量胸腔积液、腹腔积液、肺炎等。呼吸深快，见于剧烈运动时，因机体的需氧量增加而需增加肺内气体交换所致。此外当情绪激动或过度紧张，也常出现呼吸深快，常伴有过度通气现象，此时动脉血二氧化碳浓度降低，引起呼吸性碱中毒，患者常感口周及肢端麻木，严重者会出现手足抽搐及呼吸暂停。呼吸深慢是一种深大呼吸，又称 Kussmaul 呼吸，是一种深而规则的呼吸，见于糖尿病酮症酸中毒和尿毒症酸中毒。因严重代谢性酸中毒时，细胞外液碳酸氢根缺乏，机体希望通过肺脏排除二氧化碳，进行代偿以调节细胞外液酸碱平衡。

3)呼吸节律异常：正常人在静息状态下，呼吸节律基本是均匀而整齐的，病理状态下，往往会出现呼吸节律的异常。

潮式呼吸又称 Cheyne-Stokes 呼吸，是一种由浅慢逐渐变为深快，又由深快转为浅慢，随之出现 5～30 秒的呼吸暂停，又开始上述周期的呼吸，全周期 30～120 秒，多见于中枢神经系统疾病、缺血缺氧性脑病、中毒和临终的患者。产生的机制是呼吸中枢对二氧化碳反应降低，兴奋阈值高于正常，血液中正常的二氧化碳浓度不能刺激化学感受器兴奋呼吸中枢，因而呼吸暂停，待到血液中二氧化碳水平超过正常水平达到刺激阈值，才能通过主动脉弓和颈动脉窦化学感受器兴奋呼吸中枢，使呼吸恢复。周而复始，形成潮式呼吸。

间停呼吸又称 Biots 呼吸，表现为规律的几次呼吸后突然停止一段时间，如此交替出现，常见病因为颅内病变和呼吸中枢衰竭，多在临终前出现，发生机制类似潮式呼吸。

叹息样呼吸表现为一段正常的呼吸节律中插入一次深大呼吸，常伴有叹息声。多为功能性改变，见于神经衰弱，精神紧张或抑郁。

4)呼吸声音的异常：蝉鸣样呼吸指吸气时发出高音调的音响，多由于声带附近的阻塞，空气进入困难，见于喉头水肿、痉挛，喉头异物等。鼾声呼吸呼气时发出粗糙的鼾声，多由于舌后坠、气管支气管内有较多的分泌物，见于深昏迷的患者。

(2)呼吸困难的判定：呼吸困难是指患者主观感到空气不足，呼吸费力，客观表现为运动用力，重者鼻翼扇动，张口耸肩甚至发绀，呼吸辅助肌也参与活动，并伴有呼吸频率、节律、深度与呼吸音的异常。常见于呼吸系统疾病、心血管系统疾病、中毒、血液系统疾病及神经精神因素所致。

1)肺源性呼吸困难：是由于呼吸系统疾病引起的通气和换气功能障碍，导致缺氧和二氧化碳潴留。临床上分为三种类型：

吸气型呼吸困难主要表现为吸气费力，吸气时间显著长于呼气，出现三凹征。常见于喉头水肿、气管及喉头异物等上气道阻塞的患者。

呼气型呼吸困难主要表现为呼气费力，呼气时间显著长于吸气。常见于哮喘及慢性阻塞性肺气肿(COPD)的患者。

混合型呼吸困难表现为吸气、呼气均感费力，呼吸频率增快变浅，常见于重症肺部感染、大量胸腔积液、大块肺栓塞及休克等。

2)心源性呼吸困难：是活动时出现或加剧，休息时减轻或缓解。急性左心衰竭时，常出现夜间阵发性呼吸困难。

3）中毒性呼吸困难：是指各种原因导致代谢性酸中毒时，通过刺激化学感受器兴奋呼吸中枢，或者某些毒物、药物抑制呼吸中枢，出现呼吸节律、频率、深度甚至呼吸音的改变，表现为呼吸困难。

4）神经精神性呼吸困难：见于各种颅内结构的改变，颅内外伤、出血、肿瘤至颅高压，使呼吸变慢变浅及节律异常。某些癔病患者，由于精神心理因素致呼吸困难发作，其特点是呼吸频数，可达60～100次/分，可伴有碱中毒等过度换气综合征的临床表现。

5）血液病性呼吸困难：重度贫血或大出血休克刺激呼吸中枢，导致呼吸节律和频率的改变。

（3）呼吸衰竭的判定：呼吸衰竭是指各种原因导致肺通气和（或）换气功能严重障碍，以至于在静息状态下也不能维持足够的气体交换，导致低氧血症伴有（或不伴有）高碳酸血症，进而引起一系列病理生理改变和相应临床表现的临床综合征。

临床表现缺乏特异性，可表现为呼吸困难、发绀、精神神经症状、循环衰竭等，明确诊断有赖于动脉血气分析。呼吸衰竭是指在海平面，静息状态，呼吸空气的状态下，动脉血氧分压（PaO_2）$<$ 60mmHg，和（或）二氧化碳分压（$PaCO_2$）$>$50mmHg，排除心内解剖分流及原发性心排血量导致的低氧血症。呼吸衰竭分为Ⅰ型和Ⅱ型。

Ⅰ型呼吸衰竭　$PaO_2<$60mmHg

Ⅱ型呼吸衰竭　$PaO_2<$60mmHg，$PaCO_2>$50mmHg

2. 循环功能的评估　对急危重症患者评估呼吸后应该迅速评估循环功能，发现呼吸停止、大动脉搏动消失，应立即开始心肺复苏；常规检测血压，发现心律异常，立即检查心电图，发现休克、恶性心律失常应立即及时有效的处理，并严密监护。从以下几个方面评价循环功能。

(1)心率：正常心率 60～100 次/分，节律规整，听诊心音，心律整齐、清晰有力。

1)频率异常：心率大于 100 次/分，称心动过速，见于低血容量，心力衰竭、低氧血症、低钾血症、高热、甲状腺功能亢进、高肾上腺素能状态。小于 60 次/分，称心动过缓，见于颅压增高、房室传导阻滞等。

2)节律异常：常见于各种心律失常，包括期前收缩、心房颤动等。

(2)血压：血压是评价循环功能的重要指标，是危重患者的重要的病情参数。

1)血压异常的判定：成人正常血压为 90～140/60～90mmHg，脉压 30～40mmHg。成人收缩压 90mmHg 以下，舒张压 60mmHg 以下，脉压＜30mmHg，高血压者收缩压下降 20%以上称低血压。

2)休克的判定：血压高低是诊断休克的重要参数，还应考虑其他参数，本文仅将血压列出，供急危重症患者病情评估的参考。

轻度休克：收缩压＜80mmHg，脉压＜30mmHg。

中度休克：收缩压 60～80mmHg，脉压＜20mmHg。

重度休克：收缩压 40～60mmHg。

极重度休克：收缩压＜40mmHg。

3)高血压危象：高血压危象是指血压急性升高且舒张压>120mmHg，合并心、脑、肾、眼底等重要器官血管急性损伤的情况。危象发生时，出现头痛、烦躁、眩晕、恶心、呕吐、心悸、气急及视物模糊以及伴有动脉痉挛(冠状动脉、颈内动脉等)累及的靶器官缺血的症状。

(3)尿量:尿量是反映循环好坏最可靠的指标,正常>30ml/h;如果<25ml/h称为尿少,<5ml/h称为尿闭。在排除肾脏实质性损害的前提下,如果尿量较多(>30~40ml/h),即使血压偏低也证明血循环较好,不必过分强调升压治疗,如果尿量<20ml/h,应注意如下可能:低血容量;心功能不全致肾血流量减少;肾血管痉挛由于不恰当使用缩血管药引起;肾功能不全原先存在或继发于休克。

3. 体温　正常人体温受体温调节中枢控制,并通过神经、体液因素的参与,是机体产热和散热呈动态平衡过程,保持体温在相对恒定的范围内。

正常人体温一般在36~37℃左右,由于各种生理因素,体温可有波动,但24小时内波动范围不超过1℃。

(1)异常体温的判定:体温异常表现为发热和体温过低。昏迷的患者应注意体温,当体温大于41℃时,预后不良,死亡率高,存活者可能留下永久性脑损伤,低温者极易出现恶性心律失常。因此,对高热和低体温患者均应严密监护生命体征。

1)发热:根据体温的高低可分为:低热37.3~38℃,中等度热38.1~39℃,高热39.1~41℃,超高热41℃以上。发热一般分为三期,即体温上升期、高温持续期和退热期。体温上升期的患者常常持续畏寒、寒战、皮肤苍白,退热期常常伴有大汗致体液的大量丧失,对于老年人及循环不稳定的患者,可诱发休克,须严密观察。

2)低体温:深部体温<35℃,即为低体温,分为原发性低体温和继发性低体温。体温调节中枢没有受损,由于寒

冷环境，意外引起体温下降至35℃以下称原发性低体温。由于下丘脑体温调节中枢受损引起的体温下降称继发性低体温。

(2)高温综合征的判定：在高温、高湿或强烈太阳照射的环境中运动或劳作数小时，或老年、体弱、有慢性疾病的患者在高温和通风不良的环境中持续数日，或由于体液的过度丧失，热应急机制失代偿，致中心体温骤升达41℃或以上，体内蛋白酶发生变性，线粒体功能受损有氧代谢遭到破坏，而出现一系列热损伤性器官功能损害。

患者常出现神志不清、惊厥，体温可高达41～42℃，心率可达160～180次/分，严重患者可出现休克、心力衰竭、心律失常、肺水肿、脑水肿、肝肾功能衰竭、DIC等。

(3)低温综合征的判定：当体温下降至32.2℃时，机体进入代谢和功能抑制状态，患者出现心动过缓、心肌收缩力下降、血压下降、呼吸减慢、意识模糊、知觉与反应迟钝，瞳孔开始散大，出现恶性心律失常，严重者出现横纹肌溶解，木僵和昏迷，最后呼吸心跳停止。

(五)一般状况观察

在急救现场，经快速评估和病情判断后，如何使不同程度伤情的病员得到尽快地救治，做好快速正确地伤情检测与分类工作是及其重要的，并且检伤与分类时抢救工作必须同时进行，以达到提高生存率、降低死亡率的目的。当快速完成危重病情评估后，应全面观察患者的一般情况，在进行体检时，尽量不移动患者身体，尤其对不能确定伤势的创伤患者；注意倾听患者或目击者的主诉及与发病或创伤有关的细节，重点查看与主诉相符的症状、体征及局部表现。

1. 头颈部　注意观察患者的口、眼、耳、鼻、面部、头颅部及颈部有无伤口、出血,有无骨折、异物,有无充血、水肿等,检查时应仔细认真,依次序进行,不可忽视或遗漏,因为每一处的疏忽都会影响到病情的及时处理。

(1)口:观察口唇有无发绀、破损;口腔内有无呕吐物、血液、食物或脱落的牙齿,如发现牙齿松脱或安装有义齿者要及时清除;观察有无因腐蚀性液体致口唇烧伤或色泽改变;经口呼吸者,观察呼吸的频率、幅度、有无呼吸阻力或异味。

(2)鼻:观察鼻腔是否通畅,有无呼吸气流,鼻孔有无血液或脑脊液流出,鼻骨是否完整、有无变形。

(3)耳:耳廓是否完整,耳道中有无异物,听力如何,有无液体流出,是血性的还是清亮的。如有血液或脑脊液流出,则提示有颅底骨折。

(4)眼:观察眼球表面及晶状体有无出血或充血,视物是否清楚,眼睑是否完整。

(5)面部:面色是否苍白或潮红,有无汗液流出。

(6)头颅:注意头颅的大小和外形,头皮有无外伤和血肿,颅骨是否完整,有无凹陷。

(7)颈部:观察颈部外形与活动有无改变,有无损伤、出血和血肿,有无颈项强直和颈部压痛。能否触摸到颈动脉搏动,注意有无颈椎损伤,气管是否居中。

2. 躯干部

(1)脊柱:主要是针对创伤患者,在未确定是否存在脊髓损伤的情况下,切不可盲目搬动患者。检查时,用手伸向患者后背,自上向下触摸,检查有无肿胀或形状异常。对神志不清并确知患者无脊髓损伤或非创伤性急症,应把患者放置在左侧卧位,这种体位能使患者被动放松并保持呼吸道通畅。

(2)胸部：查看锁骨有无异常隆起或变形，在其上稍施加压力，观察有无压痛，以确定有无骨折并定位。查看胸部有无创伤、出血或畸形，吸气时胸廓起伏是否对称。另外，检查者双手轻轻在胸部两侧施加压力，可以检查有无肋骨骨折。

(3)腹部：观察腹部外形有无膨隆、凹陷，有无腹式呼吸运动，有无创伤、出血或畸形；腹部有无压痛、反跳痛或肌紧张。判断可能损伤的脏器及其范围。

(4)骨盆：检查者可将双手分别放在患者髋部两侧，轻轻施加压力，检查有无疼痛或骨折存在。检查外生殖器有无损伤。

3. 四肢部

(1)上肢：检查上臂、前臂及手部有无形态异常、肿胀或压痛。神志清醒者可嘱其配合。还要注意检查肢体的运动、活动度，皮肤的感觉、温度与色泽，检查肢端温度与循环情况。

(2)下肢：检查双下肢有无肿胀、变形，可双下肢对照查看有无差异，但注意不能随意抬起患者双脚，以免加重创伤，检查足背动脉搏动时也不能抬起患者下肢进行检查，以免影响检查效果。

三、注意事项

现场评估主要是对急危重症患者进行病情评估，要求医护人员在最短的时间内，对患者的病情按轻、重、缓、急进行初步检查与判断，要求对疾病的发展变化有一定的预见性。因此，现场评估时要注意如下几个方面：

1. 体检时尽量不移动患者，以免加重病情。

2. 适当应用些物理检查，重点是对生命体征的观察，用物理方式解决问题。

3. 询问病史时，要听清患者或旁人的主诉，问清与病情有关的细节，看清与主诉有关的症状、体征及局部表现。

4. 配合现场其他工作人员作好现场处理工作。

四、分类

伤员分类是院前急救工作的重要组成部分，正确而合理的分类是提高抢救成功率的关键，利用现有的人力、物力和时间，抢救有存活希望的患者，是提高存活率的有效方法。因此，如何分类，要从如下几方面考虑：

1. 现有的技术力量能否满足所有伤员的救治。

2. 现有的急救物资能否满足所有伤员的供应。

3. 轻重伤的区分是否符合有效存活率的要求。

4. 轻重伤的转运是否符合就地就近的抢救原则。

现场分类的负责人员，必须是经过训练，经验丰富、有组织能力和协调能力的高年资护理技术人员。应当指出，现场分类工作是在特殊困难而紧急的情况下进行，注意按照边抢救边分类的原则。

通过全面体格检查，按病情轻重，一般可将患者分为三种情况。

1. 轻症患者　患者清醒，能够配合检查，对刺激反应灵敏。

2. 中度患者　对刺激有反应，但不灵敏，说明有轻度意识障碍。对刺激反应微弱者，说明已进入浅昏迷状态。

3. 重度患者 对刺激完全无反应，说明意识丧失，随时有生命危险。

（肖 敏 刘菊英）

第四节 批量伤员的院前急救

批量伤通常指一种或一种以上致伤因素同时造成4人次以上的伤员，最早对批量伤处置经验来自于批量战伤的救治。在和平年代，批量伤的患者多来自于工伤事故、交通事故、大批量食物中毒和不可抗拒的自然灾害等，院前急救是抢救急危批量伤员的第一线。在抢救批量伤员的过程中由于时间紧急，伤员数量较多，加之场面混乱和其他不可预料的干扰因素，增加了抢救难度，故任务繁重。因此，确保救治工作紧张有序、正确有效是院前急救工作的一项基本任务，批量伤员院前救治的整体模式值得探讨。

（一）现场伤情评估与检伤分类

伤员的早期紧急救治对降低死亡率起着决定性的作用，但对伤员进行有效的医疗救护，常常受到致伤的原因、患者数、医疗条件和救援人员之间的协调及转运条件等因素的影响。批量伤员受伤现场的医疗救护包括对事故现场的评估、伤员伤情的判定和伤员分类及给予相应的处理。

1. 现场环境评估

(1)对事故现场进行安全评估的方法和目的：推荐使用STOP风险检查流程，使用STOP目的是为了发现和控制对救护人员、旁观者、伤病员影响生命安全的危险因素，检查风险后才可以评估和救治伤者。救治过程中不断观察是否有新的危险因素，并且注意已经存在的危险因素，动态进行评估，因为病情变化和紧急情况就像流动的液体一样不断变化，暂时安全的地区可能数分钟内会成为不安全的区域。在进行大规模救援和操作时，救护队伍中最好设置安全员对正在发生的事故现场安全因素进行监控和评估，以保护医疗人员和伤病员的安全。

(2)STOP 风险检查流程具体内容和步骤：

S(stop)：stop 代表停止，是指救护人员在批量伤病员事发现场周围作短暂的停留和勘察，以便快速观察环境并尽可能获得详细的第一手现场资料。

T(think)：think 代表思考，是指救护人员要考虑和分析现场发生了什么，怎么发生的，为什么发生和考虑可能存在的潜在风险和应急对策。

O(observe)：observe 代表观察，是指救护人员应观察伤员存在的危险因素、外伤部位、伤员体位、反应等。

P(protect)：protect 代表保护和计划，是指救护人员尽可能地注意伤病员和救护人员个人的防护，隔离或减少危险因素对伤病员的二次伤害，制定应急计划。

2. 现场检伤方法

(1)行动检查：呼叫和指引能行动的伤者到指定的安全区域，快速到不能行动的伤病员身旁继续检查。

(2)呼吸检查：为所有不能行走的伤者进行呼吸检查，始终保持气道通畅，并注意颈椎的保护，若有气道梗阻，应清理呼吸道，判断有无呼吸。

(3)血液循环检查：触摸桡动脉，不能触及搏动者或者脉搏大于 120 次/分者，贴红色标识，检查全身是否有严重出血。

(4)清醒程度检查：询问伤员简单问题或给予简单指令，能正确回答或能按照指令行事者贴绿色标识，回答不确切者，贴黄色标识，不能回答者贴红色标识。

3. 现场检伤分类标准　对于批量伤病员根据伤情不同一般标识为红色、黑色、黄色、绿色四类伤病员。红色标识的伤病员病情危急，生命体征不稳定，需要立即处理，否则会有生命危险。黄色标识的伤病员虽然病情较重，但生命体征比较稳定，可延时处理。绿色标识的伤病员为轻症患者。黑色标识的伤病员为已经死亡。

(1)红色标识的伤病员：第一优先救治。常见于非常严重的创伤，如能及时救治可有生存的机会。例如：气道阻塞、休克、昏迷、颈椎受伤、导致远端脉搏消失的骨折、开放性胸腔创伤、股骨骨折、开放性腹腔创伤、大于50%Ⅱ°～Ⅲ°皮肤烧伤、骨盆压伤等。

(2)黄色标识的伤病员：第二优先救治。有重大创伤，但可短暂等候而不立刻危及生命或导致肢体残缺。例如：严重烧伤、严重头部创伤但清醒、椎骨受伤(除颈椎外)、多发骨折、须用止血带止血的血管损伤、开放性骨折等。

(3)绿色标识的伤病员：第三优先救治。该类伤病员可自行行走，也没有严重创伤，其损伤大部分可在现场处置而不需送医院。例如：不造成休克的软组织创伤、小于20%Ⅱ°以内的烧伤、不造成远端脉搏消失的肌组织的骨骼损伤、单纯四肢闭合性骨折、轻微出血等。

(4)黑色标识的伤病员：第四优先救治。伤病员已经死亡或无可救治的创伤，例如：伤病员死亡征象明显，没有生存希望的伤病员、没有呼吸和脉搏等。

(二)现场检伤分类实施步骤

大批量伤员分类中最常用的是 START(simple triage and rapid treatment)系统。START 主要是对批量伤员进行分类并安排优先救治次序,这样可以使抢救、治疗和转运井然有序,START 可以优化应急反应系统,有效地分配医护人员,并使装备和药品的供应更加合理。

1. START 系统检伤分类流程(如图 1-1)

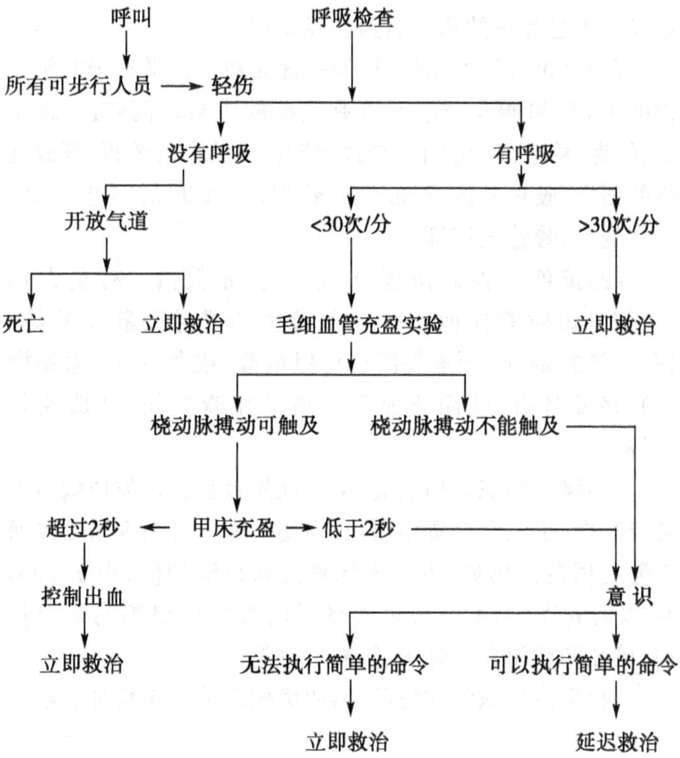

图 1-1 START 系统检伤分类流程

2. 伤员分类级别 批量伤病员分类应包括三个级别：现场分类-1级、医疗分类(START)-2级、转运分类-3级(见表1-1)。

表1-1 批量伤病员分类级别

检伤分类级别	检伤分类的内容和标准
现场分类-1级	①快速系统的对伤病员分类(在伤病员所处的现场进行)； ②操作人员应当是现场人员或地方应急人员
医疗分类(START)-2级	①由批量伤病员事发现场最有医疗经验的人员对伤病员进行快速系统的分类； ②给予最大多数人做最多的救助，并能正确使用彩色编码标识 红色 立即/马上救治——为非常严重的创伤，伤病员需要立即进行抢救生命的医疗干预措施 黄色 延迟救治或医学观察——伤病员不需要立即进行抢救生命的医疗干预措施，所以其治疗可以稍后进行。医学观察是指由于损伤本身的严重性以及环境和资源缺乏等造成的复杂情况导致伤者实际上只能等待 绿色 可行走的轻微受伤的伤病员——伤病员仅需简单处置或不需救治 黑色 死亡——呼吸心跳停止，创伤已与生命无关

续表

检伤分类级别	检伤分类的内容和标准
转运分类-3 级	①转运分类是用来安排批量伤病者转运至三级医疗机构的优先次序； ②目标是根据创伤的严重程度和资源的可利用度来安排合适的转运（经陆路、空中或水路）； ③对医疗人员的要求同 2 级类选

3. 国际通用的批量伤员 Triage 彩色编码标识　国际通用的批量伤员 Triage 彩色编码标识分为 A 面与 B 面（如图 1-2）。

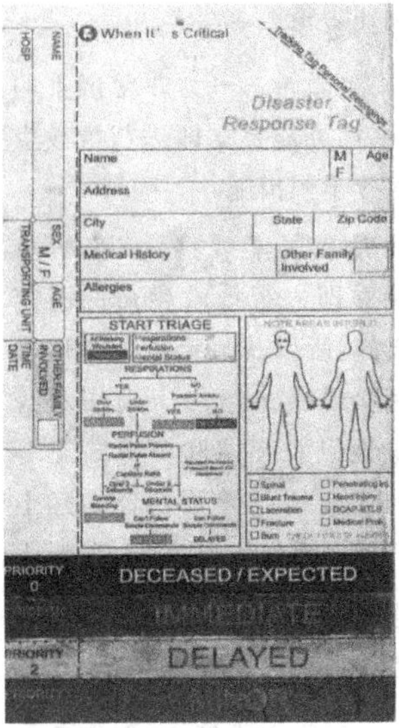

Triage彩色编码标识A面

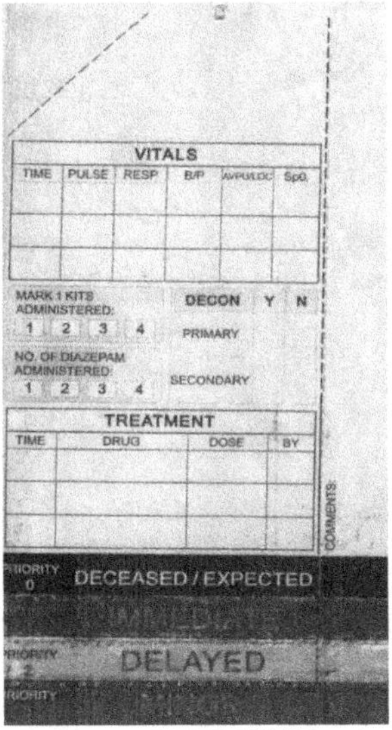

Triage彩色编码标识B面

图 1-2　国际通用的批量伤员 Triage 彩色编码标识图

(三) 现场救治原则

发生大批量需救援的伤病员时,救援力量总是相对有限。因此,尽快启动紧急呼叫系统,救治要体现按“伤情分级分类,优先处理”的原则,最大限度地保证救治尽可能多的伤病者。优先保证抢救重伤员,宏观上对伤亡人数、伤情轻重和发展趋势等,作出一个全面、正确的评估,以便及时、准确地向有关部门汇报病情,指导救援,决定是否增援,也有利于推测每个伤员的预后和治愈时间。

另外应注意伤员分类是一个动态过程,伤病员的病情是在不断变化的,所以每间隔数小时需要对伤病者状况重新评估并做出适当调整。若救治现场不安全,则建议使用反向伤病员分类法,以挽救最多的伤病员。

(四) 批量伤员转运

检伤分类人员接受从受伤现场送来的所有伤员,然后通过简单的询问和检查,大体划分出轻伤员区(步行)和重伤员区(担架),对于重伤员区的伤员,将进入救治分类和后送分类环节。因为及时、有序、高效地组织大批量伤员的检伤分类与紧急救治和合理转运,对降低伤死率和伤残率具有十分重要的意义(表1-1)。

已得到妥善处理的伤病员需快速转运,若伤病员生命体征基本稳定,需专科处理,应及时与相关科室联系,报告病情伤情人数,使其做好抢救准备工作。

转运途中应严密观察生命体征变化,保证各种管道的通畅,防止呕吐物误吸,有变化随时处理等。具体转运方法和注意事项等见止血、包扎、固定、转运章节和相关章节。

(肖 敏 刘菊英)

第二章　心搏骤停 >>>

心搏骤停（sudden cardiac arrest，SCA）是指各种原因所致心脏射血功能突然终止。心搏骤停时心脏可能处于心室颤动状态，也可以完全停止活动。最常见的心搏骤停机制为心室颤动（ventricular fibrillation，VF）或无脉性室性心动过速（pulseless ventricular tachycardia，VT），其次为缓慢性心律失常或心室静止（ventricular asystole），较少见的为无脉性电活动（pulseless electrical activity，PEA）。心搏骤停后患者即出现意识丧失，心跳呼吸停止，经及时、有效的心肺脑复苏，部分患者可能成功存活并完全康复。

一、病情评估

1. 资料收集

（1）环境与现场特点：家中或室内发现的意识丧失，如中毒、低血糖等；公共场所突发的意识障碍多为急骤发病者，如脑出血、阿-斯综合征等；是否有外伤史：注意有无头部外伤史及可能发生头部外伤的现场；患者周围的情况：药瓶、药片、农药等应收集检验，注意呕吐物的气味。

（2）起病情况与患病时间：当时患者的状态（休息、吃饭、运动、受伤)、心搏骤停时是否被目击、心搏骤停发生的时间。

(3)主要症状及进展特点:意识障碍发生时呼吸和心跳停止的先后顺序。对于呼吸先停止或气道阻塞的患者及时畅通气道,可以预防心搏骤停。心搏一旦停止,血液循环即停止,20~30 秒后呼吸停止,生命器官内储存的氧在 4~6 分钟内耗竭,复苏的成功率大大降低。

(4)伴随症状或体征:观察或询问发病时有无呕吐、抽搐、尿便异常等,以及这些症状与发生意识障碍的先后顺序。

(5)诊疗经过:第一目击者开始心肺复苏的时间及持续的时间,急救人员所采用的急救措施,发病初始心电图的表现。

(6)心搏骤停的身心反应:面色苍白、双侧瞳孔散大、意识丧失、呼吸停止、脉搏未扪及、心音消失、大小便失禁、全身松软等。

(7)既往健康状况:有无心脏、肺、肾脏疾病或其他恶性肿瘤史,有无感染或出血,有无冠心病或肺栓塞的高危因素,患者当前服用的药物和过敏史等。

2. 病情观察

(1)心搏骤停的典型表现:意识突然丧失,大动脉搏动消失(触摸不到颈、股动脉搏动),呼吸停止或叹息样呼吸并逐渐缓慢,继而停止,面色苍白或呈现青紫,双侧瞳孔散大。切忌反复听诊或寻找检测仪器来判断,以免延误抢救时间。

(2)心搏骤停的类型:心搏骤停时,心脏虽失去了泵血功能,但并非心脏和心电活动完全停止,根据心电图的表现，心搏骤停可表现为心室颤动、心室静止及无脉性电活动三种类型，大部分（80%～90%）成人突发非创伤性心搏骤停的最初心律失常为心室颤动。心室颤动是冠心病猝死的最常见的心电图表现，也见于外科心脏手术后，是三种心搏骤停类型中复苏成功率最高的一种。心室静止多见于麻醉、外科手术、缺氧、酸中毒及休克等。无脉性电活动多为心肌严重损伤的结果，常为心室泵衰竭的终期表现，也可见于人工瓣膜急性功能不全、张力性气胸和心包填塞时。

二、救治方法

1. 救治原则　立即识别心搏骤停并启动急救系统，尽早进行高质量心肺复苏并快速除颤，同时积极采取有效的高级生命支持，安全转运到拥有心搏骤停后综合治疗系统的医院或重症监护病房。

2. 具体措施

(1)确认现场是否存在威胁患者和急救人员安全的危险因素，如有尽可能排除，防止继发意外发生。

(2)迅速检查患者反应，如无反应且无呼吸或不能正常呼吸（即无呼吸或仅仅是喘息），立即启动急救系统并行心肺复苏术（具体操作方法见第十二章第一节）。

(3)心肺复苏过程中观察患者的自主呼吸及心跳是否恢复。如抢救成功，协助患者头偏向一侧，尽早进行高级生命支持。

(4)建立静脉通道：常选外周静脉如肘静脉，放置大号留置针（如18～20G），既方便补液给药，又利于转运且不妨碍心肺复苏操作。液体首选平衡液，既可扩充血容量又可纠正酸中毒。

(5)心电监护及血氧饱和度监测：以明确引起心搏骤停的病因和心律失常的类型，及时采取针对性的救治措施。

(6)建立人工气道以控制呼吸：可保证充分供氧和纠正低氧血症，其中气管插管是控制气道最有效的方法，可直接与呼吸机连接后加压给氧，满足患者对氧的需求。

(7)药物治疗：可酌情选用以下药物。

肾上腺素：适用于任何类型的心搏骤停患者的复苏。首次剂量1mg静脉注射，每隔3～5分钟1次，可适量递增(1mg、3mg、5mg)。

胺碘酮：对CPR、电除颤和血管加压素无反应的VF/VT，可首选胺碘酮，初始剂量为300mg，静脉注射，无效可加用150mg。

利多卡因：作为无胺碘酮的替代药物。初始剂量为1～1.5mg/kg静脉注射。如VF/VT持续，可给予额外剂量0.5～0.75mg/kg，每隔5～10分钟静脉推注一次，最大剂量为3mg/kg。

碳酸氢钠：在心肺复苏最初的15～20分钟内应慎用碳酸氢钠。出现以下情况时，考虑适当应用：心搏骤停时间在15分钟以上，动脉血pH<7.2；心搏骤停前存在代谢性酸中毒、高钾血症或三环类抗抑郁药过量。初始剂量为1mmol/kg静脉滴注，以后根据血气分析结果应用。

纳洛酮：吗啡受体拮抗剂，安全性高，副作用小，可有效拮抗内源性类吗啡样物质介导的各种效应，一般用0.4～0.8mg静脉注射，必要时15～30分钟重复1次，直到达到预期的效果或以 0.4～0.8mg/h 持续静滴。

(8)电复律:某些心搏骤停患者可采取非同步电除颤或紧急起搏技术进行复苏。

(9)平稳安全转运患者到拥有心搏骤停后综合治疗系统的医院或重症监护病房。途中密切监测病情变化,向家属交待病情,并通知欲到达的医院。

典型案例:患者男,72 岁,离休干部。因反复心悸,胸闷 10 年余,加重 2 小时于 1996 年 12 月 23 日 08:30 呼叫 120。

资料收集:患者突然意识丧失,呼之不应,眼球固定凝视,面色苍白,无呼吸及颈动脉搏动。家属代诉反复心悸,胸闷 10 年余,加重 2 小时,10 年前有急性广泛前壁心肌梗死病史。

病情评估:患者意识丧失,无呼吸及大动脉搏动,既往有心肌梗死病史,考虑发生心搏骤停。

救治方法:立即将患者平卧,行胸外心脏按压,同时气管插管简易呼吸器辅助人工呼吸,建立静脉通道,给予肾上腺素 1mg、利多卡因 100mg 静脉推注,病情无缓解,心电监护示心室颤动,予以 200W 非同步电击除颤,心脏仍未复跳,患者开始四肢抽搐,瞳孔散大。继续给予肾上腺素 1mg 静推,并应用了呼吸兴奋剂、升压药等,行三次电击除颤。08:47 心脏复跳,心电示波心率 72 次/分,心音弱,09:52 恢复呼吸和血压,但仍无意识,随即平稳运送医院,途中血压升至正常,四肢温暖。入院后头置冰帽,密切观察患者病情变化,24 小时心电监护。于 14:30 患者恢复意识,拔除气管导管,尿量增加,病情得到了控制。

思考题：

1. 心搏骤停的典型表现有哪些？

2. 心搏骤停的急救原则是什么？

小结：心搏骤停患者的院前急救中关键是立即识别心搏骤停并启动急救系统，尽早进行高质量心肺复苏并快速除颤，同时积极采取有效的高级生命支持，安全转运到综合性医院或重症监护病房。

（吴晓英）

第三章 休　　克 >>>

休克(shock)是由于各种致病因素作用引起的有效循环血容量急剧减少,导致组织器官和组织微循环灌注不足,导致组织缺氧、细胞代谢紊乱和器官功能受损的综合征。血压降低是休克最常见、最重要的临床特征。迅速改善组织灌注,恢复细胞供氧,恢复正常的细胞功能是治疗休克的关键。休克按病因通常可分为以下五类:感染性休克、低血容量性休克、心源性休克、过敏性休克和神经源性休克。

一、病情评估

1. 资料收集

(1)环境与现场特点:患者的体位、意识、面色、有无外伤出血、有无严重呕吐腹泻等。

(2)起病情况与患病时间:骤然发病还是缓慢起病,何时发病,有无明显原因或诱因如创伤、感染、心脏病发作、过敏反应等。

(3)主要症状及进展特点:低血压进行性加重,伴意识障碍,脉搏快,四肢湿冷,发绀,尿少等。

(4)伴随症状或体征:休克伴明显的内外出血,见于低血容量休克;休克伴胸痛,见于心源性休克如心肌梗死;休克伴皮疹皮肤瘙痒及呼吸系统症状者,见于过敏性休克;休克伴严重感染者,见于感染性休克;休克伴严重创伤、剧痛及神经损伤者,见于神经源性休克。

(5)诊疗经过:起病后有无诊治及效果。

(6)休克的身心反应:早期患者意识尚清楚但精神紧张或烦躁,面色皮肤苍白,口唇甲床轻度发绀,恶心,呕吐,心动过速,过度换气等,继而意识模糊,大汗淋漓等。

(7)既往健康状况:有无冠心病、创伤、主动脉夹层、消化道出血、慢性肝衰竭、胆结石及胆系感染、肺部感染,近期有无药物治疗、静脉注射、食物过敏和虫类咬蛰伤等病史。

2. 病情观察

(1)生命体征等观察:包括体温、脉搏、呼吸、血压、瞳孔、神志、皮肤、尿量等以及心肺听诊和腹部触诊,脑膜刺激征、肌力、肌张力,病理反射等。

脉搏和血压:休克早期脉搏变化早于血压波动,因此更有实际意义,但不足以反映休克的严重程度。早期脉搏加速,如继续发展可至扪不清。收缩压＜90mmHg,原有高血压者收缩压较基础水平下降 30% 以上或脉压＜30mmHg,即考虑休克。

皮肤:皮肤温暖,色泽正常,提示毛细血管舒缩功能正常,周围血管阻力无大变化。皮肤较正常温暖红润,提示小动脉阻力下降,见于感染性休克早期和神经源性休克。皮肤发凉,潮湿,提示毛细血管痉挛伴小动脉阻力增高。肢端与躯干之间的温差有实用价值:两者温差越大提示休克越轻,反之则差。过敏性休克时伴有皮肤瘙痒及风团样皮疹。

意识状态:意识由烦躁转为淡漠、昏迷。

尿量:休克时肾血流改变最为显著。休克时尿量＜

0.5ml/(kg·h)或无尿。

(2)休克的病因诊断步骤：如果患者血压测不到则应立即开始基本生命支持，若心搏骤停立即开始心肺复苏(CAB，C胸外按压A开放气道B人工呼吸)并建立静脉通道。如果低血压原因未明，立即进行临床检查寻找病因，特别观察以下情况：

1)检查气道，清除呕吐物或血凝块；面罩吸氧，神志不清者给予气管插管；检查双肺是否通气(张力性气胸?)。

2)注意呼吸频率(酸中毒、气胸、肺栓塞和心力衰竭时增加)。

3)检查心律，处理异常情况。

4)脉压是多少？(中心)静脉压是否升高?

5)双上肢血压是否相同(胸主动脉夹层)？是否存在病理性杂音(急性瓣膜损伤)?

6)患者有无皮肤湿冷？存在皮肤湿冷提示心力衰竭或低血容量。

7)检查腹部，有无饱满或波动性包块(动脉瘤破裂)?有无急腹症的征象(动脉瘤、胰腺炎、内脏破裂穿孔)?

8)患者有无脱水或低血容量的表现(皮肤黏膜皱缩干燥，体位性低血压)？有无呕血(口周血迹)黑便?

9)有无荨麻疹、风团、哮鸣音、软组织水肿(眼睑，口唇)，如存在上述表现，提示过敏反应。

10)有无神志异常(大脑灌注不足)?

(3)休克的诊断标准：

1)有休克的诱因。

2)意识障碍。

3)脉搏＞100次/分或不能触及。

4)四肢湿冷、胸骨部位皮肤指压阳性(再充盈时间>2秒);皮肤花斑、黏膜苍白或发绀尿量<0.5ml/(kg·h)或无尿。

5)收缩压<90mmHg。

6)脉压<30mmHg。

7)原有高血压者收缩压较基础水平下降30%以上。

凡符合1)以及2)~4)中的两项,和5)~7)中的一项者,即可诊断。

(4)休克的临床分级:休克的临床表现随病情变化而改变,根据休克的严重程度分为:轻度、中度、重度见表3-1。

表3-1 休克的临床分级

临床表现	程度		
	轻度	中度	重度
神志	清楚,精神紧张	清楚,表情淡漠	意识模糊甚至昏迷
口渴	口干	非常口渴	极度口渴或无主诉
皮肤黏膜	开始苍白,皮温正常或发凉	苍白,发凉	皮肤发绀可有花斑,指端青紫,四肢冰冷
脉搏	≥100次/分,有力	100~120次/分	细而速或难以触及
血压	SBp 80~90mmHg 脉压<30mmHg	SBp 60~80mmHg 脉压<20mmHg	SBp <60mmHg

续表

临床表现	程度		
	轻度	中度	重度
体表血管	正常	浅表静脉塌陷 毛细血管充盈迟缓	浅表静脉塌陷 毛细血管充盈非常迟缓
尿量	正常或略减	尿少	尿少或无尿
休克指数	0.5～1.0	1.0～1.5	＞1.5

二、救治方法

1. 救治原则　休克院前急救的原则是稳定生命体征，保持重要器官的微循环灌注，加强监测，积极查找休克病因，尽早针对病因治疗。

2. 具体措施

(1)一般措施：置患者仰卧头低位，下肢抬高20°～30°，有心力衰竭或肺水肿患者半卧位或端坐位。镇静、吸氧、禁食，减少搬动；立即建立静脉通路，肢体保暖；行心电、血压、脉搏氧饱和度和呼吸监护，留置导尿管，监测尿量。

(2)原发病治疗：是治疗的关键，查明病因后应按导致休克的病因针对性治疗。

(3)补充血容量：除心源性休克外，早期、快速、足量扩容是抢救休克成功的关键。立即建立大静脉通道输液，恢复足够的血容量。按先晶体液后胶体液原则补充。补液量最初1小时按10～20ml/kg补给。补液总量应视患者具体情况及心功能状况而定，有条件者行中心静脉压(CVP)

监测指导补液以免发生肺水肿。

复苏液体的选择：晶体溶液以平衡液为主，或生理盐水。近年来使用7.5%氯化钠溶液治疗顽固性低血容量性休克，取得较好的复苏效果。院前常用的胶体溶液有低分子右旋糖酐、羟乙基淀粉(706代血浆)氯化钠注射液等。

输液速度及输液量：输液速度原则上在第一个30分钟快速输平衡盐液1000～1500ml及右旋糖酐70(中分子右旋糖酐)500ml；或用输液泵加快输液，如休克缓解，可减慢速度，否则可再快速注入1000ml平衡盐液。根据输液的监护指标调整补液量和速度，血压和尿量是院前可用的简便客观的监护指标。

输液的晶体与胶体比例：在院前急救时晶：胶比例为4：1，有条件时晶胶之比为2：1或1.5：1，严重大出血时可以为1：1的比例。

(4)纠正酸中毒：休克时常合并代谢性酸中毒。当机械通气和液体复苏后仍无效时，可给予5%碳酸氢钠100～250ml静滴，有条件时可在院前行快速血气分析后调整。

(5)改善通气，纠正低氧血症：保持呼吸道通畅，必要时行气管插管、面罩吸氧或无创正压通气给氧，保持脉搏氧饱和度≥95%。

(6)合理应用血管活性药物：适用于经补充血容量后血压仍不稳定者或休克症状未见缓解，血压仍继续下降的严重休克。

多巴胺：5～20μg/(kg·min)静滴，多用于轻、中度休克；重度休克20～50μg/(kg·min)。成人可按体重(kg)×3算出需要的多巴胺总剂量，用盐水稀释至50ml，用微量泵给药，每小时推注的毫升数即为患者应用多巴胺的量化数。

多巴酚丁胺：常用于心源性休克，2.5～10μg/(kg·min)静滴，配制方法同多巴胺。

异丙肾上腺素：按体重(kg)×0.03配制，0.01～0.1μg/(kg·min)，适用于脉搏细弱、少尿、四肢厥冷的患者，还应用于心率缓慢(心动过缓、房室阻滞)或尖端扭转型室性心动过速的急诊治疗。

去甲肾上腺素：适用于重度、极重度感染性休克，按体重(kg)×0.03配制，常用范围0.05～0.1μg/(kg·min)。

肾上腺素：应用于过敏性休克，每次0.5～1mg，皮下或肌注，随后按体重(kg)×0.03配制，常用范围0.05～2.0μg/(kg·min)。

间羟胺：与多巴胺联合应用，15～100mg加入氯化铵注射液或5%葡萄糖注射液500ml内，100～200μg/min。

(7)其他药物：

1)糖皮质激素：适用于感染性休克、过敏性休克，可用地塞米松2～20mg/次以生理盐水稀释后静滴。

2)纳洛酮：阿片类受体阻断剂，具有阻断β-内啡肽的作用。先静推0.4～0.8mg，2～4小时可重复，继以1.6mg加500ml液体内持续静滴。

3)脱水剂：对于有颅压增高表现且血容量已补足、生命体征稳定的患者可以静推呋塞米20～40mg或快速静滴20%甘露醇125ml以减轻脑水肿、预防肾功能衰竭。

4)1,6-二磷酸果糖：能增加心排血量，改善细胞代谢，每次50～100ml静滴，静脉滴注速度为每分钟4～7ml。

(8)各类休克的院前急救要点：

1)低血容量休克：早期快速大量补液。院前判断补液量主要靠监测血压、脉搏、尿量等简单易行的指标。循环恢复灌注良好指标：①尿量＞0.5ml/(kg·h)；②收缩压＞100mmHg；③脉压＞30mmHg。如达到上述指标，且肢体逐渐变温暖，说明补液量已经接近丢失液体量。

2)过敏性休克：凡疑是过敏，立即终止接触过敏原。如药物过敏，立即停药，更换输液管道，检测血压、脉搏，观察呼吸。立即给予肾上腺素、糖皮质激素、升压药、脱敏药，吸氧补液等，休克容易及时纠正。

3)感染性休克：早期液体复苏是感染性休克治疗最重要的措施。院前主要达到以下目标：①尿量＞0.5ml/(kg·h)；②收缩压＞90mmHg或平均动脉压＞65mmHg。具体方法：30分钟内先给晶体500～1000ml或胶体300～500ml。根据血压、心率、尿量及肢体末梢温度的监测调整补液量。早期应经验性选择广谱抗生素。经液体复苏仍不能改善动脉血压和组织灌注，尽早使用血管活性药物。

4)心源性休克：最常见由急性心肌梗死引起。采用半卧位，保暖，尽量不要搬动，如必须搬动则动作要轻；吸氧和保持呼吸道通畅；必要的镇痛和镇静，如吗啡5mg静推尤其适用于伴急性心功能不全者，可减轻患者紧张和心脏负担，降低周围动脉阻力，减轻左心负荷，增加心排血量；补充血容量是必要的，但应该密切观察呼吸、心率、颈静脉充盈和尿量等情况，听诊肺部有无啰音，以防发生肺水肿；合理应用血管活性药物，如升压胺类(多巴胺、多巴酚丁胺、间羟胺)和血管扩张剂(硝普钠、酚妥拉明、硝酸酯类等)，密切观察动脉血压；强心甙的应用问题：洋地黄不能增加心源性休克时心排血量，却可引起周围血管阻力增加和冠脉收缩，诱发心律失常，只有在伴发快速性室上性心律失常时方考虑应用，剂量为常规用量的1/3～1/2；伴有显著过缓或过速的各种心律失常均能加重休克，需积极应用药物、电复律等纠正或控制；诊断明确的急性心肌梗死合并心源性休克，有条件者可在院前即予溶栓治疗。

5）神经源性休克：多有创伤、剧痛等强烈神经刺激引起，低血容量状态伴心排出量降低是其血流动力学特征。治疗需要强效镇痛，吸氧，补充血容量，使用多巴胺等。

典型案例：患者男，32岁，建筑工人。因腹部撞击伤后腹痛腹胀1小时呼叫120。

资料收集：1小时前车祸致腹部撞击伤，40分钟后出现神志不清，面色苍白，肢端发冷，出现昏迷。测心率120次/分，血压70/50mmHg并进行性下降，腹部穿刺抽出不凝血。

病情评估：患者心率过快，血压偏低，且持续下降，腹部穿刺抽出不凝血，有出血的征象；失血过多导致大脑灌注不足，逐渐加重的意识障碍，微循环障碍表现如面色苍白，肢端发冷。有引起休克的原因（腹部撞击伤后内出血），意识障碍，脉率快，微循环障碍加上收缩压＜90mmHg，脉压＜30mmHg，因而诊断低血容量性休克明确，1.5＜休克指数＜2.0，属重度休克。

救治方法：置患者仰卧位，下肢抬高20°～30°，吸氧、禁食，减少搬动；立即建立静脉通路，肢体保暖；行心电、血压、脉搏氧饱和度和呼吸监护，留置导尿管，监测尿量。快速滴注复方氯化钠溶液1000ml，多巴胺240mg盐水稀释至50ml微量泵滴注，速度为20μg/（kg·min），患者经上述处理后血压维持在80～90/50～60mmHg，神志由昏迷转为嗜睡，半小时后即送达医院急诊抢救室，行锁骨下静脉穿刺置管，床旁B超证实脾脏破裂，腹腔大量积液，胸腔及心包腔无积液，胸片未见肋骨骨折及液气胸，抽血查血常规、凝血功能、血液生化、血型和输血前常规检查，普外科急会诊，医护陪送下送手术室行剖腹探查加脾切除手术，术后9天顺利出院。

思考题：

1. 休克的诊断标准？

2. 休克的常见原因有哪些？

3. 休克的治疗。

小结：休克院前急救的原则是稳定生命体征，积极补充血容量，加强监测，积极查找休克病因，尽早针对病因治疗。

（杨贤义）

第四章　常见症状的院前急救 >>>

第一节　急性意识障碍的院前急救

一、昏迷

意识障碍(disturbance of consciousness)是指人对周围环境和自身状态的识别和觉察能力出现障碍。多由于高级神经中枢功能活动(意识、感觉和运动)受损伤引起,可表现为嗜睡、意识模糊和昏睡,严重者为昏迷。

(一)病情评估

1. 资料收集

(1)环境与现场特点:现场有无呕吐物、大小便排泄物,周围有无药品包装物,周围通风状况等,温度和湿度情况,有无明显异样气味等。

(2)起病情况与患病时间:何时发病,发病前后情况,有无诱因和原因,是骤然发生还是缓慢起病。

(3)主要症状及进展特点:是否意识障碍,患者能否唤醒,能否正确回答和做出各种反应,是进行性加剧还是突然加重。如突然发生、进行性加剧、持续性昏迷者常见于急性出血性脑血管病、急性感染中毒、严重颅脑损伤等;缓慢起病、逐渐加重的昏迷多为颅内占位性病变、代谢性脑病等。

(4)伴随症状或体征：昏迷伴有肢体瘫痪、瞳孔不等大及病理反射阳性，多为脑血管疾病、颅内血肿等；伴发热者若先发热后有意识障碍可见于重症感染性疾病，先有意识障碍后有发热者见于脑出血、蛛网膜下腔出血、巴比妥类药物中毒；伴呼吸浅慢是呼吸中枢受抑制的表现，可见于吗啡、巴比妥类、有机磷杀虫药等中毒；伴瞳孔散大，见于颅内高压、脑疝晚期或阿托品类中毒；昏迷伴有瞳孔缩小，见于有机磷中毒、脑干出血、巴比妥类药物及吗啡、海洛因等中毒；伴心动过缓可见于颅内高压、房室传导阻滞以及吗啡类、毒蕈类中毒；伴高血压可见于高血压脑病、脑血管意外、肾炎尿毒症期；伴低血压者见于各种原因引起的休克；伴脑膜刺激征，可见于脑膜炎、蛛网膜下腔出血；伴皮肤黏膜出血者，若有出血点、瘀斑和紫癜可见于严重感染和出血性疾病，口唇樱桃红色提示一氧化碳中毒；昏迷伴有口腔异味，如糖尿病酮症酸中毒有烂苹果味，尿毒症有尿味，肝昏迷有肝臭味，有机磷中毒为大蒜味，酒精中毒为酒味。

(5)诊疗经过：起病后有无诊治及结果。

(6)昏迷的身心反应：有无肢体湿冷、面色苍白、烦躁不安等。

(7)既往健康状况：有无高血压、冠心病、糖尿病、肝硬化、外伤、中毒等病史。

2. 病情观察

(1)生命体征等观察：包括体温、脉搏、呼吸、血压、瞳孔、神志、皮肤、尿量等以及心肺听诊，脑膜刺激征、肌力、肌张力，病理反射等。

(2)其他检查：心电图、血氧饱和度、血糖测定。

(3)昏迷严重程度的评估：格拉斯哥昏迷计分法(Glasgow coma scale,GCS)是以睁眼(觉醒水平),言语(意识内容)和运动反应(病损平面)的三项指标的15项检查结果来判断患者昏迷和意识障碍的程度(见表4-1)。以上三项检查共计15分。正常:15分;轻度昏迷:14～12分;中度昏迷:11～9分;重度昏迷:8分以下。凡积分低于8分,预后不良;4～7分预后极差;小于3分者多不能生存。即GCS分值越低,脑损害的程度越重,预后也越差。

表4-1　格拉斯哥昏迷计分法

项目	评分	项目	评分
睁眼反应		运动反应	
自发睁眼	4	按吩咐动作	6
语言吩咐睁眼	3	对疼痛刺激定位反应	5
疼痛刺激睁眼	2	对疼痛刺激屈曲反应	4
无睁眼	1	异常屈曲(去皮层状态)	3
言语反应		异常伸展(去脑状态)	2
正常交谈	5	无反应	1
言语错乱	4		
只能说出(不适当)单词	3		
只能发音	2		
无发音	1		

(二)救治方法

1. 救治原则　面临昏迷患者时必须迅速正确的做出判断,抓住主要矛盾进行抢救和处理。病史采集和简单查体后依次就以下问题分析和判断:①是不是昏迷?②昏迷的程度如何?③引起昏迷的原因可能是什么?引起昏迷的病因多种，主要见于脑功能失调和全身性疾病及局灶性病变(见表 4-2)。首要处理原则是稳定患者(气道、呼吸、循环)，严密观察，尽快转运。

表 4-2　昏迷的病因

1. 不伴有局灶/偏侧神经系统体征的昏迷
缺氧/低灌注
代谢性：低/高血糖，酸中毒/碱中毒，低/高钠血症，高钙血症，肝或肾衰竭
中毒性：酒精、安眠药、苯二氮䓬类、三环类药物、精神抑制药、巴比妥类、一氧化碳、有机磷农药
内分泌：甲状腺功能低下
低热或高热
癫痫
高血压脑病
2. 伴有局灶/偏侧神经系统体征的昏迷(由于脑干或大脑功能障碍)
血管性：脑出血或脑梗死
小脑幕或幕下的占位：肿瘤、血肿、脓肿，直接位于脑干内或通过脑移位压迫脑干致昏迷
3. 伴有脑膜征的昏迷
脑膜炎，脑炎
蛛网膜下腔出血

2. 具体措施

(1)保持呼吸道通畅：昏迷患者院前最常见、最危险的并发症是窒息。患者取侧卧位，清除呼吸道分泌物、异物或呕吐物，吸氧，维持通气功能，必要时面罩给氧或气管插管给氧。

(2)维持循环功能：开通静脉，低血压者，应补充血容量，酌情选用升压药，纠正酸中毒。

(3)病因明确者给予针对性处理：有颅内压增高者，及早用20%甘露醇250ml快速静脉点滴，或选用呋塞米（速尿）、地塞米松等；惊厥抽搐者选用苯巴比妥、地西泮肌肉注射等；高热者物理降温；快速监测手指血糖水平，怀疑低血糖立即给予50%葡萄糖静脉推注；急性有机磷农药中毒给予解毒和复能剂；纳洛酮可使昏迷和呼吸抑制减轻，常规给予0.4～0.8mg静推，若无反应可间隔5分钟重复用药。

(4)持续心电监护，减少搬动，留置导尿。

(5)尽快送往医院，避免院外做过长时间的停留，转送途中行车平稳，密切观察病情变化。

(6)向家属交待病情，并通知欲到达的医院。

典型案例：女性，28岁。30分钟前被家人发现昏迷送来医院。

资料收集：30分钟前被家人发现昏迷。家人代述现场未发现药品包装物，无呕吐物及大小便失禁。既往健康，已婚已育。

病情评估：血压120/70mmHg，脉搏78次/分，呼吸20次/分，体温36.8℃。神志浅昏迷，双侧瞳孔等大，直径0.1cm，心脏查体（—），双肺可闻及湿性啰音，腹部查体（—），四肢活动无障碍，病理征（—）。疼痛刺激睁眼，只能发音，疼痛刺激屈曲反应，GCS评分8分，生命体征基本稳定。考虑有意识障碍，暂无生命危险，无神经系统定位体征，考虑为不伴有局灶/偏侧神经系统体征的昏迷，瞳孔小，肺部湿啰音，考虑有机磷农药中毒性大。

救治方法：取侧卧位，留置口咽通气道，吸氧，开通静脉，静滴生理盐水500ml，快速监测手指血糖为6.0mmol/L，排除低血糖昏迷，持续心电监护，减少搬动，留置导尿。告知其家属患者昏迷原因不明需尽快送医院进一步检查治疗，同时通知急诊科抢救室备好洗胃机及洗胃液。10分钟后送达医院查血胆碱酯酶活性50%，血氨20mmol/L，结合瞳孔缩小，肺部湿啰音等表现，除外肝、糖尿病、CO中毒、中枢神经系统疾病引起的昏迷，诊断急性有机磷农药中毒明确，给予排出毒物（洗胃、导尿），特效解毒复能剂（阿托品、氯磷定）；保护重要脏器，对症、支持治疗后收住急诊ICU治疗，当日即清醒，5天后痊愈出院。

思考题：

1. 昏迷的常见原因有哪些？

2. 昏迷的院前处理。

小结：昏迷患者的院前急救重在尽早开放静脉通道，确保气道畅通，稳定患者，严密观察，尽快转运。

（杨贤义）

二、晕厥

晕厥（syncope）也称昏厥，是由于一过性广泛脑供血不足所致的短暂意识丧失状态，发作时患者因肌张力消失不能保持正常姿势而倒地。一般为突然发作，迅速恢复，很少有后遗症。以晕厥为主诉的患者就诊时常是晕厥发作过后，除非反复发作频繁，医师很难目睹患者晕厥发作的全过程。

（一）病情评估

1. 资料收集

(1)环境与现场特点：发病前状态或诱因：如有无体位

改变(特别是由卧位、下蹲位、头低位及坐位突然改为立位)、头部突然转动、乏氏动作(Valsalva's act,是纠正室上性心动过速的物理措施,方法是嘱患者紧闭声门,同时用力做呼气动作,增加胸腔压力)、剧烈咳嗽、排尿、紧张或站立过久、受到开放或闭合创伤、失血、献血或看到流血、患者精神状态、是否服药(如氯丙嗪类)等。

(2)前驱症状:不同类型晕厥发作前可有各自不同的前驱症状,如头晕、耳鸣、黑矇、心悸、面色苍白、胸痛、胸闷、出汗、乏力、呼吸困难、恶心、脉搏增快或减慢等。

(3)发作时情况:意识丧失持续时间、皮肤及口唇颜色、呼吸脉搏情况、有无抽搐、牙关紧闭、口眼歪斜、流涎、大小便失禁、皱眉、斜视等。

(4)伴随症状或体征:发作伴明显的自主神经功能障碍(如面色苍白、出冷汗、恶心、乏力等)者多见于血管抑制性晕厥或低血糖性晕厥;伴面色苍白、发绀、呼吸困难,见于急性左心衰竭;伴有心率和心律明显改变,见于心源性晕厥;伴有抽搐者,见于中枢神经系统疾病、心源性晕厥;伴有头痛、呕吐、视听障碍者提示中枢神经系统疾病;伴有呼吸深快、手足发麻、抽搐者见于过度换气综合征、癔症等。

(5)发作后情况:意识是否迅速恢复、有无出汗、面色苍白、口唇青紫、胸闷、呼吸困难、乏力、心绞痛、恶心呕吐、头痛头晕、视力模糊、肢体活动障碍等。

(6)既往病史:有无类似发作史、有无心脏病、高血压、脑血管病、癫痫、贫血、糖尿病史等。

2. 病情观察

(1)检查:现场对晕厥的体检项目主要有血压、脉搏、心率、心律、心界、瓣膜杂音及神经系统检查、血氧饱和度检查、快速手指血糖、心电图检查等。

(2)晕厥严重程度的评估：符合下列高危标准，提示病情危重：

严重的结构性心脏病或冠心病。

临床表现或心电图提示心律失常性晕厥。

有猝死家族史。

严重并存疾病如严重贫血、电解质紊乱。

(二)救治方法

1. 救治原则　使患者平卧，严密监测，对症治疗，尽早明确原因，尽快转诊。

晕厥患者的潜在危险性包括了从最轻的自主神经功能失调到最重的心律失常乃至猝死，院前急救时首要任务是对导致患者晕厥的发生原因和危险性进行判断，然后才能酌情采取相应的急救措施并决定是否将其送医院或原地休养观察。原发疾病的判断对晕厥的现场急救起着至关重要的作用。

2. 具体措施

(1)使患者平卧或头低足高位，30分钟左右，过早起立容易导致复发，松解衣扣。

(2)血压低时，可皮下注射肾上腺素0.25～0.5mg或麻黄碱25mg，若心率缓慢持续时间长，可肌注阿托品0.5mg。

(3)当患者出现全身不适、视力模糊、耳鸣、脸色苍白、出冷汗时，预示即将发生晕厥，立即让患者蹲下，再使其躺平，以防跌撞造成外伤，甚至可终止发作。

(4)可给予吸氧，建立静脉通道，患者意识恢复后，可给少量食水。

(5)常见晕厥的危险性评估和院前急救原则。

心源性晕厥具有较大的危险性,可直接威胁患者生命,发现和除外心源性晕厥是急救医师现场急救的首要任务,应该尽快就地查明导致心源性晕厥的原发疾病并对患者进行紧急对因治疗,如纠正心律失常,改善心肌供血等,然后在心电监护下将患者送医院进一步诊治。如无心电监护除颤设备,应呼叫有该设备的专业急救机构,切不可在无心电监护除颤设施的条件下贸然送患者去医院。

脑源性晕厥患者的即刻危险性相对较小,但急救者必须意识到晕厥的发生说明患者的脑部血运情况较差,特别要注意频繁发作常常是急性脑血管病(特别是脑梗死)的先兆。因此应向患者说明情况,建议其去医院进一步诊治。

低血糖晕厥的危险性相对较小,但患者急需补充糖分,在诊断明确的前提下,如果未合并其他情况,补充糖分后患者一般情况下不必去医院。但注意由于格列本脲造成的低血糖反应时间较长,且容易反复发作,故应嘱患者严密观察病情,随时监测血糖,必要时重复补糖。

反射性晕厥患者的预后最好,危险性也最小,患者常常不需要立即去医院,但该病临床诊断较难,院外急救时不要轻易下此结论。要注意患者整体情况的评估,对高龄、体质较差、患有严重的慢性疾病以及经常发作的患者等,仍然需要建议他们去医院进一步检查和治疗。

典型案例:患者,男 49 岁。因“突然晕厥 5 分钟”于 2009 年 3 月 14 日 02:00 呼叫急诊科院内出诊急救。

资料收集:该患者为心内科一住院患者家属,近日留院陪护患者十分疲劳,3 月 14 日夜晚 12:00 点仍未休息,在病室内中突然昏倒,神志不清,当时值班医师正好发现,见患者脸色发绀，口唇出血，右侧肢体及右口角抽搐（倒地时左侧卧位），发作时无呕吐及口吐白沫，无大小便失禁。约5分钟后症状逐渐缓解，当时扪及脉搏弱而缓慢，测血压为105/70mmHg，约20分钟后做心电图呈“不完全性右束支传导阻滞”，测末梢血糖为5.4mmol/L；患者清醒后自觉全身乏力，无头昏、头痛、心悸、胸闷等。2000年患者因身体不适做心电监护示：不完全性右束支传导阻滞、频发室性期前收缩、短暂性阵发性室性心动过速。2004年也因疲劳在工作时晕厥在地，当时有颜面发绀，咬破舌头，但无抽搐，经抢救2分钟后清醒。当时住院检查发现心电图示不完全性右束支传导阻滞；动态脑电图示θ波活动增多、调节差、轻度异常脑电图；其余检查结果均未见异常，未明确诊断。既往史：无脑外伤史，无药物及食物过敏史，家庭中无类似病史。

病情评估：T36.5℃，P75次/分，R20次/分，Bp120/70mmHg。发育正常，神志清楚，精神差，双侧瞳孔等大等圆，对光反射存在，舌体表浅挫裂伤，双肺呼吸音清，未闻及干、湿性啰音，心率75次/分，律齐，未闻及杂音，腹平软，无压痛及反跳痛，双下肢无水肿，生理反射存在，病理反射未引出。血糖6.0mmol/L，心电监护提示偶发室性期前收缩，完全性右束支传导阻滞，SpO_2 98%。晕厥原因待查：心源性？脑源性？心源性晕厥常继发于严重的室性异常心律或其他严重的心脏病，既往及本次发作后心电图均无严重异常（三度房室传导阻滞、心脏短暂骤停、严重的室性心律失常），不支持患者是因心脏问题引起的晕厥及阿-斯综合征。患者两次晕厥发作均表现有抽搐的症状，考虑癫痫可能性大。脑源性晕厥患者的即刻危险性相对较小。

救治方法：嘱患者平卧休息，吸氧，建立静脉通道，静滴5%葡萄糖氯化钠溶液500ml，能量合剂，维生素C等对症治疗。留院行头颅CT及24小时脑电图检查。

思考题：

1. 晕厥的常见原因有哪些？

2. 晕厥的处理原则。

小结：晕厥的急救在于尽快使患者平卧，对症治疗，原因不明的晕厥，应及时送医院诊治，避免各种发作诱因，减少复发。

（杨贤义）

三、抽搐

抽搐(tic)是指全身或局部成群骨骼肌非自主的抽动或强烈收缩，常可引起关节运动和强直。当肌群收缩表现为强直性和阵挛性时，称为惊厥。惊厥表现的抽搐一般为全身性、对称性、伴有或不伴有意识丧失。

(一) 病情评估

1. 资料收集

(1)环境与现场特点：患者的体位，意识，有无呕吐物及大小便失禁，有无外伤出血等。

(2)起病情况与患病时间：何时发病、发作的诱因、是全身性抽搐还是局限性抽搐。

(3)主要症状及进展特点：抽搐持续时间、发作时面色、意识有无丧失、呼吸有无暂停或节律变化、有无大小便失禁、口吐白沫、有无舌咬伤等。

(4)伴随症状或体征：伴发热多见于小儿的急性感染，也可见于胃肠功能紊乱、重度失水等；伴血压升高，可见于高血压病、肾炎、子痫、铅中毒等；伴脑膜刺激征，可见于脑膜炎、脑膜脑炎、蛛网膜下腔出血等；伴瞳孔扩大与舌咬伤，可见于癫痫大发作；发作前有剧烈头痛，可见于高血压、急性感染、蛛网膜下腔出血、颅脑损伤、颅内占位等；伴意识丧失，见于癫痫大发作、重症颅脑疾病等。

(5)诊疗经过：起病后有无诊治及效果。

(6)抽搐的身心反应：发病后有头晕、心慌、恶心呕吐、面色苍白、疲惫无力等。

(7)既往健康状况：有无脑部疾病、全身性疾病、癔症、毒物接触、外伤等病史，既往有无相同发作和家族史，是否孕妇，患者年龄，若为幼儿应询问分娩史、生长发育异常史，高热惊厥史。

2. 病情观察

(1)生命体征等观察：包括体温、脉搏、呼吸、血压、瞳孔、神志、皮肤、尿量等以及心肺听诊和腹部触诊，脑膜刺激征、肌力、肌张力，病理反射等。

(2)抽搐严重程度的评估：强直-阵挛性抽搐发作或抽搐持续状态，可引起脑水肿和心脏负荷加重等并发症，导致多器官功能衰竭而死亡。

(二) 救治方法

1. 救治原则　快速控制抽搐发作，针对病因治疗，积极防治并发症。

2. 具体措施

(1)抽搐发作时的处理：保持呼吸道通畅，吸痰，吸氧，建立静脉通道，必要时气管插管；持续心电监护，尽快送往医院；选用速效抗惊厥药物快速控制抽搐发作：①安定10～20mg缓慢静推；②或苯巴比妥钠 0.1～0.2g 肌注；

③或水合氯醛10～20ml保留灌肠；④或25%硫酸镁5～10ml肌注，主要用于高血压脑病、破伤风和子痫的抗惊厥治疗。

(2)针对病因治疗：若为高热惊厥应降温、退热；脑水肿引起者应用甘露醇脱水；低血糖发作滴注高渗葡萄糖液等。

(3)积极防治并发症：注意维持呼吸、循环、体温、水电解质平衡，保证供氧，供给充足热量，避免缺氧及缺血性脑损害，适当选用抗菌药物预防感染等。

典型案例：患儿，2岁。因"发热2天抽搐1小时"呼叫120出诊。

资料收集：2天前开始间断发热，体温最高38.8℃，伴鼻塞流涕，精神食欲差。1小时前开始抽搐，表现为四肢抽动、双眼凝视、呼之不应。在当地医院给予地塞米松、安乃近、异丙嗪、头孢噻肟钠等药物，患儿抽搐持续约1小时余稍有缓解，但神智仍未转清。既往有两次热性惊厥史，均持续不超过1分钟，患儿为足月顺产儿，发育与同龄儿童相比无差异。

病情评估：T38.3℃，R28次/分，P 120次/分，神志不清，双侧瞳孔等大等圆，直径约3mm，对光反射迟钝，牙关紧闭，心肺(—)，腹稍胀，肝脾不大，四肢肌张力增高，颈软，克、布氏征均为阴性，双侧巴氏征阳性。患儿抽搐时间长，间歇期神志不清，考虑为抽搐持续状态，有发生脑水肿加重、呼吸道梗阻引起窒息缺氧、心搏骤停等可能。

救治方法：患儿平卧头偏向一侧，清除口咽分泌物，留置口咽通气道，建立静脉通道，静注安定3mg，10%水合氯醛保留灌肠5ml，20%甘露醇50ml静滴后很快缓解，未再发抽搐，1分钟后顺利到达医院。

思考题：

抽搐持续状态的诊断和处理原则。

小结：抽搐患者院前急救重点在于快速控制抽搐发作，尽可能针对病因治疗，积极防治并发症。

（杨贤义）

四、急性脑血管病

急性脑血管病（acute cerebral vascular disease，ACVD）是一组突然起病的脑部血液循环障碍性疾病，表现为局灶性神经功能缺失，甚至伴发意识障碍，又称为脑血管意外，脑卒中（中风）。一般分为：①出血性脑血管病：又称出血性脑卒中，包括脑出血和蛛网膜下腔出血；②缺血性脑血管病：又称缺血性脑卒中，包括短暂性脑缺血发作（TIA）、脑血栓形成和脑栓塞所致的脑梗死和由脑深穿支小动脉闭塞所致微梗死即腔隙性脑梗死；③混合性脑卒中。

（一）病情评估

1. 资料收集

（1）环境与现场特点：患者的体位、意识、现场有无呕吐物、有无大小便排泄物。

（2）起病情况与患病时间：活动状态突然起病还是安静休息时缓慢起病，何时起病，有无头痛、头晕、肢体麻木、无力、呕吐等前驱症状。

（3）主要症状及进展特点：多数患者以突然头痛为首发症状，继而呕吐、瘫痪、意识障碍等。

（4）伴随症状或体征：若患者突然出现以下症状时应考虑脑卒中的可能：①一侧肢体（伴或不伴面部）无力或麻木；②一侧面部麻木或口角歪斜；③说话不清或理解语言困难；

④双眼向一侧凝视；⑤一侧或双眼视力丧失或模糊；⑥眩晕伴呕吐；⑦既往少见的严重头痛、呕吐；⑧意识障碍或抽搐。

(5)诊疗经过：起病后有无诊治及效果。

(6)急性脑血管病的身心反应：部分患者发病前有头晕、肢体麻木、无力、呕吐等前驱症状。

(7)既往健康状况：既往有无高血压、心脏瓣膜病和长期脑动脉硬化症状或短暂性脑缺血发作史，部分患者有头痛发作史，有无颅脑损伤、手术、导管植入或穿刺损伤史，是否肥胖、有无长期口服避孕药、吸烟，有无糖尿病、高脂血症、血液病、结缔组织病等病史。

2. 病情观察

(1)生命体征等观察：包括体温、脉搏、呼吸、血压、瞳孔、神志、皮肤、尿量等以及心肺检查，脑膜刺激征、肌力、肌张力，病理反射等。

(2)急性脑血管病的院前鉴别要点见表 4-3。

表 4-3　急性脑血管病的院前鉴别要点

	缺血性脑血管病		出血性脑血管病	
	脑血栓形成	脑栓塞	脑出血	蛛网膜下腔出血
发病年龄	多在 60 岁以上	青壮年多见	55～66 岁多见	各年龄组均可见
常见病因	动脉粥样硬化	风湿性心脏病	高血压及动脉硬化	动脉瘤、血管畸形
起病时状态	多在安静时	不定	多在活动时	多在活动时
起病缓急	较缓(日)	最急(秒)	急(小时)	急(分)
昏迷	较轻	少、短暂	深而持续	少、短暂
头痛	无	少有	有	剧烈

续表

	缺血性脑血管病		出血性脑血管病	
	脑血栓形成	脑栓塞	脑出血	蛛网膜下腔出血
呕吐	少见	少见	多见	多见
血压	正常或偏高	多正常	明显增高	正常或增高
偏瘫	多见	多见	多见	无
颈强直	无	无	多见	多明显

(3)常用院前脑卒中筛检表见表 4-4,表 4-5。

表 4-4　洛杉矶院前卒中筛检表

(Los Angels Prehospital Stroke Screen,LAPSS)

筛检标准			
1. 年龄大于 45 岁	□是	□不详	□否
2. 无癫痫发作史	□是	□不详	□否
3. 症状持续时间小于 24 小时	□是	□不详	□否
4. 患者无卧床或乘轮椅限制	□是	□不详	□否
5. 血糖在 60～400mg/L 之间	□是	□否	
6. 查体　观察明确的不对称体征			
	正常	右侧	左侧
面部表情(示齿)	□	□低垂	□低垂
握拳	□	□力弱	□力弱
		□不能	□不能
上肢力量	□	□摇摆	□摇摆
		□坠落	□坠落
据以上检查,患者仅有单侧(非双侧)力弱:			
7. 项目 1～6 全部为是(或不详),则符合 LAPSS 筛检标准			
8. 如果符合 LAPSS 筛检标准,立即电话通知接诊医院,否则继续选择适当的治疗协议			

表 4-5 辛辛那提院前卒中筛检表

(Cincinnati Prehospital Stroke Scale,CPSS)

检查项目	正常	异常
面肌运动(令患者示齿或微笑)	两侧面部运动对称	一侧不动或两侧不对称
上肢运动(令患者闭眼,双上肢抬高 10 秒)	双上肢运动一致或无移动	一侧不动或很快下落
言语(令患者说:辛辛那提的天空是蓝色的)	言语正常	用词错误,发音含糊或不能讲

(二) 救治方法

1. 救治原则　迅速识别疑是脑卒中患者,适当对症处理并及时转送有条件的医院(有急诊 CT、神经专业人员)。

2. 具体措施

(1)保持安静,急性期避免过多的搬动、长途颠簸转运和非急需的检查,防止头部震动。

(2)评估气道和呼吸:保持呼吸道通畅,松解衣领和紧身内衣,若有义齿应取出。昏迷患者须侧卧位或头部侧转,以利口腔分泌物流出,切忌仰卧位以免舌根后坠而堵塞气道,对意识障碍、呼吸不畅者尽早留置口咽通气道或进行气管插管。

(3)严密监测意识、瞳孔、生命体征等变化,建立静脉通道,避免非低血糖患者输含糖液体,避免大量静脉输液。吸氧,持续心电监护。

(4)评估循环,控制血压:脑卒中时急性期可能出现反应性高血压,不宜使用降压药除非血压高于 200/

120mmHg，清醒患者可选用心痛定 5～10mg 含服，昏迷患者可在建立静脉通道后用硝酸甘油 5mg 加入生理盐水中缓慢静滴，使用中严密监测血压，调控在临界高血压范围内，不宜降至正常血压水平以下。若血压低于正常值，可适当选用缓和的升压药，维持血压在 160/100mmHg 左右。

（5）降低颅内压、控制抽搐：急性期伴脑水肿者可用 20％甘露醇静脉滴注，或呋塞米（速尿）、地塞米松静注，以上药物可配合使用。应用甘露醇等渗透性脱水剂过程中，其用量及药液滴速应视心功能而定。

（6）及时转送：应优先处理和转运有症状和体征的急性缺血性卒中患者，以便在发病后 6 小时内行溶栓治疗。

（7）急性脑血管病的病因鉴别往往需要 CT 确定，院前不宜贸然使用止血药或溶栓抗凝药。

（8）评估有无低血糖：快速监测手指血糖，排除低血糖或高血糖昏迷，避免非低血糖患者输含糖液体。

（9）尽可能采集血液标本，以便血液分析、生化和凝血功能检查能在到达医院时立即进行，提前通知医院急诊室做好准备及时抢救。

思考题：

急性出血性或缺血性脑血管病的鉴别要点。

小结：院前处理的关键是迅速识别疑似脑卒中患者并进行简要评估和急救处理尽快送到有条件的医院。

（杨贤义）

五、低血糖

低血糖症（hypoglycemia）是由多种病因引起的血葡萄糖（简称血糖）浓度过低所致的一组临床综合征。一般以成人血浆血糖浓度(葡萄糖氧化酶法测定)<2.8mmol/L,或全血葡萄糖<2.5mmol/L 为低血糖。儿童低血糖诊断标准比成人值低 1.11mmol/L,但是否出现临床症状,个体差异较大。

(一)病情评估

1. 资料收集

(1)起病情况与发病时间:询问发病前是否存在进食量少、长期饥饿、过度控制饮食或长期腹泻;之前是否剧烈活动、长期发热或者反复透析;是否为糖尿病患者,经过胰岛素治疗后未进食;是否为甲亢患者,有无服用抗甲状腺药物;有无大量饮酒;发病的时间是否发生在清晨、有无时间规律;是否服用药物等。

(2)主要症状及发展特点:有无手抖、无力、眩晕、心悸、饥饿感;有无意识混乱、行为异常(可误认为酒醉)、视力障碍、木僵、昏迷和癫痫;有无体温降低;症状是否呈现出由轻到重,进行性发展。

(3)伴随症状或体征:有无皮肤苍白;有无体温降低;有无心动过速;有无肢体无力;有无腹痛、腹泻。

(4)诊疗经过:发病后有无进食,有无就诊及其效果。

(5)既往健康状况:既往有无类似发作;有无糖尿病、胰腺炎、慢性肝炎、重度脂肪肝、慢性肠炎、酗酒成瘾、恶性肿瘤等疾病。

2. 病情观察

(1)观察内容:包括体温、脉搏、呼吸、血压、瞳孔、神志、皮肤和尿量等。体温可呈轻度降低,但一般不会低于35℃。轻者可出现头晕、心慌、精神委靡、四肢湿冷、皮肤口唇发白、手抖、饥饿感等临床表现;若血糖过低时可能出现意识混乱、行为异常(可误认为酒醉)、视力障碍、木僵、昏迷和癫痫等神经精神症状。重者可能出现生命体征的变化。

(2)快速血糖检测。

(二)救治及预防方法

1. 救治原则　及时纠正低血糖症,同时针对病因诊断和治疗,阻止脑组织损伤,必要时快速安全转医院治疗。

2. 一般处理

(1)通常急性肾上腺素能症状和早期中枢神经系统症状给予静脉推注葡萄糖,或口服葡萄糖、葡萄糖食物时能够缓解。

(2)建议立即饮用一杯果汁或加 3 匙糖的糖水。

(3)建议胰岛素治疗患者随时携带糖果或葡萄糖片,发生手抖、无力、眩晕、心悸、饥饿感等症状时,立即进食。

(4)指导使用胰岛素的糖尿病患者按时进食,生活规律,不可随便增加药量,每次用胰岛素均应仔细核对剂量,运动量恒定,且能够常测血糖,随身带糖果以备用。

3. 特殊救治　经上述处理血糖仍不能上升或神志仍不清者进行下列特殊救治:

(1)必要时可用氢化可的松 100mg 加入葡萄糖水静脉滴注,每日总量 200～400ml。

(2)胰高血糖素 0.5～1mg 皮下、肌内或静脉注射,一般 20 分钟生效,维持 1～1.5 小时。

(3)血糖恢复后,患者神志仍未恢复超过 30 分钟考虑为糖尿病后昏迷,必须按照低血糖症合并脑水肿进行综合性急救处理。给予静脉注射 20%甘露醇 40g 和糖皮质激素(如地塞米松 10mg),并维持血糖在正常范围内。

4. 病因治疗　及时送院,查明诱发低血糖的病因,针对病因进行进一步治疗。

典型案例：患者，男，42岁。因反复出现心悸、手抖、乏力1小时呼叫120。1周前患者因反复出现易饥、心慌、手抖在当地医院就诊，按甲状腺功能亢进症予甲巯咪唑治疗1周，后出现全身皮肤瘙痒，当地医院考虑甲巯咪唑过敏，停用甲巯咪唑并行抗过敏治疗，22:00时全身出冷汗、心慌，考虑为甲亢症状，未予重视，随后出现呼之不应，意识丧失，为进一步治疗120送入我院，急查血糖1.6mmol/L，测血压130/85mmHg，心率76次/分，皮肤苍白，心、肺、腹检查未及明显异常。病情评估：患者多次出现易饥、心慌、手抖症状，结合血糖检查结果，考虑低血糖症诊断明确。救治方法：指导患者立即进食饼干100g，并静脉推注50%葡萄糖注射液40ml，患者症状消失。入院后仍有低血糖反应反复发作，遂进一步寻找出现低血糖的原因，在发作时同步测血糖、血浆胰岛素、皮质醇及胰岛素自身抗体3次，发现胰岛素抗体水平增高，遂诊断为自身免疫性低血糖症。考虑与甲巯咪唑使用有关，停用甲巯咪唑，给予小剂量激素治疗后，患者未再出现低血糖症状，办理出院。

思考题：

1. 低血糖反应常见的临床表现是什么？
2. 引起低血糖症常见的原因是什么？
3. 低血糖发生时，最重要的救治原则是什么？
4. 低血糖发生时，具体的救治措施是什么？

小结：低血糖症院前急救关键在于对可疑低血糖患者快速检测血糖，及时纠正，同时针对病因诊断和治疗，阻止脑组织损伤，必要时快速安全转医院治疗。

（孙明谨　李　敏）

六、高血糖

高血糖引起意识障碍最常见的原因是酮症酸中毒(ketoacidosis)和高血糖高渗状态(hyperglycemic hyperosmolar status,HHS)。其中,酮症酸中毒是一种致命的糖尿病急性并发症。糖尿病患者体内胰岛素严重缺乏、糖代谢异常或含糖食物摄入过少时,机体就不得不通过分解脂肪获取能量,此时尿液和血液中出现酮体。大量酮体的产生和聚积,可使机体发生酸中毒,导致各种代谢紊乱,从而出现一系列的临床症状,严重者可出现酮症酸中毒昏迷甚至死亡,酮症酸中毒常见于1型糖尿病患者,2型糖尿病患者在应激、感染、中断治疗等诱因下也可发生。高血糖高渗状态是一种常发生在老年2型糖尿病患者的急性并发症,在1型糖尿病患者身上比较少见,临床表现与酮症酸中毒相似,只是尿中少有或没有酮体,少有酸中毒。由于血糖和血渗透压很高,患者很容易发生昏迷,一旦发病,死亡率也远比酮症酸中毒昏迷高。

(一)病情评估

1. 资料收集

(1)起病情况、诱因与患病时间:患者是否为糖尿病患者;何时起病;病情的进展速度如何;发病前是否合并有肺炎、急慢性支气管炎、肺结核等呼吸系统疾病;发病前是否合并急慢性尿路感染、神经源性膀胱、肾盂肾炎等泌尿系统疾病;发病前是否合并急慢性胰腺炎、胃肠炎、胆囊炎等消化系统疾病;患病前是否合并疖肿、丹毒、蜂窝织炎以及足坏疽等皮肤感染性疾病,发病前是否停用降糖药物或者胰岛素;发病前是否饮食控制不严格,过食碳水化合物和脂肪；是否酗酒；是否饮水过少；是否遭受外伤、接受手术、烧伤、或急性心肌梗死、或处于急性脑血管病应激状态；是否服用糖皮质激素等诱发高血糖的药物。

(2)主要症状、伴随症状及病情进展特点：是否出现多尿、明显多饮、乏力、肌肉酸痛、恶心、呕吐、食欲减退、头昏、头痛、烦躁，进而出现反应迟钝、表情淡漠、嗜睡和昏迷；是否出现皮肤弹性减退、舌面干燥、眼眶下陷等脱水症；是否出现心率加快、血压下降、心音低弱、脉搏细速、四肢发凉、体温下降、呼吸深大等临床表现；是否出现意识障碍进行性加重；是否合并腹痛、胸闷、心前区不适。

(3)诊疗经过：出现临床症状后，有无进行特殊处理，有无饮水、进食；有无补液、给予胰岛素治疗；若给予相应治疗，效果如何。

(4)既往健康状况：既往有无类似发作；有无糖尿病、高血压、冠心病、胰腺炎等疾病。

2. 病情观察

(1)主要观察内容：包括体温、脉搏、呼吸、血压、瞳孔、神志、皮肤和尿量等。部分患者可出现高热、寒战等表现；少数患者表现为腹痛，酷似急腹症，易误诊，应予注意；部分患者可能合并急性心肌梗死、肺部感染等危重情况，需排查。糖尿病酮症酸中毒发生意识障碍前数天有多尿、烦渴多饮和乏力，随后出现食欲减退、恶心、呕吐，常伴头痛、嗜睡、烦躁、呼吸深快，呼气中有烂苹果味(丙酮)是其典型发作时候的特点。高血糖高渗状态发生前意识障碍多呈进行性加重，病情进展往往较糖尿病酮症酸中毒快。有条件者行快速手指血糖检测、血气分析和血清电解质检查，有助于快速明确诊断。

(2)糖尿病酮症酸中毒与高血糖高渗状态的鉴别见表4-6。

表4-6　糖尿病酮症酸中毒与高血糖高渗状态的鉴别

临床特点	酮症酸中毒	高血糖高渗状态
糖尿病类型	胰岛素依赖型糖尿病	非胰岛素依赖型糖尿病
诱因	中断胰岛素治疗、胰岛素用量不足	使用利尿剂、皮质激素药物、饮水不足、进食过多的糖
血糖	常<40mmol/L或稍高	常>40mmol/L，可达66.6mmol/L
血酮	明显增高	轻度增高或正常
血渗透压	正常(280～300mmol/L)	升高(≥320mmol/L)
尿酮体	强阳性	弱阳性或阴性
血钠	正常或较低	升高或正常

(二)救治方法

1. 救治原则　立即用胰岛素纠正代谢紊乱，输液补充血容量，纠正电解质紊乱，消除诱因。

2. 具体措施

(1)补液：补液总量约体重的10%，如无心力衰竭，前2小时入1000～2000ml，先快后慢，头24小时总输液量4000～5000ml，先输生理盐水，血糖降至13.9mmol/L改5%葡萄糖注射液，可同时胃肠补液，占总量1/3～1/2。

(2)胰岛素治疗：小剂量胰岛素[0.1U/(kg·h)]静滴，

血糖下降速度 3.9～6.1mmol/(L·h)，治疗 2 小时后血糖无肯定下降[＜2.8mmol(L·h)]，胰岛素加量(翻倍)，尿酮体消失后改为皮下注射，血糖低于 13.9mmol/L 时，要给 5%葡萄糖或 5%葡萄糖盐水＋胰岛素，按胰岛素 1U：2～4g 糖的比例，将血糖控制在 11mmol/L，直到尿酮体转阴。

(3)补钾治疗：若治疗前为低钾血症则迅速开始静脉补钾；若治疗前治疗前血钾水平正常，且尿量＞40ml/h，亦须补钾；若尿量＜40ml/h，则暂不补钾；酮症酸中毒纠正后口服数日。

(4)补碱：pH＜7.1 或二氧化碳结合力(CO_2CP)＜10mmol/L，用 5%碳酸氢钠补碱；当血 pH＞7.2 或 CO_2CP＞13.5mmol/L 时停止补碱。

(5)消除各种诱因，积极治疗各种并发症：如休克、严重感染、心肌梗死、心力衰竭、心律失常、肾衰竭、脑水肿等。

(6)高血糖高渗状态的处理要点：最重要的就是补液，低渗溶液虽能迅速降低血浆渗透压，但血浆渗透压下降过快可能诱发脑水肿，并有可能出现溶血反应，故主张先输等渗氯化钠溶液，即生理盐水 1000～2000ml，以后可根据血钠和血浆渗透压测定结果再作决定。如治疗前已出现休克，宜首先输生理盐水和胶体溶液，尽快纠正休克。在输注生理盐水后，血浆渗透压＞350mmol/L，血钠＞155mmol/L，可考虑输注 0.45%氯化钠低渗溶液，不宜过多过快，间断使用，总量不超过 1000ml。当血浆渗透压降至 330mmol/L 时，再改输等渗溶液。补液速度应先快后慢，头 4 小时补液量约占失水量的 1/3，一般要求前 2 小时输液 1000～2000ml，头 12 小时输总量的 1/2 加上当日尿量，其余在 24

小时内输入。

胰岛素的用法及补钾原则同糖尿病酮症酸中毒相似，即小剂量胰岛素疗法，所需胰岛素量比糖尿病酮症酸中毒小。高血糖是维护患者血量的重要因素，如血糖迅速降低而液体补充不足，将导致血容量和血压进一步下降。降糖速度太快又可使血管内渗透压下降过快，形成脑水肿。

典型案例：患者李某，男，32岁。因四肢乏力1周，气促，腹痛1天呼叫120。资料收集：一周前无明显诱因出现四肢乏力，稍有头晕，无头痛。一天前开始气促，腹痛，来我院急诊就诊。症见：胸闷，气促，头晕头痛，腹痛，以上腹痛为主，口干口苦。T：36℃；P：95次/分；R：24次/分；BP：140/100mmHg。体形肥胖。双肺呼吸音粗，闻及湿啰音。心率95次/分，律齐，未闻及病理性杂音。腹部膨隆，全腹部压痛，上腹痛压痛明显，无反跳痛，双下肢无明显水肿。既往有糖尿病病史，未正规治疗，当地医院检查：血分析：WBC 13.15×10^9/L，NE% 86.7%，RBC 5.82×10^{12}/L，HGB 174g/L；血生化：K^+ 5.92mmol/L，Na^+ 127.8mmol/L，Cl^- 92.5mmol/L，pH：7.28，TCO_2 7.0mmol/L，AG 24.7mmol/L，BUN 10.09mmol/L，CREA 151μmol/L，GLU 45.0mmol/L，OSM 234mOsm/L，β-羟基丁酸 11.0mmol/L，AMS 693U/L；尿常规：GLU+4，酮体+；颅脑CT：平扫未见明显异常，胸片：心肺膈未有明显异常。病情评估：患者既往有糖尿病病史，未正规治疗，本次起病急，四肢乏力、气促、腹痛为主要临床表现，空腹血糖高达45.0mmol/L，血气分析提示pH和二氧化碳结合力均降低，故考虑糖尿病，糖尿病酮症酸中毒。救治方法：立即给予吸氧处理，注意监测尿量，同时开通两个静脉通道，2小时内输入生理盐水1000～2000ml，先快后慢，24小时内输入液体总量为4000ml，患者症状好转。立即皮下用胰岛素10U，并按0.1U/(kg·h)量在输入液体中兑入小剂量胰岛素静滴，每1小时查一次血糖，血糖降至13.9mmol/L时，换5%葡萄糖氯化钠＋胰岛素，按胰岛素1U:2～4g糖的比例输液。并复查电解质、肾功能。在输液过程中迅速转院，入院后完善相关检查，给予常规处理10余天后，患者症状明显改善，办理出院。

思考题：

1. 高血糖的常见的原因有哪些？
2. 糖尿病酮症酸中毒常见诱因有哪些？
3. 糖尿病酮症酸中毒救治原则是什么？
4. 如何鉴别糖尿病酮症酸中毒与高血糖高渗状态？

小结：高血糖引起意识障碍最常见的原因是酮症酸中毒和高血糖高渗状态。院前急救时应立即用胰岛素纠正代谢紊乱，输液补充血容量，纠正电解质紊乱，消除诱因。

（孙明谨　李　敏）

第二节　急性疼痛的院前急救

一、头痛

头痛(headache)是临床上常见的症状之一，通常是指局限于头颅上半部，包括眉弓、耳轮上缘和枕外隆突连线以上部位的疼痛。急性头痛是临床上最常见的症状之一，它可以是劳累、精神紧张、焦虑的表现之一，也可以是很多急危重症如脑卒中、肿瘤、高血压脑病等疾病的早期表现，因此应引起高度重视。

(一) 病情评估

1. 资料收集

(1)发病情况:急性起病并有发热者常为感染性疾病所致。急剧的头痛,持续不减,并有不同程度的意识障碍而无发热者,提示颅内血管性疾病(如蛛网膜下腔出血)。长期的反复发作头痛或搏动性头痛,多为血管性头痛(如偏头痛)或神经症。慢性进行性头痛并有颅内压增高的症状(如呕吐、缓脉、视神经乳头水肿)应注意颅内占位性病变。青壮年慢性头痛,但无颅内压增高,常因焦急、情绪紧张而发生,多为肌收缩性头痛(或称肌紧张性头痛)。

(2)头痛部位:了解头痛部位是单侧、双侧、前额或枕部、局部或弥散、颅内或颅外对病因的诊断有重要价值。如偏头痛及丛集性头痛多在一侧。颅内病变的头痛常为深在性且较弥散,颅内深部病变的头痛部位不一定与病变部位相一致,但疼痛多向病灶同侧放射。高血压引起的头痛多在额部或整个头部。全身性或颅内感染性疾病的头痛,多为全头部痛。蛛网膜下腔出血或脑脊髓膜炎除头痛外尚有颈痛。眼源性头痛为浅在性且局限于眼眶、前额或颞部。鼻源性或牙源性头痛也多为浅表性疼痛。

(3)头痛的程度与性质:头痛的程度一般分轻、中、重三种,但与病情的轻重并无平行关系。三叉神经痛、偏头痛及脑膜刺激的疼痛最为剧烈。脑肿瘤的痛多为中度或轻度。有时神经功能性头痛也很剧烈。高血压性、血管性及发热性疾病的头痛,往往带搏动性。神经痛多呈电击样痛或刺痛,肌肉收缩性头痛多为重压感、紧箍感或钳夹样痛。

(4)头痛出现的时间与持续时间:某些头痛可发生在特定时间,如颅内占位性病变往往清晨加剧,鼻窦炎头痛也常发生于清晨或上午,丛集性头痛常在晚间发生,女性偏头痛常与月经期有关。脑肿瘤的头痛多为持续性可有长短不等的缓解期。

(5)加重、减轻头痛的因素:咳嗽、打喷嚏、摇头、俯身可使颅内高压性头痛、血管头痛、颅内感染性头痛及脑肿瘤性头痛加剧。丛集性头痛在直立时可缓解。颈肌急性炎症所致的头痛可因颈部运动而加剧;慢性或职业性的颈肌痉挛所致的头痛,可因活动按摩颈肌而逐渐缓解。偏头痛在应用麦角胺后可获缓解。

(6)伴随症状:

1)头痛伴剧烈呕吐者为颅内压增高,头痛在呕吐后减轻者见于偏头痛。

2)头痛伴眩晕者见于小脑肿瘤、椎-基底动脉供血不足。

3)头痛伴发热者常见于感染性疾病,包括颅内或全身性感染。

4)慢性进行性头痛出现精神症状者应注意颅内肿瘤。

5)慢性头痛突然加剧并有意识障碍者提示可能发生脑疝。

6)头痛伴视力障碍者可见于青光眼或脑肿瘤。

7)头痛伴脑膜刺激征者提示有脑膜炎或蛛网膜下腔出血。

8)头痛伴癫痫发作者可见于脑血管畸形、脑内寄生虫病或脑肿瘤。

9)头痛伴神经功能紊乱症状者可能是神经功能性

头痛。

(7)既往病史:有无外伤、高血压、脑血管病等病史将有助于对疾病的诊断。

2. 病情观察

(1)生命体征等观察:包括体温、脉搏、呼吸、血压、瞳孔、神志等,对于评估病情具有重要意义。

(2)神经系统检查:该检查对头痛的评估有着至关重要的作用。重点检查有无脑膜刺激征、视盘水肿及提示神经系统局灶性损害的定位体征。

(3)患者头痛出现如下情况之一者说明病情严重:

1)突然发作的剧烈头痛。

2)与往日情况不同的剧烈头痛。

3)呈进行性加重的头痛。

4)发生于情绪激动或突然用力后的头痛。

5)伴有呕吐等颅高压症状的头痛。

6)伴有意识障碍的头痛。

7)伴有脑膜刺激征及抽搐的头痛。

(二)救治方法

1. 救治原则　迅速区分是一般性头痛还是有预后危险的头痛也称为卒中相关性头痛,若头痛严重,尽快送往医院,同时稳定患者生命体征,减轻患者痛苦。

2. 具体措施　压力性头痛可选用降颅压疗法,高血压性头痛可给予降压治疗;肿瘤性及外伤性头痛给予降颅压、镇痛治疗等。出现意识障碍、抽搐参考相应章节内容处理。一般性头痛可肌注罗痛定 60mg 或曲马朵针 100mg 后观察。

3. 转运中注意避免头部震动和生命体征监护。

典型案例：患者王某，男，35岁。剧烈头痛难以忍受来急诊门诊就诊。

资料收集：患者急性病容，自诉为一生中经历的最严重的疼痛，自行服用布洛芬片头痛无明显缓解，既往体健。查体：生命体征平稳，神志清楚，颈强3横指。

病情评估：患者头痛剧烈，颈强3横指，生命体征稳定，考虑为蛛网膜下腔出血。

救治方法：立即完善头颅CT，确诊蛛网膜下腔出血后可临时给予钙离子拮抗剂口服改善血管痉挛，稳定生命体征，收治相关专科。

思考题：

1. 头痛常见病因有哪些？

2. 简易的疼痛评分如何评估？

小结：头痛病因、机制复杂，院前急救应首先评估生命体征和疼痛程度。迅速区分是一般性头痛还是有预后危险的头痛也称为卒中相关性头痛，若头痛严重，尽快送往医院，同时稳定患者生命体征，减轻患者痛苦。

（李昌盛）

二、胸痛

胸痛（chest pain）是指患者从颌部到上腹部的一种疼痛或不适，主观感觉胸部刺痛、锐痛、钝痛、闷痛或紧闷压迫感，常伴有紧张、焦虑、恐惧感，多见于心血管、肺部、消化道、外周血管等疾病。本节重点探讨危及生命的胸痛（急性冠脉综合征、主动脉夹层、急性心包填塞、急性肺动脉栓塞、张力性气胸、食管破裂等）临床诊断和院前急诊处理。

（一）病情评估

资料收集

(1)环境与现场特点：现场有无外伤、打斗痕迹等。

(2)起病情况与患病时间：何时胸痛发作，发作前有无劳累、情绪激动等诱发因素等。

(3)主要症状及进展特点：胸痛诱因、部位、性质如何、胸痛程度、发作是持续性还是阵发性，有无放射痛，含服硝酸异山梨酯、速效救心丸、休息等是否可缓解，与进食、呼吸是否有关。

(4)伴随症状或体征：

1)咳嗽咳痰、呼吸困难：中青年人，持续性胸痛，与咳嗽有关系，伴发热，多为胸膜病变、肺部炎症、结核、气胸等，伴咯血者需注意风湿性心脏病，如二尖瓣狭窄。如老年人出现胸痛并伴食欲减退和消瘦、咯血者，应警惕肺部肿瘤的可能。

2)恶心、呕吐：胸痛部位位于剑突下或整个胸骨后，与进食有关，伴恶心、呕吐或呕血，剑突下有压痛者，需考虑消化道病变，如慢性胃炎、消化性溃疡、食管撕裂、应激性溃疡等。

3)休克：剧烈胸痛伴血压低、休克者，警惕冠心病、大面积心肌梗死、肺栓塞等；如既往有高血压病、冠心病史者，首先考虑冠心病、大面积心肌梗死，剧烈胸痛合并高血压、休克征象者、并四肢脉搏不对称或有血管杂音者，高度考虑主动脉夹层；如有长时间下肢制动、肢体水肿等静脉血栓形成高危因素者，注意肺栓塞；如肺部呼吸音降低、气管移位或心前区闻及心包摩擦音，应注意张力性气胸、心包炎等。

4)心悸、气短：劳力性、阵发性、胸骨中下段胸部闷压样不适，伴心悸、气短等心血管系统症状者，考虑冠心病、急性冠脉综合征。

5）胸痛伴有特定体位：心包炎在坐位及前倾位缓解，二尖瓣脱垂平卧位可缓解，食管裂孔疝取立位缓解。

（5）诊疗经过：胸痛后是否就诊、是否行相关检查（心电图、胸片、血生化、心肌酶）、治疗情况如何。

（6）胸痛的身心反应：头昏、头晕、乏力、心悸、晕厥，肢体冷感、面色苍白、全身出汗、烦躁不安、精神委靡等。

（7）既往健康状况：有无高血压病、结核、胸膜炎、消化性溃疡病史，有无手术外伤、有无不明原因消瘦或咯血等。

（二）病情观察

（1）生命体征等观察：包括体温、脉搏、呼吸、血压、瞳孔、神志、皮肤、尿量等。冠心病-稳定性心绞痛发作时，血压、心率、呼吸平稳。大面积心肌梗死或严重不稳定心绞痛发作时，可出现血压下降、心率快、呼吸急促、四肢冰凉、末梢循环差等循环衰竭，呈现心源性休克表现。肺栓塞患者呼吸急促、三尖瓣区及肺动脉瓣听诊区可闻及杂音或右室大征象。主动脉夹层患者血压升高、心率快、四肢脉搏不对称，颈部可闻及杂音等。张力性气胸患侧胸部饱满，叩诊呈鼓音，听诊呼吸音消失，气管向健侧移位，心率、呼吸快，颈静脉怒张，血压下降或休克。

（2）胸痛鉴别诊断：判断并区分危及生命的胸痛，常见有心绞痛、急性心肌梗死、主动脉夹层、急性心包填塞、急性肺动脉栓塞、张力性气胸、食管破裂等，其他诸如主动脉瓣狭窄所致心源性胸痛，也具有潜在危险性。非心源性胸痛及非危及生命胸痛常见于胸膜炎、肺部炎症、急性胃黏膜病变、胸椎病变等，临床一般不会发生突发恶性意外事件（见表4-7）。

表4-7　危及生命胸痛临床特点

病因	特点	影响因素	高危因素	伴随症状
心绞痛	胸骨后闷压样不适、向颈、颌、肩放射，持续3～5分钟	运动、劳累、情绪变化、饱餐、寒冷诱发，休息、硝酸甘油缓解	男性、绝经后妇女，高血压、代谢综合征	焦虑、气短、恶心呕吐、大汗、心率变化等
心肌梗死	胸骨后压榨样、窒息感向颈、颌、肩、手臂放射，持续时间＞15分钟	休息、硝酸甘油不能缓解	同上	同上
主动脉夹层	突发胸骨后剧烈疼痛、撕裂样、持续性	用力动作、血压控制差等	高血压病、妊娠、结缔组织病、高龄、瓣膜病	恶心、呼吸困难、大汗
心包填塞	干性心包炎胸痛剧烈		心力衰竭、低蛋白血症、癌症转移、结核、外伤等	心悸、呼吸困难、大汗、发绀、面色苍白、血压下降等

续表

病因	特点	影响因素	高危因素	伴随症状
肺栓塞	胸骨下、病变局部胸膜炎性疼痛，炎性疼痛，持续性	呼吸时加剧	癌症、妊娠、创伤、手术后、长期卧床、高龄	咳嗽、喘息、咯血、晕厥、心动过速
气胸	患侧胸膜炎性疼痛，向颈、背放射，持续性	呼吸时疼痛	慢性肺病史、吸烟、月经期、既往发作史	气短、口唇发绀
食管破裂	胸骨后或上腹部烧灼样痛，向肩背部放射，持续性	颈部弯曲时加重	剧烈呕吐、食管机械性操作等	恶心、剧烈呕吐、呼吸和吞咽困难

(3)胸痛严重程度判断：合并下列情况之一者，均应视为高危胸痛。

1)症状：面色苍白、出汗、发绀、呼吸困难、手足冰凉等。

2)生命体征异常：①呼吸：呼吸急促，呼吸频率增快，辅助呼吸机参与呼吸；②循环：心率＜40 次/分或＞100 次/分，收缩期血压＜100mmHg 或＞200mmHg，颈静脉充盈，心电图出现 ST 段异常等；③神志异常；④SPO_2＜90％。

3)起病急骤，持续性胸痛，达高峰快，往往提示空腔脏器破裂，亦应是胸痛严重标志。

(三)救治方法

1. 救治原则

(1)首先应进行胸痛危险程度评估,明确胸痛是致死性还是一般疾病所致胸痛,不能确定者,及时送入医院住院治疗,以防院外心血管意外事件发生。

(2)生命体征不稳定者,采取措施迅速改善病情,待病情平稳后,获取病史、体征,明确病因,并开始针对性病因治疗。

2. 具体措施

(1)卧床、制动、休息:尽量避免用力动作,保持安静,必要时可以镇静、吸氧(鼻导管或面罩给氧 4L/min)。

(2)心电监护,密切监测生命体征变化。

(3)病因治疗:

1)危及生命胸痛急诊处理:

Ⅰ. 急性冠脉综合征:确诊 ST 段抬高心肌梗死患者,如无溶栓禁忌证,发病时间在 6 小时内者,院前急救可以考虑给予 30 分钟内静脉输注尿激酶 150 万 IU 溶栓,并口服 300mg 阿司匹林及氯吡格雷、他汀类调脂药强化调脂。密切观察胸痛缓解情况、全身皮肤黏膜有无出血情况,动态观察心电图及心肌酶学、肌钙蛋白变化。非 ST 段抬高心肌梗死,不宜溶栓,可考虑静脉给予血小板糖蛋白Ⅱb/Ⅲa 拮抗剂替罗非班、口服 300mg 阿司匹林及氯吡格雷、他汀类调脂药强化调脂、皮下肌肉注射低分子肝素抗血小板、抗凝、抗栓处理。不稳定心绞痛:与非 ST 段抬高心肌梗死处理类似。

Ⅱ. 急性心包填塞:首先应急诊行心脏超声检查确诊心包积液及其分布、心包积液性质、积液量,并在超声引导下行心包穿刺引流，缓解心包腔压力、暂时改善血流动力学，为进一步治疗争取时间。尽快明确病因，行针对性治疗。如为外伤所致心脏破裂或心包内血管损伤，需要急诊外科开胸手术治疗。

Ⅲ．主动脉夹层：静脉泵入硝普钠或硝酸甘油控制血压，血压难以控制时加用口服降压药物。口服β受体阻断剂抑制心肌收缩、减慢心室率，减弱心室泵血对主动脉夹层冲击。有效镇痛、镇静，预防夹层破裂或夹层延展。

Ⅳ．急性肺动脉栓塞：确诊急性肺动脉血栓栓塞后，应进行肺动脉血栓栓塞危险程度分层，对于出现休克、持续低血压（收缩压＜90mmHg或较患者基础血压值下降≥40mmHg，持续时间＞15分钟）及多器官功能衰竭组织灌注差、或发生呼吸心搏骤停及合并右室功能不全、心肌损伤标志物异常者应视为高危患者，多为大块肺血栓栓塞；不符合高危肺动脉血栓诊断标准，但心肌损伤标志物阳性或有右心功能不全，为中危；不符合高危、中危情况者为低危患者。针对高危患者，如在溶栓时间窗口内（肺动脉血栓栓塞2周内，尤其48小时内）、无活动性出血及自发性颅内出血等溶栓绝对禁忌证，可以考虑静脉溶栓，溶栓剂可以选用链激酶250 000IU静脉负荷，给药时间30分钟，继以100 000IU/h维持12～24小时；尿激酶4400IU/kg静脉负荷量10分钟，继以4400IU/(kg·h)维持12～24小时；γ-TPA（重组组织型纤维蛋白溶酶原激活剂）50～100mg静脉滴注2小时。抗凝治疗：有效防止血栓再形成和复发，以普通肝素、低分子肝素和华法林为代表。普通肝素用法：静脉推注负荷量75U/kg，以18U/(kg·h)持续静脉滴注，24小时内使活化部分凝血酶时间（APTT）达到实验室正常对照1.5～2.5倍，疗程5～7天，与华法林重叠3～5天。观察全身皮肤黏膜、内脏器官出血情况，动态复查凝血功能、INR调整抗凝药物剂量。中低危肺动脉血栓栓塞患者，生命体征稳定者，暂不考虑溶栓。

Ⅴ.张力性气胸：立即行闭式胸腔引流，在积气最高部位放置胸膜腔引流管（通常是第2肋间锁骨中线），连接水封瓶，负压吸引，以利排净气体。因各种原因无法进行闭式胸腔引流的院前急救患者，危急状况下可用一粗针头在伤侧第2肋间锁骨中线处刺入胸膜腔，有气体喷射出，即能收到排气减压效果。应用抗生素，预防感染。

Ⅵ.食管破裂：禁食、空肠造瘘。根据食管破裂位置，进行相应处理。颈段、胸段食管破裂分别行颈部引流术、胸腔闭式引流及纵隔引流术。胸段食管破裂如在24小时内明确诊断，全身情况良好者可考虑开胸探查术缝合裂口，超过24小时者，可待纵隔及胸膜腔感染控制及患者全身情况改善后行食管重建术。控制纵隔、胸腔感染。

2)非危及生命胸痛急诊处理：鉴于非危及生命胸痛临床突发意外风险低，因此应尽可能在明确病因后，给予针对病因、支持对症治疗。

典型案例：患者，男，61岁。既往有多年高血压病、冠心病史，因“持续性胸痛3小时”呼叫120出诊。院前急救人员到其家中时其神志淡漠，卧倒在床，全身大汗、手足冰凉、皮肤湿冷、恶心呕吐。测BP 80/45mmHg，P110次/分，皮肤黏膜颜色苍白。查心电图提示：急性广泛前壁心肌梗死，立即给予吸氧、卧床休息、静脉输液、止痛、扩管、改善心肌血供等处理，患者胸痛逐渐缓解，血压回升，因患者无溶栓禁忌证，发病时间3小时，经患者及家属同意，30分钟内经静脉快速输注尿激酶150万IU溶栓，心电监护下随即安全转运至医院，途中患者神志清楚，胸痛明显缓解，四肢温暖，血压稳定在110/60mmHg左右，复查心电图胸前受累导联ST段较前明显回落。来院后急诊冠状动脉造影术，证实冠心病三支病变，梗死相关动脉为前降支，溶栓后前降支已开通，继续给予纠正心肌缺血、抗血小板、抗凝、强化调脂等治疗，两周后行冠脉内支架植入术，术后恢复良好，痊愈出院。

思考题：

1. 危及生命胸痛原因有哪些？
2. 胸痛患者鉴别诊断？
3. 胸痛患者如何进行危险程度评估？
4. 胸痛急诊处理原则，危及生命胸痛具体处理策略？

小结：胸痛患者院前急救中重要的是胸痛进行危险程度评估，积极稳定生命体征，明确病因并及时行针对性病因治疗。

（方志成）

三、腹痛

急性腹痛（acute abdominalgia）是一种以腹痛为主要表现的临床急诊情况。除外科疾病外，内科、妇产科、神经科以至于全身性疾病都可以引起急性腹痛。其特点是起病急、病因复杂多变、病情严重不一。而一般情况患者不会因轻、中度腹痛立即就医，院前急救处理的往往是突发的严重腹痛，这就要求急救人员现场应快速判断、初步诊断，排除即刻致命性腹痛（急性冠脉综合征如心肌梗死、主动脉夹层）。同时应急处理，保证患者安全到达医院，避免严重后果发生。

（一）病情评估

1. 资料收集

(1)环境与现场特点：现场有无呕吐物、大小便排泄物，周围有无药品包装物，周围通风状况等，温度和湿度情况，有无明显异样气味等。

(2)急性腹痛的病史：

1)起病情况与患病时间：何时发病，发病前后情况，有无诱因和原因，是骤然发生还是缓慢起病。

2)询问患者有无类似发作史、有无外伤及手术史、注意患者年龄性别及婚姻情况：有外伤史者应考虑脏器有否破裂、出血；有手术史者应考虑是否肠梗阻；小儿多见肠套叠、肠蛔虫症等；老年人多见肠道肿瘤；女性则要考虑卵巢囊肿蒂扭转、宫外孕破裂等。

3)腹痛部位：自诉疼痛处、固定压痛点和腹肌紧张区三者相符而又最显著的部位相当于病变脏器所在。如右上腹者多为急性胆囊炎、胆石症、胆道蛔虫病、肝右叶脓肿、十二指肠溃疡穿孔；左上腹者多为急性胰腺炎、脾破裂；右下腹者常见的有急性阑尾炎、异位妊娠破裂、卵巢囊肿蒂扭转、输尿管结石、附件炎；左下腹者可有乙状结肠扭转、急性附睾精索炎、宫外孕破裂等。自诉疼痛处无固定压痛及腹肌紧张者应考虑内科疾患。如右上腹痛：右肺底大叶性肺炎、右膈胸膜炎；左上腹痛：左肺底大叶性肺炎、左膈胸膜炎；上中腹痛：心绞痛、心肌梗死；脐周痛：肠蛔虫症、肠炎、铅中毒等。

4)腹痛的进程性质和程度：阵发性绞痛常提示空腔脏

器痉挛、结石或梗阻，如胆绞痛、肾绞痛、肠绞痛；持续性腹痛多为炎症；而脏器穿孔、破裂则腹痛剧烈，似刀割样。

(3)伴随症状：

1)发热：先发热后出现腹痛者应先考虑内科疾病，如肺炎等。反之应考虑腹腔内炎症病变。

2)呕吐：腹痛起病时的呕吐多为急性胃炎或反射性；如呕吐发生在阵发性腹痛最剧烈时，提示胃肠道、胆道或尿路有梗阻；发生于晚期的呕吐，多见于腹膜炎、胃扩张、肠麻痹等。

3)排便情况：伴腹泻者，常见于肠炎、偶见于阑尾炎；阵发性腹痛伴黏液血便，尤其是小儿，应考虑肠套叠；持续性腹痛伴血样便，应考虑肠绞窄、出血坏死性肠炎、肠系膜动脉栓塞；阵发性腹痛而不排便，多为肠梗阻。

4)血尿：多为泌尿系统疾病。

5)休克：应注意内出血，化脓性胆管炎、胰腺炎、空腔脏器的绞窄性坏死、急性心肌梗死等。

6)肿块：应考虑炎症性包块、肿瘤、肠套叠、肠扭转、卵巢囊肿蒂扭转等。

7)体位：因腹痛而常改变体位，喜按者多为内科疾病如肠道或胆道蛔虫。

(4)诊疗经过：起病后有无诊治及效果。

(5)腹痛的身心反应：有无肢体湿冷、面色苍白、烦躁不安等。

(6)既往健康状况：有无高血压、冠心病、糖尿病、肝硬化、外伤、中毒等病史。

2. 病情观察

(1)生命体征等观察：包括体温、脉搏、呼吸、血压、瞳孔、神志、皮肤、尿量等。

(2)腹部体征：有无腹肌紧张，膨隆，压痛及反跳痛，肝脾肿大及异常肿块。

(3)诊断性腹腔穿刺。

(4)急性腹痛危险分级：腹痛伴休克、继发性腹膜炎等提示是重症急性腹痛。

1)危重(即刻致命性)：需要先救命后治病，如腹主动脉破裂、异位妊娠破裂休克、急性化脓性梗阻性胆管炎、急性心肌梗死等需要迅速纠正休克，在生命支持的基础上迅速转往医院急诊手术或介入等处理。

2)重(延误致命性)：诊断与治疗结合，如绞窄性肠梗阻、消化道穿孔、卵巢囊肿蒂扭转等。需要尽快完善检查，改善状况，准备急诊手术和相关治疗。

3)普通(有潜在危险性)：寻找危及生命的潜在原因，如胃肠炎、消化性溃疡、慢性炎症、结石等。

(二) 救治方法

1. 救治原则　面对腹痛患者时必须迅速正确的做出判断，抓住主要矛盾进行抢救和处理。病史采集和简单查体后依次就以下问题分析和判断：

(1)是即刻致命性腹痛(危重型腹痛)，延误致命性腹痛(重型腹痛)还是普通型腹痛?

(2)腹痛的程度如何？是否需要紧急处理？首要处理原则是稳定患者(气道、呼吸、循环)，严密观察，尽快转运。

2. 具体措施

(1)保持呼吸道通畅：清除呼吸道分泌物、异物或呕吐物，吸氧，维持通气功能，必要时面罩给氧或气管插管给氧。

(2)维持循环功能：开通静脉。低血压者应补充血容量，防治休克。

(3)病因明确者给予针对性处理：考虑心肌梗死，急性冠脉综合征、主动脉夹层者，参照相关章节处理。腹痛伴发热等考虑炎性腹痛早期应用抗生素控制感染。

(4)持续心电监护。

(5)对症治疗：对于腹痛剧烈者，诊断明确，不影响观察治疗情况下可给予镇痛药。腹胀严重者采用禁食水、上胃管持续胃肠减压。不能排除肠坏死、肠穿孔时通常不用灌肠和泻药。

(6)转送途中行车平稳，密切观察病情变化。

(7)向家属交待病情，并通知欲到达的医院。

典型案例：患者男性，78 岁。左上腹疼痛 9 小时突发加重 10 分钟。

资料收集：上楼时不慎摔倒后感到活动时左上腹轻微疼痛及恶心，随后在家人的陪同下自己步行去某基层医务室就医。查体：患者神清，面色正常，血压 110/90mmHg，心率 126 次/分，心肺未见异常，腹部平软，无局部皮肤破损及腹肌强直，左上腹有轻微压痛，无反跳痛及其他阳性体征，心电图显示窦性心动过速，ST 波呈缺血性改变。给予甲氧氯普胺肌内注射及丹参滴丸口服后患者于 17:20 步行回家，并于 2 小时后入睡。次日凌晨 02:00 患者因腹痛加重而紧急呼叫 120。

病情评估：救护车到现场后查体：患者神清，烦躁不安，面色苍白出汗，血压 30/0mmHg，心率 160 次/分，腹部略显膨隆，全腹深触诊有压痛及肌紧张。诊断性腹腔穿刺抽出不凝血。现场诊断：腹部闭合性损伤合并失血性休克。

救治方法：当即给予扩容及静脉止血药物的同时将患

者紧急送往医院，入院时患者神志丧失，血压测不到，后抢救无效死亡，尸解提示脾破裂。

思考题：

1. 腹痛的常见原因有哪些？腹痛的院前急救分类。

2. 腹痛的急诊诊断思维？

小结：腹痛患者的院前急救重在尽早排除即刻致命性腹痛，开放静脉通道，确保气道畅通，稳定患者，严密观察，尽快转运。

（杨贤义　王学军）

第三节　急性出血

一、呕血

呕血(hematemesis)是指患者呕吐血液，由于上消化道（食管、胃、十二指肠、胃空肠吻合术后的空肠、胰腺、胆道）急性出血所致。但也可见于某些全身性疾病。在确定呕血之前，必须排除口腔、鼻、咽喉等部位的出血以及咯血。

(一) 病情评估

1. 资料收集

(1)环境与现场特点：现场呕吐物颜色、量，有无黑便，有否痰中带血。

(2)起病情况与患病时间：何时呕血、是否呕血，有无大量饮酒或服用某些药物，出血前有无上腹痛，有无喉部痒、胸闷和咳嗽，是否发生在剧烈干呕或呕吐后等。

(3)主要症状及进展特点：呕出咖啡渣样胃内容物、暗红色甚至鲜红色血块，可伴柏油样便或暗红色血便。

(4)伴随症状或体征:上腹痛:中青年人,反复发作的周期性和节律性上腹痛,多为消化性溃疡。如老年人出现无规律上腹痛并伴食欲减退和消瘦者,应考虑胃癌的可能。肝脾肿大:肿大伴腹水形成,提示有肝硬化的可能,应考虑食管胃底静脉曲张破裂出血。肝脏明显肿大,质地坚硬并伴结节不平,应考虑肝癌可能。黄疸:黄疸、寒战、发热伴右上腹绞痛而呕血者,应怀疑胆系出血;如同时发现皮肤黏膜有出血倾向者,见于感染性疾病,如败血症或钩端螺旋体病。皮肤黏膜出血:常与血液病及凝血功能障碍有关。

(5)诊疗经过:呕血后有无就诊及其效果。

(6)呕血的身心反应:头昏、乏力、心悸、恶心、晕厥,肢体冷感、面色苍白、烦躁不安、精神委靡等。

(7)既往健康状况:有无慢性乙肝,有无手术外伤、有无不明原因消瘦或上腹痛等。

2. 病情观察

(1)生命体征等观察:包括体温、脉搏、呼吸、血压、瞳孔、神志、皮肤、尿量等。体温可有轻度的升高,但一般不超过 37.5℃。若出血量超过 1000ml 可出现急性周围循环衰竭的表现,如脉搏细数、呼吸急促、血压降低甚至休克,出现烦躁不安,精神委靡,四肢湿冷,口唇发绀、意识模糊,尿量减少或无尿等。

(2)失血量的评估:成人每日消化道出血量在 5～10ml 时大便隐血试验即可阳性,出血量在 50～100ml 以上可出现黑便,胃内积血量在 250～300ml 可引起呕血,出血量达 1000ml 可出现暗红色血便。失血量的估计需要结合周围循环的改变做出判断(见表 4-8)。

表 4-8　失血量评估

失血量	一般情况	脉搏	收缩压
<400ml	可无自觉症状		不降低
>400ml	头晕、心慌、冷汗、乏力，口干		
>400ml	头晕、心慌、冷汗、乏力，口干		
>1200ml	四肢湿冷、尿少，烦躁不安	100～120 次/分	70～80mmHg
>1600ml		细速，扪不清	50～70mmHg

(3)病情程度分级：根据年龄、有无伴发病、失血量等指标，急性上消化道出血可分为轻、中、重度三级(见表 4-9)。

表 4-9　病情程度分级

分级	年龄（岁）	伴发病	失血量（ml）	血压（mmHg）	脉搏（次/分）	症状
轻度	<60	无	<500	基本正常	正常	头昏
中度	<60	无	500～1000	下降	>100	晕厥、口渴、少尿
重度	>60	有	>1500	收缩压<80	>120	肢冷、少尿、意识模糊

(4)与呕血的鉴别见表4-10。

表4-10　咯血与呕血的鉴别

鉴别点	咯血	呕血
病史	肺结核、支气管扩张、原发性支气管肺癌、心脏病等	消化性溃疡、肝硬化、急性胃黏膜病变、胃癌等
出血前症状	喉部痒、胸闷、咳嗽等	上腹不适、恶心呕吐等
出血方式	咯出	呕出
血的颜色	鲜红	棕黑色、暗红色、有时鲜红
血中混有物	痰、泡沫	食物残渣、胃液
酸碱反应	碱性	酸性
黑便	无(咽下时可有)	有,可呈柏油样、持续数天
出血后痰的性状	常有痰中带血	无痰

(二)救治方法

1. 救治原则　保持呼吸道通畅,迅速补充血容量,及时止血,纠正水、电解质失衡,同时积极进行病因诊断和治疗,快速安全转运。

2. 具体措施

(1)吸氧,保持呼吸道通畅:头侧位以避免误吸引起窒息,备好吸引装置。

(2)开通静脉,纠正休克:立即行外周静脉穿刺以建立静脉通道开始补液。如无血流动力学改变可予生理盐水缓慢静滴维持静脉通畅。如果出现心动过速、低血压、体位性低血压和心率加速(大于 30 次/分)提示有效循环血量减少。应 1 小时内给予 500～1000ml 晶体液，而后补充胶体液。液体补足后血压仍偏低可使用血管活性药物维持血压在 90/60mmHg 左右。

(3)可酌情选用以下药物或方法：

1)质子泵抑制剂：泮托拉唑或奥美拉唑 40mg 静滴。

2)生长抑素：奥曲肽 100μg 静脉推注后持续给予 25～50μg/h 滴注。

3)维生素 K_1 10～20mg、酚磺乙胺 2.0 静滴或巴曲酶 1～2BU 静推。

4)垂体后叶素 20U 加 200ml 生理盐水 20 分钟内滴完。

5)云南白药 1.0～2.0g 口服或经胃管注入胃内；或去甲肾上腺素 4～8mg 加入 4℃生理盐水 100～200ml 分次口服或经胃管注入胃内，与云南白药交替使用。

6)食管胃底静脉曲张出血者可选用三腔二囊管止血。

(4)心电监护，使患者安静平卧，减少搬动，严禁让患者走动，对烦躁不安者使用镇静剂。抬高下肢增加回心血量，注意保暖。

(5)转送途中行车平稳，密切观察病情变化。

(6)安慰患者助其消除紧张情绪，向家属交待病情，并通知欲到达的医院。

典型案例：患者张某，男，58 岁。因间断呕血 3 小时呼叫 120。

资料收集：患者神志淡漠，卧倒在床，床旁可见鲜红色血液。诉突发恶心后呕吐鲜血5次，量无法估计，既往有冠心病史。呕血后头晕眼花，心慌。测BP 80/45mmHg，P110次/分，皮肤苍白。

病情评估：患者多次呕血，血压低，心率快，生命体征不稳定，失血量估计超过1200ml，病情危重，考虑发生上消化道出血合并休克。

救治方法：立即平卧头偏一侧，吸氧，建立静脉通道，输入0.9％氯化钠500ml，低分子右旋糖酐500ml，持续心电监护，动态监测血压，观察无继续出血，随即运送医院，途中血压升至正常，四肢温暖。入院后追问病史，患者早上因发热先后口服阿司匹林4片。考虑急性胃黏膜病变，给予制酸保护胃黏膜止血等治疗至痊愈出院。

思考题：

1. 呕血与咯血如何鉴别？
2. 呕血患者院前如何保持呼吸道通畅？
3. 呕血可选用的止血药种类及具体用法？
4. 呕血的常见原因有哪些？

小结：呕血患者院前急救中重要的是尽早液体复苏抗休克，保持呼吸道通畅防窒息，生命体征相对稳定后尽快转运。

（杨贤义）

二、咯血

喉及喉部以下呼吸道任何部位的出血，经口腔咯出称为咯血(hemoptysis)。估计咯血量并非易事，不少患者血积存于气道(尤其是大咯血时)，或咯血后又咽下，咯出的血量并非实际出血量。由于每个人基础肺功能不同，咯血量尽管一样，对患者危害程度却不同。少量间断咯血，不致造成严重后果，大咯血时血液自口鼻涌出，常可阻塞呼吸道，造成窒息死亡或失血性休克。经口腔吐出的血液并非都是咯血，应与口腔、鼻腔出血或上消化道的呕血鉴别，口腔出血时血液常与唾液相混合，检查口腔可以发现出血处，鉴别诊断一般不难。鼻腔出血时，血液自前鼻孔流出，不伴有咳嗽鉴别诊断也不困难，但血液自后鼻孔沿咽壁下流，吸入呼吸道后而再咳出来易被误诊为咯血，须仔细检查鼻腔发现病变和出血点。呕血与咯血有时鉴别较为困难，呕血前常有恶心及上腹部不适，呕出物可混有食物，呕血后常排黑便，患者常有胃病、肝脏病史。

（一）病情评估

1. 资料收集

（1）环境与现场特点：是咯血还是呕血，注意出血的颜色及血中有无混合物；若有混合物是食物残渣还是痰液，注意与呕血鉴别。

（2）起病情况与患病时间：何时开始咯血，有无明显病因和前驱症状如喉部痒、胸闷、咳嗽等。有无口腔颌面部、颈部和胸部外伤史。

（3）主要症状及进展特点：咯血形式多样，可呈痰内带血丝，或血与痰混匀，成为带血有泡沫的分泌物，或血较多，有血凝块或大量咯血。因肺结核、支气管扩张、肺脓肿和出血性疾病所致咯血，其颜色为鲜红色；铁锈色血痰可见于典型的肺炎球菌肺炎，也可见于肺吸虫病和肺泡出血；砖红色胶冻样痰见于典型的肺炎克雷伯杆菌肺炎；二尖瓣狭窄所致咯血为暗红色；左心衰竭所致咯血为浆液性粉红色泡沫痰；肺栓塞引起咯血为黏稠暗红色血痰。

(4)伴随症状或体征：咯血伴发热见于肺炎、肺结核、肺脓肿和流行性出血热；咯血伴胸痛见于大叶性肺炎、肺结核、肺栓塞、支气管肺癌等；咯血伴咳呛见于支气管肺癌、支原体肺炎；咯血伴脓痰见于支气管扩张、肺脓肿、肺结核空洞及肺囊肿并发感染、化脓性肺炎、干性支气管扩张症等；咯血伴皮肤黏膜出血见于血液病、流行性出血热、肺出血型钩端螺旋体病、风湿性疾病等；咯血伴黄疸见于钩端螺旋体病、大叶性肺炎、肺栓塞等；咯血伴杵状指见于肺癌、支气管扩张和肺脓肿。

(5)诊疗经过：咯血后有无治疗，效果如何。

(6)咯血的身心反应：头昏、乏力、心悸、恶心、晕厥，肢体湿冷、面色苍白、烦躁不安、精神委靡等。

(7)既往健康状况：询问患者年龄，注意有无结核患者接触史、吸烟史、职业粉尘接触史、生食海鲜史及月经史。青壮年大咯血多考虑肺结核、支气管扩张；中年以上间断或持续痰中带血须高度警惕支气管肺癌的可能；中老年有慢性潜在性疾病出现咳砖红色胶冻样血痰时多考虑克雷伯杆菌肺炎；长期卧床、有骨折、外伤及心脏病、口服避孕药者，咯血伴胸痛、晕厥应考虑肺栓塞；女性患者于月经周期或流产葡萄胎后咯血，需要警惕子宫内膜异位或绒癌肺转移。

2. 病情观察

(1)生命体征等观察：包括体温、脉搏、呼吸、血压、瞳孔、神志、皮肤、尿量等。体温可有轻度的升高。若出血量超过 1000ml 可出现急性周围循环衰竭的表现，如脉搏细数、呼吸急促、血压降低甚至休克，出现烦躁不安，精神委靡，四肢湿冷，口唇发绀、意识模糊，尿量减少或无尿等。若出现呼吸困难，气促发绀等表现要考虑大咯血窒息。

(2)失血量的评估：小量咯血指每次咯血量小于100ml；中等量咯血指每次咯血量100～300ml；大咯血指在24小时内咯血量超过600ml或每次咯血量在300ml以上，或持续咯血而需输液以维持血容量，以及因咯血而引起气道阻塞导致窒息者。

(3)预后不良的因素：年龄偏大(＞60岁)；原有肺或心脏疾患；呼吸受损(频率、发绀)；低氧血症；不断咯出大量新鲜血；休克。

(4)大咯血的严重并发症：咯血常见的并发症是窒息、出血性休克、肺不张、吸入性肺炎、结核病灶的播散、继发肺部感染与贫血等。其中需急救者最主要的是窒息与出血性休克。窒息是咯血患者迅速死亡的主要原因，应及早识别和抢救。

有下列情况时应警惕可能发生窒息：①肺部病变广泛伴心肺功能不全，有痰液积聚者；②有支气管狭窄扭曲、引流不畅者；③体质衰弱与咳嗽无力，镇静剂或镇咳药用量过大或于沉睡中突然咯血者；④反复喷射性大咯血不止者；⑤咯血过程中患者精神过度紧张或血块刺激引起支气管与喉部痉挛者。

窒息可有以下几种表现：①患者在咯血时突感胸闷难受、烦躁不安、端坐呼吸、气促发绀、血液咯出不畅，或见暗红血块；②突然呼吸困难伴明显痰鸣声(“咕噜音”)，神情呆滞，血液咯出不畅；③咯血突然中止，呼吸增速，吸气时锁骨上窝、肋间隙和上腹部凹陷；或仅从鼻孔、口腔流出少量暗红血液，旋即张口瞪目、双手乱抓，口唇及指甲青紫，胸壁塌陷，呼吸音减弱或消失，神志不清，大小便失禁等。遇上述情况，应当机立断采取措施。

（二）救治方法

1. 救治原则　咯血的院前急救重点在于及时制止出血、保持呼吸道通畅，防止气道阻塞，维持生命体征稳定；同时积极进行病因诊断和治疗，快速安全转运。

2. 具体措施

(1)一般疗法：

1)镇静、休息与对症治疗。

2)少量咯血或痰中带血一般无需特殊处理，适当减少活动量，对症治疗即可。

3)中等量咯血应卧床休息。

4)大咯血应该绝对卧床休息。

5)取患侧卧位，避免吸入性肺炎或肺不张；出血部位不明时取平卧位。

6)对精神紧张、恐惧不安者，应解除不必要的顾虑，必要时可给少量镇静药如地西泮(安定)10mg 肌注。

7)鼓励患者咳出呼吸道内的积血，避免呼吸道阻塞。

8)对频繁咳嗽或剧烈咳嗽者，可适量给予镇咳药。对年老体弱或肺功能不全者不宜用，尤其禁用吗啡或哌替啶，以免过度抑制咳嗽，使呼吸道分泌物淤积，引起窒息。

9)严密观察与护理。

10)避免用力屏气排便；定时记录咯血量，监测呼吸、脉搏和血压，做好大咯血与窒息的各项抢救准备工作，若有口渴、烦躁、厥冷、面色苍白、咯血不止或窒息表现，应立即抢救。

(2)止血药物的应用：

1)一般止血药物：作为辅助止血，酌情选用 1～3 种。维生素 K_1 10～20mg、酚磺乙胺 2.0g 静滴、卡巴克洛 10～

20mg 肌注、氨甲苯酸 0.3～0.6g 静滴、氨基己酸 4～6g 静滴等。

2)垂体后叶素：可使肺小血管收缩，肺内血流减少，降低肺静脉压，使肺循环压力降低，促进肺血管破裂处血凝块形成达到止血。大咯血时可用 5～10U 加生理盐水 20～40ml 缓慢滴注(10～20 分钟)，2～6 小时后可重复使用，或 10～20U 加入生理盐水 250～500ml 持续静滴。高血压、冠心病、心力衰竭或孕妇原则上禁用，若非用不可，应在严密监护下从小剂量开始。

3)血管扩张剂：可扩张血管降低肺动脉压和肺楔压，减少肺血流量，另外全身血管阻力下降，回心血量减少，肺内血流向肢体，起到“内放血”的作用。尤其适用于高血压、冠心病、心力衰竭或孕妇伴咯血者。酚妥拉明 10～20mg 加生理盐水 250～500ml 中静滴，大咯血患者也可先静注 5～10mg。硝酸甘油 5～10mg 加生理盐水 250～500ml 中静滴，尤其适用于与垂体后叶素合用者。

(3)病因治疗：咯血的病因很多，院前若能明确病因应根据不同病因，采取相应的治疗方法。如二尖瓣狭窄、急性左心衰竭引起急性大咯血，应按急性左心衰竭处理。

(4)大咯血窒息的抢救：重点在于保持呼吸道通畅和纠正缺氧。

体位引流：立即抱起下半身，俯卧位倒置，使躯干与床成 45°～90°，由另一人轻托患者头部向背部屈曲并拍击背部，倒出肺内积血。

清除积血：用开口器或压舌板开启患者紧闭的牙关，挖出口咽积血，用大号注射器套上橡皮管或用吸引器吸出血凝块；喉镜直视下吸出凝血块，或紧急气管插管甚至气管切开。

其他措施：吸高浓度氧，建立静脉通道，止血，补液，纠正休克，严密监护。

思考题：

1. 大咯血窒息患者院前如何保持呼吸道通畅急救？

2. 呕血可选用的止血药种类及具体用法？

3. 咯血的常见原因有哪些？

小结：咯血患者院前急救重点在于保持呼吸道通畅，防止气道阻塞，维持生命体征稳定；同时积极进行病因诊断和治疗，快速安全转运。

（杨贤义）

三、血尿

血尿（hematuria）包括镜下血尿和肉眼血尿，前者是指尿色正常，须经显微镜检查方能确定，通常离心沉淀后的尿液镜检每高倍视野有红细胞3个以上。后者指尿呈洗肉水色或血色，肉眼即可见的血尿。血尿是泌尿系统最常见的症状之一，每升尿液混有1～2ml血即可肉眼辨认。约98%的血尿是由泌尿系统疾病引起，另外2%的血尿是由全身性疾病或泌尿系统邻近器官病变所致。院前接诊的血尿患者主要是肉眼血尿。

（一）病情评估

1. 资料收集

(1)环境与现场特点：尿液的颜色，若为红色应进一步了解是否进食引起红色尿的药品或食物，是否为女性月经期以排除假性血尿。

(2)起病情况与患病时间：何时出现血尿，血尿出现在尿程的哪一段，是否全程血尿，有无血凝块。起始段血尿提示病变在尿道，终末段血尿提示出血部位在膀胱颈部，三角区或后尿道的前列腺和精囊腺，全程血尿提示来源于肾脏或输尿管。

(3)主要症状及进展特点：肉眼血尿根据出血量多少而尿呈不同颜色。尿呈淡红色洗肉水样，提示每升尿含血量超过1ml。肾脏出血时，血与尿混合均匀，尿呈暗红色；膀胱或前列腺出血尿色鲜红，有时有血凝块。

(4)伴随症状或体征：无痛性肉眼血尿多见于泌尿系肿瘤或肾结核；血尿伴肾绞痛是肾结石或输尿管结石的特征；血尿伴尿流中断见于膀胱和尿道结石；血尿伴尿流细和排尿困难见于前列腺炎和前列腺癌；血尿伴尿频尿急尿痛见于急性膀胱炎和尿道炎，同时伴腰痛，发热畏寒常为肾盂肾炎；血尿伴水肿、高血压，见于肾小球肾炎；血尿伴肾脏肿块，单侧见于肾囊肿、肿瘤和肾积水，双侧多见于先天性多囊肾；血尿伴皮肤黏膜或其他部位出血见于血液病和其他感染性疾病；发热伴咽喉炎，关节痛，皮疹提示肾小球肾炎。

(5)诊疗经过：发生血尿后有无治疗，效果如何。

(6)血尿的身心反应：血尿后有无头昏、乏力、心悸、恶心、晕厥，肢体湿冷、面色苍白、烦躁不安、精神委靡等。

(7)既往健康状况：有无腰腹部新近外伤手术和泌尿道器械检查史，过去是否有高血压、血液病和肾炎病史，家族中有无耳聋和肾炎史，近期有无接触化学物品或药品如磺胺类药物、吲哚美辛、甘露醇、汞铅镉等重金属、环磷酰胺、肝素等。血尿与年龄的关系：新生儿多为脓毒症，婴幼儿多为先天性肾脏肿瘤、畸形，青年为急性肾炎、肾结石、肾结核，老年人为泌尿系肿瘤。

2. 病情观察

(1)生命体征等观察:包括体温、脉搏、呼吸、血压、瞳孔、神志、皮肤、尿量等。体温可有轻度的升高。若出血量超过1000ml可出现急性周围循环衰竭的表现如脉搏细数、呼吸急促、血压降低甚至休克,出现烦躁不安,精神委靡,四肢湿冷,口唇发绀、意识模糊,尿量减少或无尿等。

(2)有下列情形之一者提示病情严重需要住院治疗:血尿伴低血压、心率快等低血容量表现者;血尿伴高热、腰痛,疑诊为肾盂肾炎等严重感染者;严重创伤后出现血尿者或合并有其他部位损伤者;血尿伴高血压可能为肾动脉栓塞;血尿伴严重全身出血倾向;血尿伴肾功能损害表现如水肿、尿少甚至无尿者;年龄>60岁发生无痛性血尿者高度怀疑泌尿系肿瘤。

(二)救治方法

1. 救治原则　血尿原因明确者针对原因治疗,原因不明者先止血和对症治疗。

2. 具体措施

(1)血尿患者均应到医院就诊,查明原因,针对性治疗。

(2)避免服用对泌尿系有损害药物,如磺胺类药物、卡那霉素等,怀疑药物引起的血尿立即停用相关药物。

(3)止血:维生素K_1 10~20mg静滴,垂体后叶素静脉滴注止血,初始量可稍大,6~8U/h,第2小时起根据尿色变化减为2~6U/h。

(4)止痛:对血尿伴疼痛者可酌情先用止痛剂。颠茄合剂10ml口服或阿托品0.5mg肌注,维生素K_3 8mg肌注可缓解痉挛性疼痛;对老年患者怀疑有前列腺增生或青光眼者使用间苯三酚40~80mg肌注,然后用120mg加入

0.9%氯化钠中持续静滴;哌替啶 50～100mg 肌注。

(5)出血量较多时应建立静脉通道及时补充血容量扩容,监测生命体征。

思考题:

1. 血尿常见的原因有哪些?

2. 血尿与年龄及性别的关系?

小结:所有院前接诊的血尿患者均应到医院就诊,查明原因,针对性治疗,原因不明者先止血和对症治疗。

(杨贤义)

第四节 呼吸困难

一、急性呼吸道梗阻

(一)病情评估

1. 资料收集

(1)病史:突然起病,进食过程中或婴幼儿口含异物过程中突然发生者考虑气道异物;发热伴声嘶(会厌炎);发热伴咽痛(扁桃体炎);有无受伤等。

(2)临床表现:不全性呼吸道梗阻主要表现为吸气性喘鸣音,是吸气时气道塌陷形成所致,同时有气急、吞咽困难、发绀、虚脱等。如为完全性梗阻,则患者突然不能说话、咳嗽或呼吸,极度呼吸困难,常很快出现意识丧失及心搏骤停。

(3)体检:有无发热,呼吸困难,颈部淋巴结有无肿大,在喉镜下检查咽喉部有无肿胀,听诊是否可闻及喘鸣音。

2. 病情观察 主要观察神志、呼吸、心率及 SPO_2,注意患者突然出现呼吸心跳停止。下列情况提示患者病情严重，需紧急处理。

(1)出现神志改变。

(2)严重呼吸困难，发绀，明显三凹征。

(3)出现呼吸衰竭或监测 $SpO_2 < 85\%$。

(4)心率>120 次/分或<60 次/分。

(二) 救治方法

1. 处理要点　稳定患者，确保气道通畅，鉴别阻塞原因，采取特殊治疗措施。

2. 具体措施

(1)安慰患者，让患者镇静，保持气道通畅，给予高流量吸氧。

(2)对感染(会厌炎、扁桃体炎)或喉头水肿引起的阻塞，给予激素(甲泼尼龙、地塞米松)治疗，同时抗感染治疗；若为气道异物，可鼓励患者咳嗽或应用 Heimlich 手法(详见气道异物部分讲述)；对于肿瘤性阻塞，如起源于喉部，可行气管切开。

(3)上气道梗阻在上述处理无效，紧急情况下可行环甲膜穿刺或气管切开。

(谢　华)

二、气道异物

(一) 病情评估

1. 资料收集

(1)发病原因：饮食不慎、昏迷、酗酒患者、婴幼儿和儿童口含异物等患者易出现气道异物。

(2)临床表现：突然出现剧烈咳嗽、反射性呕吐、呼吸困难，患者典型体征为以一手呈“V”字状地紧贴于颈部(Heimlich 征象)，以示痛苦和求救。清醒患者话询问患者“你卡着了吗?”如患者点头，则确定为异物卡喉。如为呼吸道完全梗阻，则患者发展为不能说话，不能咳嗽，不能呼吸，面色灰暗，发绀，失去知觉，昏倒在地，严重者，呼吸心跳停止。

(3)初步确定异物的种类，大小以及发生呼吸道阻塞的时间等。

2. 病情观察

(1)生命体征等观察：包括脉搏、呼吸、血压、瞳孔、神志、皮肤等。

(2)心电监护。

(二)救治方法

1. 立即施行海默立克手法(Heimlich 手法)

(1)成人及儿童施行海默立克手法具体方法：

1)神志清楚成年患者，施行立位腹部冲击。患者取立位，急救者站在患者背后，患者弯腰头部前倾，急救者以双臂环绕其腰，一手握拳，使拇指倒顶住其腹部正中线肚脐略向上方，远离剑突尖。另一手紧握拳以快速向内向上冲击，将拳头压向患者腹部，连续 6～10 次，以造成人工咳嗽，驱出异物。注意：每次冲击应是独立、有力的动作，注意施力方向，防止胸部和腹内脏器损伤。

2)神志不清成年患者及身体矮小、不能环抱住其腰部的清醒者，行卧位腹部冲击法。将患者置于仰卧位，使头后仰，开放气道。急救者跪其大腿旁或骑跨在两大腿上，以一手的掌根平放在其腹部正中线肚脐的略上方，不能触及剑突。另一手直接放在第一只手背上，两手重叠，一起快速向内向上冲击伤病者的腹部，连续6～10次，检查异物是否排出在口腔内，若在口腔内，用手取异物法取出，若无，可用冲击腹部6～10次进行检查。

3）呼吸心搏骤停患者，立即行CPR，在每次通气前检查口腔，看异物是否排出在口腔内，若在口腔内，用手取异物法取出。

4）注意：对于孕妇和腹部膨隆患者，不能施行腹部冲击法，可以按压胸骨中下段。

（2）婴幼儿施行海默立克手法具体方法：

1）神志清楚患儿的背部排击法：将患儿骑跨并俯卧于急救者的胳膊上，头低于躯干，手握住其下颌，固定头部，并将其胳臂放在急救者的大腿上，然后用另一手的掌握部用力排击患儿两肩胛骨之间的背部4～6次。使呼吸道内压骤然升高，有助于松动异物和排出体外。

2）神志清楚患儿的胸部手指猛击法：患儿取仰卧位，抱持于急救者手臂弯中，头略低于躯干，急救者用两手指按压两乳头连线与胸骨中线交界点一横指处4～6次。必要时可与以上方法交替使用，直到异物排出或患儿失去知觉。

3）意识不清的患儿，先进行2次口对口、鼻人工呼吸，若胸廓上抬，说明呼吸道畅通；相反，则呼吸道阻塞，后者应注意开放气道，再施以人工呼吸。轮换拍击背部和胸部，连续数次无效，可试用手指清除异物，如此反复进行。

2. 如不能取出，异物考虑在上呼吸道，病情严重，行气管切开。

3. 稳定患者情绪，给予吸氧

4. 转运，同时与耳鼻喉或外科联系，在急诊科等候准备外科手术治疗，如患者病情稳定，可先行胸部X线片检查。

（谢　华）

三、哮喘急性发作

（一）病情评估

1. 资料收集

（1）起病情况与患病时间：何时出现喘息，是否接触已知过敏原或刺激物（如花粉、动物、灰尘等）；发病前是否有呼吸道感染；有无冷空气刺激等。

（2）主要症状与特点：发作性呼吸困难，伴哮鸣音，呼吸急促及咳嗽；重症支气管哮喘时，大汗淋漓、说话不能成句、发绀；心源性哮喘时，可咳粉红色泡沫样痰。

（3）既往史：有无支气管哮喘史，有无慢性阻塞性肺疾病史，有无高血压、冠心病史等。

2. 病情观察

（1）生命体征观察：呼吸、心率、血压、瞳孔、神志、皮肤、SPO_2等。

（2）病情严重程度征象：哮喘严重程度分级见表4-11。

表4-11　哮喘严重程度分级

临床特点	轻度	中度	重度	危重
气短	步行、上楼时	轻微活动	休息状态下	休息状态下
体位	可平卧	多坐位	端坐呼吸	
讲话方式	连续成句	常有中断	单字	不能讲话

续表

临床特点	轻度	中度	重度	危重
精神状态	尚安静	时有焦虑或烦躁	常有焦虑或烦躁	嗜睡、意识模糊
出汗	无	有	大汗淋漓	
呼吸频率	轻度增加	增加	>30 次/分	
辅助呼吸肌活动及三凹征	常无	可有	常有	胸腹矛盾运动
哮喘音	散在	响亮、弥漫	响亮、弥漫	减弱，乃至无，寂静胸
脉率(次/分)	<100	100～120	>120	减慢或不规则
SPO_2（吸空气,%）	>95	91～95	≤90	明显降低

(3)支气管哮喘与心源性哮喘鉴别(见表 4-12)。

表 4-12　支气管哮喘与心源性哮喘鉴别

鉴别点	支气管哮喘	心源性哮喘
发病年龄	多见于青少年	中年以上
病因	有哮喘反复发作过敏史	有引起左心衰竭的原发病，如冠心病、风湿性心脏病等

续表

鉴别点	支气管哮喘	心源性哮喘
症状和体征	呼气性呼吸困难，改变体位无效，心脏正常，两肺可闻及弥漫性哮鸣音	吸气性呼吸困难为主，坐起后可减轻，左心室增大，出现舒张期奔马律，两肺底有湿啰音
X线检查	肺野清晰或肺气肿征，心影大多正常	肺淤血征，心影扩大

(二) 救治方法

1. 治疗原则　脱离过敏原，解除支气管痉挛，纠正低氧血症，重症支气管哮喘患者充分补液。

2. 具体措施

(1)患者安置在清洁、光线及通风好的房间，避免接触刺激性物品。

(2)患者取坐位或半卧位，安慰患者。

(3)高流量吸氧。

(4)吸入速效吸入性β受体激动剂或雾化吸入β受体激动剂。

(5)吸入糖皮质激素。

(6)建立静脉通道，进行补液，同时可静脉给予糖皮质激素如甲泼尼龙、氢化可的松或地塞米松。

(7)安全转运。

(谢　华)

四、气胸

任何原因使胸膜破损，空气进入胸膜腔，称为气胸

(pneumothorax)。根据脏层胸膜破口的情况及其发生后对胸腔内压力的影响,可分为闭合性气胸、张力性气胸和开放性气胸(交通性气胸)。主要表现为不同程度胸痛、胸闷、呼吸困难。

(一) 病情评估

1. 资料收集

(1)患者身体状况:瘦高中青年,自发性气胸可能性大;老年患者,有慢性咳嗽、咳痰史患者,肺大疱破裂可能性大。

(2)起病情况与患病时间:多急性起病,在用力、咳嗽或受外力时出现胸痛、呼吸困难;医源性气胸多在胸腔穿刺、胸膜活检、经皮肺活检、锁骨下静脉插管、颈内静脉插管、机械通气时气道压力过高等时出现。

(3)主要症状及进展特点:主要症状为呼吸困难、患侧胸痛、刺激性干咳,张力性气胸者症状严重烦躁不安,可出现发绀、多汗甚至休克。

(4)伴随症状或体征:少量气胸者可无阳性体征,典型者气管向健侧移位,患侧胸廓饱满、呼吸动度减弱,叩诊呈过清音,呼吸音减弱或消失。左侧气胸并发纵隔气肿者,有时心前区可听到与心跳一致的噼啪音(Hamman 征)。

(5)既往健康状况:有无慢性阻塞性肺疾病、肺囊性纤维化、矽肺、支气管哮喘、结节病、结核、肺脓肿、卡氏肺囊虫性肺炎等。

2. 病情观察

(1)生命体征等观察:主要为脉搏、呼吸、血压、瞳孔、神志、皮肤、SPO_2等。

(2)严重程度评估:张力性气胸因胸膜破口形成活瓣性阻塞,吸气时开启,空气进入胸膜腔;呼气时关闭,胸膜腔内气体不能再经破口返回呼吸道而排出体外。导致胸膜腔内气体愈积愈多，形成高压，使肺脏受压，纵隔推向健侧，结果患者严重呼吸困难，发绀、低血压、心动过速、休克，体检见典型气胸体征及颈静脉怒张。

气胸量估计：气胸程度很难估测，在吸气胸片上可分为小量、中量或完全性气胸。小量气胸指肺周围见狭细空气带影；中量气胸指肺组织向心缘压缩 50%；完全性气胸见肺不张，与膈肌分离。

低氧血症：呼吸空气时 PaO_2 <10kPa(75mmHg)。

严重呼吸困难。

(二) 救治方法

1. 救治原则　早期识别并及时处理张力性气胸，确保充分氧合，明确是否有胸腔抽气或闭式引流指征，快速安全转运。

2. 具体措施

(1)识别张力性气胸：患者有明确气胸体征，并出现严重呼吸困难、发绀、低血压、心动过速，考虑为张力性气胸，立即现场抢救，可用粗针头（尽可能粗，最好大于 18G 针头）从伤侧第二肋间锁骨中线处（肋骨上缘）刺入胸腔，使气体排出，用消毒橡皮管连接水封瓶使其持续排气，到达医院后及时行胸腔闭式引流。如插入套管后无气体冲出，表明无张力性气胸，应拔除针头。

(2)吸氧，FIO_2 >35%（除非有慢性阻塞性肺疾病，FIO_2从 28%开始，根据 SPO_2 调整）纠正缺氧，促进气体吸收。

(3)建立静脉通道，为抢救用药作准备。

(4)心电监护。

(5)转送途中行车平稳，密切观察病情变化。

(6)安慰患者助其消除紧张情绪，向家属交待病情，并通知欲到达的医院。

（谢　华）

五、急性肺损伤和急性呼吸窘迫综合征

急性呼吸窘迫综合征(acute respiratory distress syndrome，ARDS)是指由心源性以外的各种肺内外致病因素导致的急性进行性缺氧性呼吸困难。急性肺损伤(acute lung injury，ALI)是 ARDS 早期表现，和 ARDS 有性质相同的病理生理改变，ALI 时氧合指数(PaO_2/FIO_2)≤300mmHg，ARDS 时氧合指数≤200mmHg。

(一)病情评估

1. 资料收集

(1)引起 ALI 和 ARDS 病因：可直接发生，也可继发于全身疾病，常见病因有严重肺部感染、脓毒症、肺挫伤、脂肪栓塞、淹溺、吸入有毒气体、重症胰腺炎等(见表 4-13)。

表 4-13　导致 ALI 和 ARDS 的相关疾病

直接肺损伤	间接肺损伤
误吸	休克
胃内容物	脓毒血症
溺水	急性胰腺炎
吸入性损伤	输血
有毒气体	大量出血
吸烟	DIC

续表

直接肺损伤	间接肺损伤
肺炎	大面积烧伤
卡氏肺囊虫性肺炎	体外循环
肺挫伤	大量补液
药物中毒或过量	头部损伤
肺移植术后	
羊水或脂肪栓塞	

(2)起病情况:既往心肺功能相对正常,急性起病,有导致 ARDS 的上述疾病。

(3)主要症状特点:最主要表现为呼吸频数和呼吸窘迫,常在原发病起病后 24～48 小时内发生。除原发病的症状外,早期可表现为胸痛、呼吸急促,随病情进展,出现呼吸窘迫、呼吸频率增快、发绀、顽固性低氧血症等,且常规吸氧不能缓解。

(4)体检:早期可无异常阳性体征,随后可闻及干湿性啰音,辅助呼吸肌运动增强。

(5)ARDS 与心源性肺水肿的鉴别见表 4-14。

表 4-14　ARDS 与心源性肺水肿的鉴别

	ARDS	急性心源性肺水肿
发病机制	肺实质细胞损害,肺毛细血管通透性增加	肺毛细血管静水压升高
起病	较缓	急
病史	感染、创伤、休克等	心血管疾病

续表

	ARDS	急性心源性肺水肿
痰的性状	非泡沫样痰	粉红色泡沫样痰
体位	能平卧	端坐呼吸
胸部体征	早期可无啰音,后期啰音广泛分布	细湿啰音、肺底分布
X线改变	比体征出现早,斑片状阴影,肺周边部多见	心脏常增大,肺水肿影,肺门部多见
PCWP	≤18mmHg	>18mmHg
治疗反应	强心、利尿、扩血管效果差	强心、利尿、扩血管有效
常规吸氧	低氧难以纠正	低氧可纠正

2. 病情观察　主要为呼吸频率、呼吸节律、辅助呼吸肌有无参与运动、脉搏、血压、瞳孔、神志、皮肤、SPO_2等。

(二) 救治方法

ARDS病情危重,救治效果不满意,早期诊断和治疗对改善预后非常重要。治疗目的包括:积极控制原发病,改善氧合功能,纠正缺氧,支持生命,保护重要脏器功能,防治并发症。

(1)原发病治疗:控制严重感染,重症胰腺炎的治疗,创伤的处理等。

(2)氧疗:面罩吸氧,浓度为50%左右,维持氧分压>60mmHg或SPO_2在90%以上,临床单纯给氧,很难使低氧血症纠正,必要时机械通气,多采用持续持续气道正压通气(CPAP模式),如无效,可气管插管,适当调高呼气正压(PEEP),改善氧合,PEEP可达15～20cmH_2O。因ARDS时肺部病变分布不均一，呈“婴儿肺”的病理生理特点，采用保护性肺通气策略，减少气压伤，包括小潮气量（5～8ml/kg），允许性高碳酸血症，限制吸气末气道峰压在 40cmH_2O 水平以下，平台压＜30～35cmH_2O。

（3）维持适当的液体平衡，量入为出，以晶体液为主，有条件时行中心静脉穿刺，监测中心静脉压指导补液，维持 CVP 在 6～12cmH_2O。因 ARDS 时血管通透性增加，可致大量胶体渗出至肺间质，故 ARDS 早期，除非有低蛋白血症，否则不宜输胶体液。

（4）糖皮质激素的应用：在 ARDS 早期用这类药物无效，但对于某些病因引起的 ARDS，如创伤、脂肪栓塞综合征、刺激性气体吸入等，可早期应用或其他病因发病 10～14 天后应用可改善预后。糖皮质激素一般主张短程、大剂量、静脉应用，以稳定毛细血管减轻渗出，稳定溶酶体膜，降低补体活性，抑制细胞膜上磷脂代谢，减少花生四烯酸的合成等，并可减轻炎症反应。一般给予泼尼松龙 2～4mg/kg 或相当剂量。

（5）其他药物：非皮质类固醇抗炎药，如布洛芬；抗氧化剂如 N-乙酰半胱氨酸（NAC），还原性谷胱甘肽（GSH）等也有一定的治疗作用。

（6）器官功能支持治疗及营养支持治疗。

（7）与患者家属沟通，告知风险及预后，死亡率在 30%～60%，准备好复苏用品，安全转运。

（谢　华）

六、急性左心衰竭

急性心力衰竭（acute heart failure）指在短期内发生心

肌收缩力明显降低和(或)心室负荷突然增加,导致心排血量急剧下降,体循环或肺循环急性淤血和组织灌注不足的临床综合征。急性左心衰竭在临床上较常见,表现为急性肺水肿,严重者可发生心源性休克或心搏骤停。

(一)病情评估

1. 资料收集

(1)主要临床表现:急性呼吸困难、咳嗽、咳粉红色泡沫样痰、大汗淋漓、发绀等。

(2)休克表现:皮肤湿冷,面色灰暗,心率增快,血压下降。

(3)询问诱因:常见诱因有感染,劳累,输液过多过快,摄入钠盐过多,心律失常,不恰当停用利尿药或降压药,原有心脏疾病加重或并发其他疾病。

(4)询问病因:有无与冠心病相关的心肌梗死、乳头肌梗死断裂、室间隔破裂穿孔史,高血压心脏病史,风湿性心脏病史,心肌病史等。

(5)诊疗经过:有无进行治疗,具体用药,效果如何。

2. 病情观察

(1)心电监护,监测 SPO_2、心律、心率、脉率、呼吸、血压、神志、尿量等。

(2)病情严重程度评估:急性左心衰竭病情严重,需及时处理,如患者出现下列状况,提示病情非常严重:不能讲话、严重发绀、休克(皮肤湿冷,血压下降,收缩压低于90mmHg或平均动脉压下降30mmHg以上)

(二)救治方法

1. 一般治疗

(1)体位:取坐位,双腿下垂,减少静脉回流。

(2)吸氧:对 SPO_2<95%患者,高流量面罩吸氧,如仍 SPO_2<90%,无创呼吸机辅助呼吸(CPAP 模式或 BiPAP 模式),以加强气体交换及对抗组织液向肺泡内渗透。

2. 药物治疗

(1)吗啡:吗啡 10mg 稀释至 10ml,先给予 3~5mg 静脉推注,3 分钟后可再给予 3mg 静脉推注,吗啡可以使患者镇静,减少躁动带来的额外的心脏负担,同时,吗啡具有小血管舒张功能减轻心脏负担。使用前应排除禁忌证如支气管、慢性阻塞性肺疾病及有无药物过敏史等,使用过程中应注意患者血压及有无呼吸抑制。

(2)利尿剂的应用:呋塞米 20~40mg 静脉推注,10 分钟内起效,可持续 3~4 小时,4 小时后可重复一次,呋塞米除利尿减轻心脏负荷外,还有静脉扩张作用,有利于肺水肿缓解。

(3)血管扩张剂药物的应用:扩张静脉系统及动脉系统,降低心脏前后负荷,具体如下。

硝酸甘油:扩张小静脉,降低回心血量,使 LVEDP 下降及肺血管压下降,减轻前负荷,剂量 10~200μg/min,患者对本药耐受量差别很大,应自小剂量开始,5~10 分钟监测一次血压,根据血压调整剂量,以收缩压达 90~100mmHg 为宜,对于男性患者,用药前应话询问目前有无服用万艾可(商品名伟哥),因服药期间应用硝酸酯类药物会使血压严重降低,导致生命危险。

硝普钠:扩张动静脉,降低前后负荷,起效快,2~5 分钟起效,剂量 0.25~10μg/(kg·min),根据血压逐步调整剂量,注意本药含有氰化物,连续用药时间不宜超过 24

小时。

(4)正性肌力药物：

1)多巴酚丁胺：主要作用于 β_1 受体，对 β_2 及 α 受体作用相对较小。治疗量能增加心肌收缩力，增加心排血量，很少增加心肌耗氧量，可降低外周血管阻力，能降低心室充盈压，促进房室结传导。起始剂量 2～3μg/(kg·min)，根据尿量和血流动力学监测结果调整用量，最高可达到 20μg/(kg·min)。

2)多巴胺：多巴胺可降低外周血管阻力，扩张肾、冠状动脉、脑血管，较大剂量[＞2μg/(kg·min)]可增加心肌收缩力和心排出量，有利于改善急性心力衰竭病情，但＞5μg/(kg·min)时，可兴奋 α 受体而增加左室后负荷和肺动脉压而对患者有害。

3)磷酸二酯酶抑制剂：主要是通过抑制磷酸二酯酶，使心肌细胞内环磷酸腺苷(cAMP)浓度增高，细胞内钙增加，心肌收缩力加强，心排血量增加，与肾上腺素 β1 受体或心肌细胞 Na^+-K^+-ATP 酶无关。其血管扩张作用可能是直接作用于小动脉，或心功能改善后交感神经的兴奋减轻而降低心脏前、后负荷，降低左心室充盈压，改善左室功能，增加心脏指数，但对平均动脉压和心率无明显影响。常用有氨力农和米力农，在扩血管、利尿基础上应用可取得较好疗效。

(5)洋地黄类药物：可给予毛花苷 C 静脉用药，最适合心房颤动伴有快室率并已知有心室扩大伴左心收缩功能不全者，首剂可给予 0.4～0.8mg，2 小时后可酌情再给予 0.2～0.4mg。对于急性心肌梗死在急性期 24 小时内不宜用洋地黄类药物，二尖瓣狭窄所致肺水肿对洋地黄类药物也无效，但如果这两种情况伴有快室率心房颤动，则可应用洋地黄类药物减慢心室率，有利于缓解肺水肿。

(6)如有引起肺水肿或休克的可逆病因，有条件者可考虑主动脉内球囊反搏。

(三)安全转运

转运中注意安全，要严密观察病情变化，做好复苏准备。

典型案例：患者，女66岁。30分钟前无诱因突然出现呼吸困难，剧烈喘息，伴口唇青紫、大汗淋漓，不能平卧，自服“速效救心丸”后无效而呼叫120。

资料收集：发病后无意识丧失，无胸痛及肩背痛，无恶心呕吐，未服其他药物和异常食物，无与毒物接触史。既往有冠心病及高血压。

病情评估：救护车到达现场后查：患者神志模糊，呼吸急促，端坐体位，严重发绀，血压140/80mmHg，心率60次/分，呼吸40次/分，无颈静脉怒张，双肺布满哮鸣音，肺底可闻湿啰音，心律不齐，未闻及杂音。腹部及神经系统未见异常。心电图示QRS波宽大畸形。

救治方法：当即给予吸氧，并以5%葡萄糖250ml静滴。后患者血压降至70/60mmHg，心率降至45次/分，呼吸停止，意识丧失，呼吸音消失。当即使患者平卧位并用面罩和简易呼吸器辅助呼吸，同时给予肾上腺素1mg、尼克刹米0.375g、洛贝林3mg静注，数分钟后患者心跳停止，虽经用心脏按压、静注肾上腺素等复苏措施，但结局归于无效，45分钟后放弃抢救。现场诊断：冠心病急性左心衰竭、心律失常、阵发性室性心动过速、频发多源室性期前收缩、心源性猝死。

点评：

1. 呼吸困难的现场判断和病因分析　院前急救时对突发危重症的抢救的首要问题是治疗方向的定位，也就是说要根据患者最突出的表现判断出治疗的关键所在，否则就可能导致治疗不当，贻误患者。本例患者最突出的特征是剧烈呼吸困难，那么就需要分析其原因。突发呼吸困难的常见原因有3大类，即肺源性、心源性和其他原因导致的呼吸困难。在此可以使用排除法：首先来看其他原因导致的呼吸困难，这里主要包括中毒性呼吸困难（毒血症、一氧化碳中毒、氰化物中毒、药物中毒等）；神经、精神性呼吸困难（急性脑血管病、脑炎；重症肌无力、吉兰-巴雷综合征、周期性瘫痪；癔症、高通气综合征等）；代谢性呼吸困难（酸中毒、尿毒症、糖尿病酮症、甲状腺功能亢进、肥胖等）；血源性呼吸困难（重症贫血、严重失血、休克及低血容量状态等）。从患者的病史到临床表现都缺乏上述诊断的依据，故均可排除。再来看心源性呼吸困难，主要疾病包括各种心脏病、心力衰竭、心包积液、心包压缩等。患者虽然有高血压和冠心病史，但其临床表现与上述疾病都难以吻合，特别是出诊医师做出的“急性左心衰竭”的诊断值得商榷。急性左心衰竭的最突出的特征是肺水肿，该病的主要病理生理改变是左心排血量要明显小于右心排血量，由此使血液淤积在肺循环中。所以只要是急性左心衰竭，就有肺水肿。而该患者仅在肺底有少许湿啰音，故用肺水肿解释患者有如此剧烈的呼吸困难、端坐呼吸和发绀显然是缺乏说服力的。加之无其他支持心脏病的临床证据，因此心源性呼吸困难的诊断不能支持。最后就是肺源性呼吸困难了，患者大量的哮鸣音正好支持该诊断，患者的诸多证据都指向一个疾病——支气管哮喘。

2. 患者死因推断　有时支气管哮喘是一个极其凶险的疾病，发作突然、病情进展快，如未采取有效措施，患者可在极短的时间内发生猝死，该例患者就很典型。发病后强烈的支气管痉挛造成严重缺氧，这就是患者发生剧烈呼吸困难、端坐呼吸和发绀的合理解释。由于窦房结、房室结对缺氧耐受相对较差，所以在极度缺氧时其功能相继丧失，由心室的起搏点发出的逸搏代替其工作，同时过度兴奋的交感神经使逸搏心律的速度加快，使之变成加速性室性逸搏心律，即非阵发性心动过速。随着缺氧加重，患者首先呼吸停止，继而心跳停止（如果发病是心脏原因，则应该心跳首先停止，这是基本常识）。患者最终因缺氧死亡。在现场缺乏辅助检查设备时对患者做出治疗方向的判断至关重要。急救者在院前急救时对该例患者做出了不合理判断，导致治疗方向的失误，也就不可能产生较好的疗效。如果时光能够倒流，正确的抢救措施可能是应用糖皮质激素、β-受体兴奋剂及支气管解痉药物，最重要的是要当即实施现场气管插管，通过人工呼吸解除或缓解患者的严重缺氧状态，或许能起到一定作用。

思考题：

1. 呼吸困难的常见原因分类及相关疾病。

2. 呼吸困难的院前急救原则。

小结：急性疾病导致的呼吸困难起病急，进展快，症状明显。治疗原则是保持呼吸道通畅，纠正缺氧和（或）二氧化碳潴留，纠正酸碱平衡失调，为基础疾病及诱发因素的治疗争取时间。最终改善呼吸困难取决于病因治疗。

（谢　华）

第五节　呕吐与腹泻

一、恶心与呕吐

恶心(nausea)是一种迫于令人欲呕的主观感受,常为呕吐的先兆,伴上腹部不适、反酸、流涎等,严重者伴头晕、出汗、面色苍白等表现。呕吐(vomiting)是指胃内容物或部分小肠内容物,通过胃、食管、膈肌、腹肌等协调作用,从胃、食管经口腔强力驱出体外的动作。

(一)病情评估

1. 资料收集

(1)环境与现场特点:现场呕吐物颜色、量,有无血液,呕吐物是否含隔夜宿食,呕吐物有无特殊气味。

(2)起病情况与患病时间:何时呕吐,呕吐前有无大量饮酒或服用某些药物,晨起呕吐多见于妊娠呕吐,夜间呕吐多见于幽门梗阻。

(3)主要症状及进展特点:喷射性呕吐见于颅内压增高疾病,进食后延缓发生的呕吐常见于幽门或十二指肠梗阻。

(4)伴随症状或体征:呕吐伴发热常提示感染,伴头痛提示颅内疾患或青光眼,伴眩晕可能为椎-基底动脉供血不足或梅尼埃病。

(5)诊疗经过:呕吐后有无就诊及其效果。

(6)呕吐的身心反应:头昏、乏力、心悸、恶心、晕厥,肢体冷感、面色苍白、烦躁不安、精神萎靡等。

(7)既往健康状况:有无高血压、青光眼、尿毒症、胆石症、泌尿系结石等病史。

2. 病情观察

(1)生命体征等观察:包括体温、脉搏、呼吸、血压、瞳孔、神志、皮肤、尿量等。

(2)有无并发症出现:包括食管贲门黏膜撕裂、低血容量、误吸等。

(二)救治方法

1. 救治原则　快速评估患者的血流动力学是否稳定,及时识别危急状况及造成呕吐的原因和疾病。

2. 具体措施

(1)体位:呕吐时患者体位采用侧卧位,尤其是意识障碍者要避免呕吐物误吸窒息和吸入性肺炎。

(2)建立静脉通道,补充血容量及电解质,给予止吐对症处理。可给予抗组胺药物如异丙嗪、苯海拉明;多巴胺受体拮抗剂如甲氧氯普胺、多潘立酮;抗胆碱类药物如东莨菪碱、山莨菪碱及中枢性止吐药5-羟色胺受体拮抗剂昂丹司琼、格雷司琼等。

(3)病因处理:降低颅内压、抗感染、改善血供、及时清除药物和毒物中毒等。

(朱艳霞)

二、腹泻

急性腹泻(acute diarrhea)是指排便次数较平时增多,便量及含水量增加,可伴有黏液、脓血、肠黏膜、未消化食物等,常伴有腹痛,多为感染性腹泻。

(一)病情评估

1. 资料收集

(1)询问有无不洁饮食史,同食者有无相似症状。

(2)进食不洁食物与症状发作的时间间隔:6～12 小时出现呕吐、腹泻提示多为毒素引起,微生物感染后于肠道内产生毒素引起症状需 1～3 天。

(3)有无近期旅游(产肠道毒素性大肠杆菌、沙门氏菌、鞭毛虫、阿米巴等);有无服用过抗生素(难辨梭状芽孢杆菌)。

(4)症状:血便见于旁曲菌与志贺菌感染,大量水样便见于金葡菌性肠炎、食物中毒、肠道内分泌肿瘤、吸收不良综合征,米汤样便见于霍乱、副霍乱,黏液样便见于肠道易激综合征和肠息肉,脓血便见于细菌性痢疾、阿米巴痢疾、血吸虫肠病、肠结核等。

(5)伴随症状:多伴有腹痛,伴有发热见于细菌性腹泻、克罗恩病或溃疡性结肠炎急性发作。

(6)既往健康状况:有无肝胆胰胃疾病史及糖尿病、甲亢、肾病及艾迪生等全身疾病。

2. 病情观察

(1)生命体征等观察:包括体温、脉搏、呼吸、血压、瞳孔、神志、皮肤、尿量等。

(2)有无严重并发症如低血容量性休克等存在的证据。

(二) 救治方法

1. 救治原则　快速评估和治疗腹泻患者应当从评估患者的整体健康状况、容量不足的程度和进行必要的监测和补液治疗。

2. 具体措施

(1)症状不严重可不处理。

(2)症状严重时可给以生理盐水 500ml 静脉滴注,一般不使用止泻药物,可给予解痉止痛对症处理。

(3)合并休克、急腹症、传染病时予以相应处理。

(4)转运时注意生命体征监测，维持输液通路通畅，安慰患者，安全转运。

思考题：

1. 恶心呕吐及腹泻的常见病因有哪些？

2. 恶心呕吐及腹泻的院前急救原则及措施有哪些？

小结：恶心呕吐及腹泻患者在院前急救时重点是快速现场评估患者的全身状况，有无低血容量性休克等表现，适当补液对症治疗。

（朱艳霞）

第六节　发　　热

当机体在致热原作用下或各种原因引起体温调节中枢的功能障碍时，体温升高超出正常范围，称发热。发热由外源性致热原和内源性致热原两种发生机制，多由感染性和非感染性发热病因引起。

（一）病情评估

1. 资料收集

(1)发热分度：①低热：体温 37.3～38℃；②中等度热：体温 38.1～39℃；③高热体：39.1～41.2℃；④超高热：41℃以上。

(2)起病情况与患病时间：何时体温升高，发热前有否感染因素，如细菌、病毒、真菌、寄生虫等引起发热。是否由非感染性因素，如机体内无菌性坏死物质吸收，抗原抗体反应，由分泌与代谢疾病，体温调节中枢功能失常等因素引起发热。

(3)主要症状及进展特点:①体温上升期:体温上升期患者常有疲乏无力,肌肉酸痛,皮肤苍白,畏寒或寒战等现象。体温上升方式为骤升型和缓升型。②高热期:体温上升达高峰后保持一定时间,持续时间长短可因病因不同而有差异,该期患者皮肤发红并有灼热感,呼吸加快变深,出汗,无寒战。③体温下降期:由于病因的消除,致热原作用减弱或消失,体温中枢的体温调定点,逐渐降至正常水平。

(4)伴随症状:①寒战;②结膜充血;③单纯疱疹;④淋巴结肿大;⑤肝脾肿大;⑥出血;⑦关节肿痛;⑧皮疹;⑨昏迷。

(5)诊疗经过:发热前后有无就诊,以及诊治中用药及用药后疗效。

(6)既往健康状况:有无乙肝、结核、寄生虫、慢性病史,近期有无手术创伤史。

2. 病情观察

(1)生命体征等观察:包括体温、脉搏、呼吸、血压、瞳孔、神志、皮肤、尿量等。

(2)发热期严重程度的评估:根据患者体温分度以及有无并发症,有无神志改变、呼吸窘迫和血流动力学不稳定等危及生命的情况。

(二)救治方法

1. 救治原则　快速评估患者体温分度以及有无并发症,有无神志改变、呼吸窘迫和血流动力学不稳定等危及生命的情况,必要时给予降温等处理。

2. 具体措施

(1)对低热、中等度热患者:院前密切观察生命体征,可暂不做降温处理。

(2)对高热患者：院前可使用降温药物如非甾体类消炎药如阿司匹林、对乙酰氨基酚，4～6 小时一次；可用冰袋置于颈部，腋下腹股沟等大动脉走行处或 30%～40%乙醇擦浴等物理降温法降温。

(3)吸氧，保持呼吸道通畅，心电监护，建立静脉通道。

(4)高温合并抽搐、休克、昏迷等症状时按相应原则处理。

(5)若有感染性发热的依据可早期经验性使用抗生素。

(6)转运时注意加强生命体征监护，维持输液通道通畅，保持车厢通风和温度在 25℃左右。

思考题：

1. 发热是如何分度的？

2. 发热的院前急救原则有哪些？

小结：发热本身是一个症状，而不是一种疾病，但其病因复杂，很多疾病均可发热。院前急救要点在于现场快速监测体温及分度，评估有无神志改变、呼吸窘迫和血流动力学不稳定等危及生命的情况，必要时给予降温等处理。

（陈立东）

第七节 心 悸

心悸(palpitation)是一个常见症状，患者自觉心跳或心慌，伴有心前区不适感，当心率缓慢常感到心脏搏动强烈，心率加快时可感到心脏跳动，甚至可感到心前区振动。

心悸与患者的精神因素有关。身心健康者在安静状态并不感到自己的心脏在跳动,但有情绪激动或强烈体力活动后也常感到心悸,然而为时短暂,静息片刻心悸消失。在神经过敏者则不然,一般的心率突然加快或偶发的过早搏动也可感到心悸。心悸的感觉常与患者的注意力有关,也与心律失常存在时间的长短有关。当患者注意力集中时,如夜间卧床入睡前或在密闭的环境中,心悸往往较易出现而明显。而许多慢性心律失常者,由于逐渐适应而常不感到明显的心悸。在重度心功能不全的患者,由于较突出的症状如呼吸困难的存在,致注意力分散,也常不感到心悸。

一、病情评估

(一)资料收集

1. 环境与现场特点　心悸患者与所处环境的关系,如密闭缺氧环境或一氧化碳过高的环境,可为诊断提供线索。

2. 起病情况与患病时间

(1)患者有无嗜好浓茶、咖啡、烟酒情况,有无精神刺激史。

(2)进食某些特殊食物引发心悸,如大量吸烟、饮酒、饮浓茶或咖啡等。

(3)应用某些药物后发生心悸,如麻黄碱、咖啡因、氨茶碱、肾上腺素类、苯丙胺、阿托品、甲状腺片等,且常和摄入量大小及个体敏感性有关。

3. 主要症状与进展特点　心悸出现后是否伴发胸痛、头晕、发热、抽搐、晕厥、呼吸困难等严重症状,心悸发作诱因、时间、频率、病程，反复发作、持续时间延长、发作间歇期缩短者提示风险增加。

4. 伴随症状或体征　有无心前区疼痛、发热、头晕、头痛、晕厥、抽搐、呼吸困难、消瘦及多汗、失眠、焦虑等相关症状。

(1)伴随低血压或休克常提示病情严重。

(2)伴心前区痛见于冠状动脉粥样硬化性心脏病(如心绞痛、心肌梗死)、心肌炎、心包炎、亦可见于心脏神经症等。

(3)伴发热见于急性传染病、风湿热、心肌炎、心包炎、感染性心内膜炎等。

(4)伴晕厥或抽搐见于高度房室传导阻滞、心室颤动或阵发性室性心动过速、病态窦房结综合征等。

(5)伴贫血见于各种原因引起的急性失血，此时常有虚汗、脉搏微弱、血压下降或休克；慢性贫血，心悸多在劳累后较明显。

(6)伴呼吸困难见于急性心肌梗死、心肌炎、心包炎、心力衰竭、重症贫血等。

5. 诊疗经过　心悸发生后做过哪些检查和治疗，效果如何，对诊断均有帮助。

6. 既往状况

(1)有无心脏病、内分泌疾病、贫血性疾病、神经症等病史。

(2)既往有冠心病、风湿性心脏病、心肌病、心肌炎患者，心悸常提示与心脏有关。

(3)既往有贫血者注意贫血引起的心悸，既往有甲状腺功能亢进者提示心悸与内分泌有关。

7. 病后一般状况

(1)病后体重减轻、多食善饥者提示甲状腺功能亢进。

(2)失眠多梦者提示神经症。

(3)长时间未进食者心悸提示低血糖发作。

(二) 病情观察

1. 生命体征　体温、脉搏、呼吸、血压是心悸时要注意的四大体征，因为对查明心悸发生的原因和诊断有一定的提示作用。

(1)心悸时体温超过 38℃ 提示心悸与体温升高有关。

(2)心悸时脉搏超过 120 次/分提示心悸与心率过快有关。

(3)心悸时脉搏低于 40 次/分提示心悸与心率过慢有关。

(4)心悸时呼吸次数超过 30 次/分提示心悸与呼吸有关。

(5)心悸时收缩血压超过 180mmHg 或低于 90mmHg 提示心悸与心脏高度相关。

2. 鉴别诊断　引起心悸的原因有很多，心脏神经症、心律失常、心脏收缩力增强等可引起心悸。心悸可为生理性或病理性。生理性者可见于健康人在强烈体力活动或精神过度紧张之时。但也可见于大量吸烟、饮酒、饮浓茶或咖啡，或应用某些药物。病理性心脏搏动增强所致心悸可由于心室肥大、引起心排血量增加的其他病变(贫血、高热、甲状腺功能亢进等)。心悸是许多疾病的共同表现，其中有一部分心悸的患者并无器质性病变，因此，对于心悸鉴别诊断尤为重要。

(1)病史:应仔细询问患者心悸的发生是否与体力活动、精神状态以及应用药物等因素有关,注意询问心悸发作时间等。①心悸发生在轻度体力活动后,则病变多为器质性的,应进一步询问既往有无器质性心脏病的病史;②心悸发生在剧烈运动后,或在应用阿托品等药物之后,则为机体的一种生理反应;③心悸发作时间:心悸发作时间的长短也与病因有关。如突然发生的心悸在短时间内很快消失,但易反复发作,则多与心律失常有关,此时应详细追问心悸发作当时患者的主观感觉,如有无心搏过快、过慢或不规则的感觉、是否伴有意识改变及周围循环障碍,以便做出初步的诊断。若患者从幼年时即出现心悸,则多与先天性心血管疾病有关。

(2)体格检查:①疑诊为器质性心脏病时,应重点检查心脏有无病理性体征,即有无心脏杂音、心脏增大以及心律改变等,有无血压增高、脉压增大、水冲脉等;②疑诊为非器质性心脏病时,还应注意患者的全身情况检查。如精神状态、体温、有无贫血、多汗、甲状腺是否肿大等;③体检应仔细,避免遗漏。

(3)实验室检查:①考虑为甲状腺功能亢进、低血糖或嗜铬细胞瘤等疾病时,可入院进行相关的实验室检查,如测定血清 T3、T4、甲状腺吸碘率、血糖、血、尿儿茶酚胺等;②考虑贫血时,可入院查血常规,必要时可进行骨髓穿刺检查骨髓涂片以进一步明确病因。

(4)综合分析与鉴别:分析与鉴别心悸的原因的过程中,详细的病史询问、相关的体检和实验室检查对诊断和鉴别诊断也很有帮助，其中心电图是鉴别诊断的重要手段。心悸常见的鉴别情况见表4-15。

表4-15 心悸常见原因鉴别

	心脏搏动增强	心律失常	心脏神经症
临床表现	各类后天获得性心脏病、贫血、高热、甲状腺功能亢进、低血糖发作、嗜铬细胞瘤阵发性血压升高等出现心悸，心脏收缩力增强可引起心悸。心悸可为生理性或病理性。 生理性者可见于健康人在强烈体力活动或精神过度紧张之时，也可见于大量吸烟、饮酒、饮浓茶或咖啡，或应用某些药物时。	各类心律失常，可伴有器质性心脏病	青壮年女性多见，自主神经功能失调引起的一种临床综合征，除感心悸之外，常有心率加快、心前区刺痛或隐痛、呼吸不畅并常伴有头痛头晕、注意力不集中等神经症症状。发病常与精神因素有关，每因情绪激动而发作。精神刺激常为发病诱因。

续表

	心脏搏动增强	心律失常	心脏神经症
实验室检查	各个疾病的实验室表现(如贫血者红细胞和血红蛋白减少、高热者白细胞增多、甲状腺功能亢进者血中甲状腺激素水平增高、低血糖发作者血糖减低、心脏病者心脏彩超有心室肥大等)	多无显著异常	多无显著异常
心电图	无特异性变化,多伴有窦性心动过速	特征性心电图	窦性心动过速
主要治疗	针对不同病因治疗	抗心律失常治疗	调整神经功能

3. 严重程度判别

(1)生命体征:生命体征是判别心悸危险与否的重要指标,特别是血压、脉搏偏离正常值越多,危险越大。

(2)心电图:心电图对心悸的诊断尤为重要。若静息时心电图未发现异常可嘱患者适当运动或进行 24 小时动态心电图监测。

(3)心脏多普勒超声检查:对于怀疑有器质性心脏病的患者,为进一步明确病因,还可进行心脏多普勒超声检查以了解心脏病变的性质及严重程度。

二、救治方法

（一）救治原则

心悸的治疗主要以明确病因为主，针对不同病因进行治疗。消除紧张情绪对所有患者都是有益的。

（二）具体措施

1. 心脏神经症

（1）以调整神经功能为主。

（2）合并有其他系统器质性疾病者：以器质性疾病治疗为主（如甲状腺功能亢进、风湿性心脏瓣膜病、贫血、高热、高血压、冠心病、心肌病等）。

（3）必要时可以考虑使用安慰剂或镇静剂。

2. 期前收缩　各类期前收缩患者以病因治疗为主。

（1）房性期前收缩：应针对原发病，肺部疾患者应给予充足供氧、控制感染，停用氨茶碱、异丙肾上腺素等药物，胺碘酮可能有效，补充钾镁盐可抑制心动过速的发作。

（2）交界性期前收缩：通常无需治疗。无器质性心脏病者室性期前收缩若无症状无需治疗，若症状明显，消除症状为目的。注意减轻患者的心理负担或压力。

（3）室性期前收缩：有急性心肌缺血者的室性期前收缩，应预防使用利多卡因静脉注射，早期应用β-受体阻滞剂可以减少心室颤动的危险，但应注意心功能和电解质的情况。

3. 心动过速　窦性心动过速以病因治疗为主，其他快速性心律失常需做相应处理。

（1）阵发性室上性心动过速：包括房室结区折返性心动过速和房室折返性心动过速。①兴奋迷走神经，如深吸气后屏气、压迫眼球或颈动脉窦按摩；②维拉帕米 5mg 静脉缓慢推注(5 分钟)，或毛花苷 C 0.2～0.4mg 加入 25%或 50%葡萄糖 20ml 内静脉缓慢推注，或 ATP10～20mg，1～2 秒内快速静脉注射。

(2)室性心动过速：①血液动力学不稳定的室性心动过速：立即同步电复律，能量为 10J。若为无脉室性心动过速可用非同步 200J 电击复律。此条适用于其他宽 QRS 波心动过速。②血流动力学稳定的室性心动过速：胺碘酮 150mg，10 分钟以上静脉注射，然后以 1mg/min 维持静脉点滴 6 小时，再以 0.5mg/min 维持静脉点滴。若无效，必要时再以 150mg/min 静脉注射 1 次，1 日内最大剂量不超过 2 支。有器质性心脏病或心功能不全者不宜用利多卡因、普罗帕酮、维米帕尔、地尔硫䓬。

(3)尖端扭转性室性心动过速：①首选硫酸镁，首剂 2～5g，3～5 分钟以上静脉注射；②异丙肾上腺素有助于控制该类室性心动过速，但可使部分室性心动过速恶化为室性颤动，应慎用。

(4)心室颤动/心室扑动：①立即非同步直流电除颤复律，能量选择 200～360J；②查找并纠正病因或诱因，如电解质紊乱(低钾/低镁)、心肌缺血，洋地黄中毒或致心律失常抗心律失常药。

(5)心房颤动/扑动：①减慢心室率：毛花苷 C 0.2～0.4mg 稀释后缓慢静脉注射，如毛花苷 C 无效可用地尔硫䓬 5～10mg，缓慢静脉注射，而后 5～10mg/h 静脉滴注。在大多数心房扑动，毛花苷 C 无效，需用地尔硫䓬。②复律：心脏正常的孤立性心房颤动或高血压患者合并心房颤动，可选用静脉普罗帕酮 2mg/kg，7～10 分钟静脉推注，也可一次顿服普罗帕酮450～600mg。心肌梗死、心力衰竭患者应选用胺碘酮。血流动力学不稳定时，同步直流电复律。心房颤动100～200J，心房扑动25～50J。③预激综合征含并心房颤动，部分或全部经房室旁路下传心室：不用作用于房室结的药物，如毛花苷C、维拉帕米、β受体阻断剂等，因可能恶化为心室颤动；心室率>200次/分血流动力学不稳定，立即同步直流电复律，能量同上；心室率>200次/分，血流动力学稳定，可选用静脉普鲁卡因胺或普罗帕酮。

4. 心动过缓

(1)无症状的窦性心动过缓，心率≥45次/分，无需治疗。

(2)导致晕厥的病态窦房结综合征，尤其是慢-快综合征，先临时起搏，择期行永久埋藏式起搏器植入。

(3)房室传导阻滞：①Ⅰ度和Ⅱ度Ⅰ型可观察，查找与纠正病因，一般不需急诊处理；②Ⅱ度Ⅱ型或完全性房室传导阻滞，应立即行临时起搏。有明确病因或诱因可纠正的完全性房室传导阻滞，如下壁心肌梗死、急性心肌炎、洋地黄中毒或抗心律失常药(β受体阻滞剂、维拉帕米、地尔硫䓬等，尤其是它们合用时)所致者，应纠正病因或诱因。这种患者大多不需要埋藏式起搏器，而无病因与诱因可纠正者，应择期行埋藏式起搏器植入。上述治疗中，起搏治疗安全可靠应尽快实施临时起搏，如无条件起搏或在未实现满意起搏前短时间可试用阿托品或异丙基肾上腺素。心肌梗死时应十分慎重，因可能导致严重室性心律失常(如心室颤动)。

典型案例：患者，女，67岁，心悸1周来诊，伴乏力、食欲减退，无发热、咳嗽，无腹泻、尿频，无黄疸，偶伴头晕黑矇、失神发作。体检：血压：125/75mmHg，神清，双肺无啰音，心音有力，律不齐，未闻及杂音，腹平软，肝脾未触及。双下肢无水肿。入院后行肝肾功能、电解质、凝血功能、血常规等检查无异常发现，胸片无异常，尿常规、大便常规未见异常，心电图显示严重窦性心动过缓伴不齐（约45次/分），行Holter监测发现患者有长达7秒的长间歇多次伴有失神发作，建议患者安装起搏器，患者家属拒绝，1周后患者死亡。

思考题：

1. 如何快速确定心悸的病因？
2. 血流动力学指标有哪些？
3. 如何确定心律失常患者的危险程度？
4. 如何评估心悸？

小结：心悸是一个常见症状，确定原因是一个鉴别的过程，识别危险的心悸是急诊医师的首要任务，快速准确处理更是一个富有挑战的课题。

（张绪国）

第八节 眩　　晕

眩晕症（vertigo）是机体对空间的定向感觉障碍或平衡感觉障碍，是一种运动错觉。患者感自身或外境在移动、旋转或摇晃。眩晕症状出现的同时，常伴有平衡失调、站立不稳、眼球震颤、指物偏向、恶心、呕吐、面色苍白及血压等变化。

一、病情评估

(一) 资料收集

1. 发病情况　夜间还是晨起发病，突然发病还是缓慢发病；首次发病还是反复发病；何种情况下发病，体位改变、扭颈，或某种特殊体位发病；眩晕的形式是旋转还是非旋转性的；强度能否忍受，意识是否清楚；睁、闭眼时眩晕是减轻还是加重，声光刺激、变换体位时眩晕是否加重。

2. 主要症状及临床特点

(1)脑血管性眩晕：突然发生剧烈旋转性眩晕，可伴有恶心呕吐，多伴有耳鸣、耳聋，眼球震颤等。

(2)脑肿瘤性眩晕：早期常出现轻度眩晕，可呈摇摆感、不稳感，而旋转性眩晕少见，常有单侧耳鸣、耳聋等症状，随着病变发展可出现邻近脑神经受损的体征，如病侧面部麻木及感觉减退、周围性面瘫等。

(3)颈源性眩晕：表现为多种形式的眩晕，伴头昏、晃动、站立不稳、沉浮感等多种感觉。眩晕反复发作，其发生与头部突然转动有明显关系，即多在颈部运动时发生，有时呈现坐起或躺卧时的变位性眩晕。一般发作时间短暂，数秒至数分钟不等，亦有持续时间较长者。晨起时可发生颈项或后枕部疼痛。部分患者可出现颈神经根压迫症状，即手臂发麻、无力，持物不自主坠落。半数以上可伴有耳鸣，62%～84%患者有头痛，多局限在顶枕部，常呈发作性跳痛。

(4)眼源性眩晕：非运动错觉性眩晕，主要表现为不稳感，用眼过度时加重，闭眼休息后减轻。眩晕持续时间较短，睁眼看外界运动的物体时加重，闭眼后缓解或消失。常伴有视力模糊、视力减退或复视。视力、眼底、眼肌功能检查常有异常，神经系统无异常表现。

（5）心血管性眩晕：高血压病引起的眩晕通过血压测定可以明确诊断。颈动脉窦综合征可以导致发作性眩晕或晕厥。发病诱因大多是突然引起颈动脉受压的因素，如急剧转颈、低头、衣领过紧等。

（6）内分泌性眩晕：低血糖性眩晕常在饥饿或进食前发作，持续数十分钟至1小时，进食后症状缓解或消失，常伴有疲劳感，发作时检查血糖可发现有低血糖存在。甲状腺功能紊乱也可以导致眩晕，临床以平衡障碍为主，对甲状腺功能的相关检查可以确诊。

（7）血液病导致的眩晕：白血病、恶性贫血、血液高凝疾病等均可引起眩晕，通过血液系统检查可以确诊。

（8）神经官能性眩晕：患者症状表现为多样性，头晕多系假性眩晕，常伴有头痛、头胀、沉重感，或有失眠、心悸、耳鸣、焦虑、多梦、注意力不集中、记忆力减退等多种神经症表现，无外物旋转或自身旋转、晃动感。对于45岁以上的妇女，还应注意与更年期综合征鉴别。

3．伴随症状

（1）自主神经症状：血压变化，出汗，面色苍白，腹泻等。

（2）耳部症状：耳聋，耳鸣，耳闷等。

（3）眼部症状：眼前发黑，复视，视物模糊等。

（4）颈部症状：颈项部或肩臂疼痛，上肢麻木，活动受限等。

（5）中枢神经系统症状：头痛，意识障碍，感觉运动障碍，语言或构音障碍等。

4．诊治经过　眩晕后有无就诊及其疗效。

5. 既往史的询问　有无高血压、心脏病（尤其是心脏瓣膜病、先天性心脏病、心肌梗死）、有无脑血管病、中耳炎、耵聍、颅脑外伤等病史。

（二）病情观察

(1)生命体征监测：包括体温、脉搏、呼吸、血压、瞳孔、神志等。尤其注意患者瞳孔、神志的变化，对于评估病情具有重要意义。

(2)神经系统评估：全面的神经系统体检对于评估病情具有指导作用。

(3)实验室检查对病情的评估：建议入院积极完善头颅CT、脑电图、TCD等检查，快速完善心电图、血常规、血糖的检查，迅速评估疾病的严重程度，取得对疾病的初步判断。

(4)中枢性眩晕与周围性眩晕的鉴别见表4-16。

表4-16　中枢性眩晕与周围性眩晕的鉴别

临床特征	周围性眩晕	中枢性眩晕
眩晕的特点	突发，持续时间短	持续时间长，较周围性眩晕轻
发作与体位关系	头位或体位改变可加重，闭目	与改变头位或体位无关，闭目
眼球震颤	不减轻水平性或旋转性，无垂直性，向健侧注视时眼震加重	减轻眼震粗大和持续
平衡障碍	站立不稳，左右摇摆	站立不稳，向一侧倾斜

续表

临床特征	周围性眩晕	中枢性眩晕
自主神经症状	伴恶心、呕吐、出汗等	不明显
耳鸣和听力下降	有	无
脑损害表现	无	可有，如头痛、颅内压增高、脑神经损害、瘫痪和痫性发作等
病变	前庭器官病变，如内耳眩晕症、迷路炎、中耳炎和前庭神经元炎等	前庭核及中枢联络径路病变，如椎-基底动脉供血不足、小脑、脑干及第四脑室肿瘤、听神经瘤、颅内压增高和癫痫等

二、救治方法

1. 救治原则　以对症治疗为主，尽快查明病因，进行病因治疗。

2. 具体措施

(1)采取可缓解患者症状的姿势如半靠位、平卧，缓解症状。

(2)给予吸氧、心电监护，积极稳定生命体征的基础上尽快入院完善相关检查，如头颅 CT、MRI、脑电图、TCD 等，明确病因。

(3)可酌情选用以下药物或方法：①抗眩晕：重症者肌

内注射异丙嗪(非那根)25～50mg,或地西泮(安定)5～10mg,尽快控制眩晕发作,减轻患者痛苦,缓解紧张情绪;②止呕吐:甲氧氯普胺10mg肌内注射或维生素B_6 0.2g静脉滴注;③少数患者眩晕由小脑出血或梗死所致,病情危重。应密切观察生命体征,并予以相应处理,如降颅压、降血压等。

(4)转送途中行车平稳,避免头部震动,密切观察病情变化。

(5)对于频繁呕吐且发生意识障碍的患者,头要偏向一侧,防止误吸。

典型案例:患者白某,男,48岁。反复眩晕10年,再发1天入急诊门诊。

资料收集:患者于10年前突感眩晕、耳鸣、听力减退、恶心呕吐、面色苍白、心慌出汗、闭目卧床,不敢翻身,经某医院诊断为内耳性眩晕症,服谷维素及镇静药物后,症状稍有减轻,但10年来发作频繁,每1～2周发作一次,工作受影响,此次因劳累,出现眩晕、耳鸣、频繁恶心呕吐,生命体征平稳,既往无高血压、糖尿病、脑血管病病史,外院头颅CT及TCD正常。

病情评估:中年男性,眩晕多年,外院诊断为内耳性眩晕症,生命体征平稳,外院检查及病史可基本排除脑血管疾病,故考虑梅尼埃综合征。

救治方法:立即给予地西泮5～10mg肌注缓解症状;收治耳鼻喉科。

思考题:

1. 常见的眩晕有哪些症状及临床特点?

2. 中枢性眩晕与周围性眩晕如何鉴别?

小结：眩晕是一症状，院前急救时以对症治疗为主，尽快查明病因，进行病因治疗。

（李昌盛）

第九节　精神行为异常

一、过度换气综合征

过度换气综合征（hyperventilation syndrome）是由于过深过快的呼吸，导致血液中二氧化碳分压下降，pH 值上升，出现呼吸性碱中毒，致使血中游离钙减少所引起的一种综合征。临床表现为一组复杂多样的精神、神经症状。患者多有焦虑及癔症性格倾向，发作常与紧张不安、恐惧等情绪因素有关。好发于 15～30 岁女性。

（一）病情评估

1. 资料收集

（1）发病原因：有无诱发因素如情绪变化（如生气、憎恨、哭泣、焦虑、疼痛、兴奋激动等）、工作压力、饮咖啡或浓茶等。

（2）临床表现：过度换气综合征表现为反复发作的意识丧失，但无癫痫等证据。患者快速呼吸 2～3 分钟即可诱发，患者先感眩晕，然后晕厥或感头晕并产生脱离现实的情感。头痛、头晕、恶心、呕吐、颜面部麻木、听力障碍、耳鸣、眼花、肢体刺痛或麻木、肌肉僵硬、手足痉挛；口干、难以控制的哭笑；发作时间地点及持续时间不定。

有些年轻女性常因情绪紧张而突然感到胸闷、气短，且病情往往随着旁人的暗示加重。发病时，患者除手、足抽搐外，还伴有呼吸急促、感觉异常、头晕、视物模糊、憋气，严重者有意识障碍及周身颤抖。患者胸痛多发生在心前部，性质如刀割针刺，有时自诉疼痛向颈或背部放射，与冠心病、心肌炎、心绞痛极为相似。

2. 病情观察　主要观察神志、呼吸频率、节律、心率及 SPO_2。

（二）救治方法

1. 心理治疗　一般无需送医院治疗，可让患者平卧、安静休息，家人应对其耐心护理，安慰，减少其紧张不安的情绪，暗示疗法常能取得较好的效果。若短时间内反复发作，建议送往医院治疗。

2. 改善呼吸性碱中毒　帮助调整呼吸节奏，或用硬纸做成喇叭状，罩在患者的口鼻部，使呼出的二氧化碳部分回吸，改善碱中毒现象，恢复和改善脑部血氧供应。

3. 药物治疗　地西泮 10mg 肌注或静脉缓慢注射，使患者尽快安静。静推 10％葡萄糖酸钙 10～20ml 纠正低血钙，若伴低血糖应积极纠正。

（杨贤义　涂汉军）

二、谵妄与躁狂状态

急性谵妄或躁狂状态（delirious state or mania）大多是原发疾病的一个表现，多伴有与原发病相关的症状和体征。谵妄属于意识障碍的范畴，病理基础是大脑皮层功能紊乱，患者往往有明显的精神活动异常。躁狂发作以心境高涨为主，与其处境不相称，可从愉快到欣喜若狂，某些病例仅以易激惹为主，严重者可出现幻觉、妄想等精神病症状。

（一）病情评估

1. 资料收集

（1）发病原因：精神因素：癔症、狂躁性精神分裂症和精神活性类药物作用；躯体疾病：感染性疾病、肝性脑病、肺性脑病、代谢和内分泌疾病、休克早期；中毒：理化因素中毒、各种动植物中毒；颅内因素：颅内出血、颅脑外伤、颅内感染、脑梗死、颅内占位等；其他因素：如急性尿潴留。

（2）临床表现：患者有意识障碍，且有动作增加定向力全部或部分丧失，思维零乱，对周围环境不能正确辨认。精神兴奋的患者躁动不安，可伴有无目的地行走和冲动行为如毁物、攻击他人或自残。常有幻觉，多为视幻觉，亦可有前庭幻觉、听幻觉、触幻觉等。幻视内容有时可因暗示而变化。亦可有错觉。视幻觉及视错觉的内容多带恐怖色彩。患者有时可以与外界有些接触，呼之能简单应答，常不切题，且维持很短时间。患者睡眠节律也有障碍，夜晚多加重，躁动不安，日间则表现嗜睡。常伴出汗、心跳加快、面色潮红、粗大震颤等躯体症状。

心境障碍（情感性精神障碍）的躁狂发作以情绪高涨或易激惹为主，注意力不集中或随环境转移、语言增多、思维奔逸、联想加快或意念飘忽不定的体验；自我评价过高或夸大、精力充沛、不感疲乏、活动增多、行为鲁莽、不计后果、睡眠少等。

2. 病情观察　意识、生命体征等，鉴别是否存在危及生命的情况。有无严重的自杀自残或攻击他人的倾向。

（二）救治方法

1. 控制兴奋躁动　地西泮 10mg 肌注或静脉推注；氟

哌啶醇 50～100mg 肌注。

2. 病因治疗　疑是精神性疾病，应及时联系到精神病专科医院治疗。

3. 护理措施　保障患者与医护人员及他人的人身安全，防止意外事故发生。必要时给予强制性约束措施。

（杨贤义　涂汉军）

第五章　消化道异物的院前急救 >>>

消化道异物是指误吞或故意吞入消化道的各种物体，不能及时通过肛门排出体外，是需要紧急处理的常见急诊之一，患者一旦误吞均可出现胸骨后不适、疼痛难忍，严重影响生活质量。

一、消化道异物的院前诊断

完全清醒、有沟通能力的大龄儿童和成人，一般都能确定吞食的异物，指出不适部位。然而，一些患者并不知道他们吞食了异物，而在数小时、数天或数年后出现与并发症有关的症状。幼儿及精神病患者可能对病史陈述不清，如果出现呛咳、拒绝进食、呕吐、流涎、哮鸣、血性唾液或呼吸困难等症状及体征时，应高度怀疑吞食异物的可能。

颈部出现肿胀、红斑、触痛或捻发音，这些症状提示口咽部或上段食管的穿孔。应当评估患者的通气功能、气道受损情况和误吸的危险。

二、消化道异物的院前急救

1. 处理原则　消化道异物一旦确诊，必须决定是否需要治疗、紧急程度、治疗方法。下列因素影响处理方法：患者年龄及临床状况，摄入异物的大小、形状和分类，异物存留部位，内镜医师的技术水平。内镜介入的时机，取决于发生误吸或穿孔危险的可能性。

2. 当儿童误吞了异物，家长不要惊慌，多数体积小且光滑、柔软的异物，可在2～3天后经消化道自然排出，不过在观察期间，应注意患儿有无症状，粪便中有无异物排出。

3. 需送往医院进一步检查　明确异物的大小、形状和种类，异物存留部位，以决定进一步的治疗方案。如果是金属异物，需由X线反复透视，追踪观察；对身体有影响的、尖锐的、体积较大的、有腐蚀性或有毒的异物就应尽早行胃镜下异物取出术，以免异物嵌顿，并发生消化道黏膜出血、穿孔、感染。

（段　斌）

第六章　环境及理化因素损伤的院前急救 >>>

第一节　中　　暑

中暑是指患者直肠温度达到或超过 40.6℃，常常由于锻炼或身处于高温、高湿环境所引起，而骤然发生的以高热、出汗、口渴、乏力或神昏、抽搐等为主要临床表现的一种急性热病。

一、病情评估

1. 资料收集

(1)环境与现场特点：现场温度，有无烈日下暴晒，有无高温下剧烈运动。

(2)起病情况与患病时间：何时中暑、是否中暑，有无服用某些药物，中暑前有无体温稍高，有无头痛眩晕、疲劳等。

(3)主要症状及进展特点：高热、头晕眼花、耳鸣、胸闷心悸、口渴大汗，严重者晕厥、昏迷、痉挛等。

(4)伴随症状或体征：乏力、手足痉挛等。

(5)诊疗经过：中暑后有无就诊及其效果。

(6)中暑的身心反应：头晕、乏力、心悸、口渴、烦躁、意识障碍等。

(7)既往健康状况:有无高血压、冠心病,糖尿病及脑卒中等病史。

2. 病情观察

(1)生命体征等观察:包括体温、脉搏、呼吸、血压、神志、面容、皮肤、出汗等。直肠温度常在41℃以上。若中暑时间较长可出现行为改变、高热、神志障碍或昏迷和多器官衰竭等表现。

(2)病情程度分级:根据体温、有无脱水、行为改变等指标,将病情进展分为三期见表6-1。

表6-1 病情进展分期

分级	体温	脱水	行为改变	意识障碍	症状
热痉挛	正常或稍高	无	无	无	下肢腓肠肌或腹部肌群痛性肌痉挛
热衰竭	轻度升高	有	无	无	疲乏无力、头痛眩晕、恶心呕吐、多汗等
热射病	高热	有	有	有	皮肤干燥、无汗、意识障碍、多器官衰竭

二、救治方法

1. 救治原则 物理或药物降温,保持呼吸道通畅,迅速补充血容量,维持水、电解质、酸碱平衡,防治急性肾功能衰竭,同时积极进行病因诊断和治疗,快速进行转运。

2. 具体措施

(1)吸氧,保持呼吸道通畅。

(2)开通静脉,维持体内平衡:立即行外周静脉穿刺以建立静脉通道开始补液。如无血流动力学改变可予生理盐水缓慢静滴维持静脉通畅。扩充血容量,可给予5%葡萄糖盐水或血浆,重度低钠者可慎用3%生理盐水100～200ml,必要时2小时重复一次。补钾,轻者口服含盐饮料,重者5%葡萄糖盐水静脉输注。

(3)可酌情选用以下药物或方法降温:①物理降温:将患者脱去衣服转移到通风良好的低温环境,进行皮肤肌肉按摩。头部用冰帽连续降温,颈部、腋下、腹股沟等处放置冰袋。无循环障碍者,可用冰水擦浴或将躯体浸入27～30℃水中降温。对循环障碍者,可用凉水反复擦拭皮肤和同时应用电风扇或空气调节器。②药物降温:若寒战,可予氯丙嗪25～50mg加入500ml溶液,静脉输注1～2小时。有脑水肿者酌情选用20%甘露醇,糖皮质激素静滴。降温期间应检测体温变化,放置Foley导尿管,检测尿量。

(4)心电监护,使患者安静平卧,抬高下肢增加回心血量,注意通风。

(5)转送途中行车平稳,密切观察病情变化。

(6)安慰患者助其消除紧张情绪,向家属交代病情,并通知欲到达的医院。

(梁鹏飞)

第二节 淹 溺

淹溺是指人淹没于水或其他液体中,液体充塞呼吸道及肺泡或反射性引起喉痉挛发生窒息和缺氧处于临床死亡状态。以面部青紫、肿胀，肢体湿冷，腹胀，意识障碍甚至心跳呼吸骤停为主要临床表现。

一、病情评估

1. 资料收集

(1)环境与现场特点：现场水深、水质、有无昏迷、有无外伤。

(2)起病情况与患病时间：何时落水，有无饮酒及服用某些药物，有无中毒、损伤及其他疾病，落水后有无挣扎等。

(3)主要症状及进展特点：神志丧失、呼吸停止及大动脉搏动消失。

(4)伴随症状及体征：口渴。

(5)诊疗经过：淹溺后有无就诊及其效果。

(6)淹溺的身心反应：头痛、剧烈咳嗽、胸痛、呼吸困难、皮肤发绀、颜面肿胀、烦躁不安等。

(7)既往健康状况：有无慢性乙肝，有无手术外伤、有无精神异常等。

2. 病情观察

(1)生命体征等观察：包括体温、脉搏、呼吸、血压、神志、瞳孔、皮肤、黏膜等。一般呼吸道有大量水和异物。

(2)病情程度分级：根据心率、血压、神志、有无异物等指标，分为轻、中、重度三级(见表 6-2)。

表 6-2 病情程度分级

分级	心率	血压	神志	呼吸道异物	呼吸	生理反射	症状
轻度	增快	升高	清楚	少量或无	正常或稍不整	工常或稍减弱	肢体湿冷

续表

分级	心率	血压	神志	呼吸道异物	呼吸	生理反射	症状
中度	减慢	降低	模糊	大量水和呕吐物	不整或表浅	减弱	反射性喉痉挛
重度	不齐	降低	昏迷	血性泡沫、淤泥或呕吐物	困难	消失	皮肤发绀、四肢冷

二、救治方法

1. 救治原则　保持呼吸道通畅,迅速补充血容量,纠正水、电解质失衡,同时积极进行病因诊断和治疗,快速安全转运。

2. 具体措施

(1)脱离现场:尽快将患者从水中救出,迅速清除口鼻腔中污水、污物、分泌物及其他异物。吸入海水者,尽快采取头低俯卧位拍打背部促使肺水排出,但操作时间不宜过长。

(2)吸氧,保持呼吸道通畅:半卧位或侧卧位以避免误吸引起窒息,备好吸引装置。

(3)开通静脉,纠正酸碱平衡:立即行外周静脉穿刺以建立静脉通道开始补液。如无血流动力学改变可予生理盐水缓慢静滴维持静脉通畅。如果出现电解质紊乱,则需对症处理。

(4)心电监护,使患者安静平卧,减少搬动,严禁让患者走动,对烦躁不安者使用镇静剂。抬高下肢增加回心血量,注意保暖。

(5)转运过程中注意有无头颈部或其他严重创伤。对于昏迷和呼吸停止者应进行心肺复苏。

(6)向家属交代病情,并通知欲到达的医院。

(梁鹏飞)

第三节 触　　电

触电是指由于雷击或触电引起,以皮肤烧灼伤、抽搐、心律失常等为主要表现的急性疾病。

一、病情评估

1. 资料收集

(1)环境与现场特点:现场有无电源、电压,有无雷击,有无意识障碍,有无呼吸停止。

(2)起病情况与患病时间:何时触电、持续时间。

(3)主要症状及进展特点:皮肤烧灼伤。

(4)诊疗经过:触电后有无就诊及其效果。

(5)触电的身心反应:瞬间感觉异常、痛性肌肉收缩、头痛头晕、心悸、面色苍白、惊恐等。

2. 病情观察

(1)生命体征等观察:包括体温、脉搏、呼吸、血压、心律、神志、大血管搏动等。高压电击特别是雷击时,常出现心搏、呼吸骤停和神志丧失。

(2)局部皮肤烧灼伤及深部组织伤:胸腹有无内脏损伤;头颅、肢体骨折及神经系统损伤。

(3)心电图表现:电击伤后容易出现心室颤动,室性期前收缩等。

二、救治方法

1. 救治原则　立即脱离电源，快速评估，紧急处置。

2. 具体措施

(1)立即脱离电源，注意应用绝缘物，避免再次触电，若有心脏呼吸停止立即行心肺复苏。

(2)吸氧，保持呼吸道通畅：半卧位或侧卧位。

(3)开通静脉，纠正休克：立即行外周静脉穿刺以建立静脉通道开始补液治疗，防治休克，维持尿量 50ml/h；20%甘露醇快速输入利尿防止急性肾小管坏死，适量碳酸氢钠静滴以碱化尿液。

(4)心电监护，使患者安静平卧，减少搬动，对心律失常者酌情使用抗心律失常药物。

(5)外科处理：必要时行筋膜和焦痂切开减压重点在于腕部、前臂及一切水肿张力大的皮肤；有肢体骨折，则需行夹板外固定；清洁敷料包裹创面，合并大出血时橡皮止血带结扎临时止血。

(6)转送途中行车平稳，密切观察病情变化，安慰患者，向家属交代病情，并通知欲到达的医院。

（梁鹏飞）

第四节　烧　烫　伤

烧烫伤泛指各种热源（热水、热液、热蒸汽、热固体、火焰等）、光电、化学腐蚀剂（酸、碱）、放射线等因素所致的人体组织损伤。主要有热液烫伤、化学性灼伤、接触性烫伤、火焰烧伤、电灼伤五种类型。轻微的烧烫伤一般预后良好，严重的烧烫伤不但会危及生命，还容易留下瘢痕和残疾，需紧急救治。

一、病情评估

1. 临床特征

(1)有火焰、蒸气、沸水、热油、强酸、强碱、电流及放射线等烧伤史。常可合并有毒气体或化学中毒、窒息、休克及外伤等。

(2)皮肤烧伤。

2. 估算烧烫伤面积

(1)手掌法：伤员五指并拢，手掌面积相当于其体表面积的1%，适用小面积烧伤计算。

(2)九分法：将全身体表面积划分为11个9%，适用于成人大面积烧伤。①头颈9%×1：发际、面、颈各3%。②上肢9%×2：双上臂7%、双前臂6%、双手5%。③躯干9%×3：躯干前面13%、躯干后面13%、会阴1%。④下肢9%×5＋1%：双臀5%、双大腿21%、双小腿13%、双足7%。

3. 判断烧烫伤深度

(1)Ⅰ度烧烫伤：伤及表皮层，创面红色斑块状，烧灼样疼痛。又称为红斑性烧伤。

(2)浅Ⅱ度烧烫伤：伤及真皮及部分生发层。水泡壁薄，基底红润，痛觉敏感。又称为水泡性烧伤。

(3)深Ⅱ度烧烫伤：伤及真皮深层。水泡壁厚，基底白或红白相间，痛觉不敏感。

(4)Ⅲ度烧烫伤：伤及皮肤全层及皮下、肌肉、骨骼。创面厚如皮革，毛发脱落，无感觉。又称焦痂性烧伤。

4. 伤情分类见表 6-3。

表 6-3　烧烫伤程度表

程度	面积
轻度	Ⅱ度烧、烫伤面积＜10％
中度	10％≤Ⅱ度烧、烫伤面积≤29％，或Ⅲ度烧烫伤面积≤9％
重度	30％≤Ⅱ度烧、烫伤面积≤49％，或 10％≤Ⅲ度烧烫伤面积≤19％，或烧、烫伤面积＜30％，但有休克、复合伤、化学中毒或呼吸道吸入性损伤等并发症
特重度	Ⅱ度烧、烫伤面积≥50％，Ⅲ度烧、烫伤面积≥20％；已有严重并发症

5. 呼吸道烧伤的判断　面部有烧伤，鼻毛烧焦，鼻前庭烧伤，咽部肿胀，咽部或痰中有碳化物，声音嘶哑。早期可闻肺部广泛干鸣音，重者呼吸困难、窒息、喉部可闻干鸣。呼吸道烧伤不计算烧伤面积。

二、救治方法

1. 救治原则　立即消除致伤因素，解除窒息，纠正休克，保护创面，防治并发症。

2. 具体措施

(1)立即消除致伤因素：如脱离现场，剪开脱去烧毁或浸湿的衣服等，避免着火衣服或衣服上的热液继续作用，使创面加大加深。

(2)创面用冷水冲洗或浸泡(15～30 分钟)：是烧伤早

期最为有效而经济的急救手段，可防止热力继续作用于创面使其加深，并可减轻疼痛，减少渗出和水肿。伤后宜尽早进行，越早效果越好。一般适用于中小面积烧烫伤，特别是四肢的烧伤；若烧、烫伤面积大，则不必浸泡过久，以免体温下降过低，或延误治疗时机。生石灰烧伤处理时，应先祛除体表的石灰后再冲洗。

(3)解除窒息，确保呼吸道通畅：必要时行环甲膜穿刺或气管切开，给予吸氧。呼吸道烧伤者切忌气管内插管。

(4)保护创面，防止继续污染和损伤：用无菌或洁净的三角巾、烧伤单、床单等包裹，尽量避免移去表皮，尽量不要弄破水泡。手足烧伤包裹时应将指(趾)分开，以防粘连。注意不要在受伤部位涂抹麻油、酱油、牙膏、肥皂、草灰等，因为这样做不但没有效果，还容易造成感染。同时也不要外涂某些有颜色的药物如甲紫、汞溴红溶液等，以免影响医护人员对创面深度的判断和处理。小面积、轻度烧(烫)伤的患者可局部涂烫伤膏，后用保鲜膜覆盖。

(5)纠正休克：可应用羟乙基淀粉，低分子右旋糖酐、0.9%氯化钠等静滴。

(6)镇痛：哌替啶 50～100mg 肌注。

(7)强酸、强碱烧伤的处理：皮肤及眼烧伤时立即用大量清水冲洗创面或眼内 10 分钟以上，创面按一般烧伤处理；眼烧伤时用氢化可的松及氯霉素等眼药水或眼膏后，双眼包扎。消化道烧伤时严禁催吐及洗胃，以免消化道穿孔；立即口服牛奶、蛋清、豆浆以保护胃黏膜。

(8)处理复合伤，注意有无颅内伤、脊柱伤、开放性骨折和闭合性骨折，避免污染和加重损伤；中毒者予以相应处置。

(9)送往医院诊治：除面积很小的浅度烧、烫伤可以自理外，其他情况最好尽快送往附近的医院做进一步的伤口处理，若伤势较重需要住院治疗，则最好送到设施条件好、经验丰富的烧伤专科救治。在送往医院的途中，如果伤者口渴，可给少量淡盐水多次饮用，禁止单纯喝白开水或糖水。

3. 转送注意事项　保持呼吸道通畅，有窒息可能者，应做气管切开后才转送。有复合伤时，应检查并妥善处置后方可转送。创面包扎。途中输液，维持静脉通路通畅，心电监测，途中严密观察神志、呼吸、心率、血压及尿量，并做好记录，及时处理病情变化。做好防寒、防暑护理。

典型病例：患者，女，34 岁。3 小时前，因双上肢烫伤 10 分钟呼叫 120。患者做饭时双前臂、双手被开水烫伤。

病情评估：烫伤面积估算：双手 5%＋双前臂 6%＝11%；烧伤深度：患者创面可见多个水泡，壁薄，基底红润，痛觉剧烈。故考虑为浅Ⅱ度烫伤；伤情分类：中度烫伤。

急救处理：剪开脱去烫湿的衣服。创面用冷水冲洗或浸泡(15～30 分钟)。用无菌或洁净的三角巾、烧伤单、床单等包裹，尽量避免移去表皮，尽量不要弄破水泡。适量补液。送往当地医院进一步治疗，入院后给予抗感染、换药、补液等对症支持治疗至痊愈出院。

思考题：

1. 烧烫伤面积如何计算，如何判断烧烫伤深度及程度？
2. 烧烫伤的处理原则？
3. 如何保证烧伤患者的呼吸道通畅？

小结：烧烫伤患者院前急救关键是防治休克，保持呼吸道通畅防止窒息，保护创面，待生命体征稳定后尽快转入医院。

（赵　坤）

第五节　动物咬（蜇）伤

自然界有许多动物利用其牙、爪、角、刺等袭击人类，造成咬伤、蜇伤和其他损伤（包括过敏、中毒、继发感染、传染病等）。多数因为受伤后处理不当而造成不必要的感染和病情加重。故将一些常见的动物咬伤、蜇伤的院前急救原则介绍如下：

一、狗咬伤

狗咬伤分普通狗咬伤和疯狗咬伤（后者又称狂犬病或恐水病），前者多无生命危险，后者常使存于疯狗（或健康带毒狗）唾液中的狂犬病毒，沿咬伤、舔伤或抓伤的创口侵入神经系统到大脑内繁殖，引起严重的症状。被狗咬伤未做预防注射者的狂犬病发病率达10%～70%。

（一）临床症状

普通狗咬伤伤口多不规则，深浅不一，流血，局部肿胀、疼痛；而疯狗咬伤，发病潜伏期为10天至1年以上（长者10年），有头痛、疲惫、眩晕、咽痛、失眠、恶心、呕吐、食欲减退、发热等症状。甚至出现恐惧不安，怕声、怕光、怕风，喉部紧缩感，伤口疼痛、麻木、蚁走感。病到中期，病者极度恐怖，抽搐，呼吸困难，排尿困难，多汗、流涎，幻听、幻视，极度口渴又恐水而不敢饮。晚期，病者逐渐安静，四肢瘫痪，血压下降，瞳孔散大，终因呼吸、循环衰竭而死亡，病死率达100%。

(二) 病情评估

1. 判断是否为疯狗咬伤。

2. 评估局部损伤或全身脏器损伤程度。

3. 观察意识、脉搏、呼吸、血压。

(三) 急救措施

1. 急救原则　不论什么狗咬伤均应立即急救。

2. 具体措施

(1)隔离患者：立即用吸奶器或火罐将伤口内的血液吸出，随之把毒素也吸出。

(2)用20%肥皂水或0.1%苯扎溴铵液(两者不能同时使用)或清水反复洗伤口至少30分钟，洗后用75%乙醇擦伤口周围，用干净布包扎，切忌缝合伤口。

(3)立即注射狂犬疫苗，还可在伤口周围肌肉注射抗狂犬病免疫血清，以增加预防效果。狂犬疫苗接种程序：一般咬伤者于0(注射当天)、3、7、14、28天各注射狂犬疫苗1个剂量(儿童用量相同)。

(4)注射破伤风抗毒素，并注射或口服抗生素预防感染。

(5)狂躁不安的患者，应避免声、光、电、风的刺激。

(6)保持呼吸道通畅、给氧等。

(7)严重者送医院救治。

二、蜈蚣咬伤

蜈蚣又称百肢、天龙。它多生活于腐木石隙或荒芜阴湿地方，昼伏夜出，我国南方较多。蜈蚣第一对足即为毒钩，有毒腺开口，它分泌的毒汁含有组织胺和溶血蛋白，并含蚁酸。毒液呈酸性，有神经毒、溶血、致敏等作用。当人被它咬伤时，其毒汁通过它的爪毒钩尖端注入人体而中毒。

（一）临床症状

蜈蚣咬伤多在炎热天气，被咬部位红肿、疼痛、水泡、坏死及局部淋巴结肿大、淋巴管炎，同时有发热、恶心、呕吐、头痛、头晕等全身反应，严重时可出现昏迷及休克等。

（二）病情评估

1. 评估受伤原因、受伤部位。

2. 评估局部损伤或全身脏器损伤程度。

3. 观察意识、脉搏、呼吸、血压。

（三）急救措施

1. 如果伤口在四肢，应马上用布带或止血带在伤口上方绑扎，以免毒液扩散。但应注意，止血带或布带应每隔15分钟放松1分钟，以免肢体出现缺血坏死。

2. 用清水或肥皂水彻底清洗创面，有条件时可用3%氨水或用5%～10%碳酸氢钠溶液冲洗。若伤口里有毒刺应先挑除，可切开伤口取出毒钩。

3. 初次口服季德胜蛇药片20片，将季德胜蛇药以白醋溶后涂伤口周围，也可涂六神丸，或用中药芋头、鲜桑叶、鲜扁豆适量捣烂外敷。痛甚者冰敷局部，在伤口周围注射利多卡因局部封闭。

4. 严重者用镇静、抗休克治疗，并立即送医院。

三、蜘蛛咬伤

蜘蛛的毒牙是头胸部最前面的一对角质附肢，咬人时毒腺分泌的毒液通过毒牙注入伤口。毒液成分主要为胶原酶、蛋白酶、磷脂酶及透明质酸酶等，具有神经毒性、组织溶解、溶血等作用。毒蜘蛛种类多，在我国以黑寡妇蜘蛛（即红斑黑蜘蛛）毒性最强。

（一）临床症状

蜘蛛咬伤部位常有2个小红点，有红肿、疼痛、水泡、瘀斑，同时有发热、恶心、呕吐、头痛、肌痉挛、视物模糊、呼吸困难、心肌损害等全身反应，严重时可出现昏迷、休克、呼吸窘迫、急性肾功能衰竭、DIC等。

（二）病情评估

1. 评估受伤原因、受伤部位。

2. 评估局部损伤或全身脏器损伤程度。

3. 观察意识、脉搏、呼吸、血压。

（三）急救措施

1. 如果伤口在四肢，应马上用布带或止血带在伤口上方绑扎，以免毒液扩散。但应注意，止血带或布带应每隔15分钟放松1分钟，以免肢体出现缺血坏死。

2. 用清水或肥皂水彻底清洗创面，有条件时可用3%氨水或用5%～10%碳酸氢钠溶液冲洗。伤口作十字形切开，用1∶5000高锰酸钾或3%过氧化氢冲洗伤口，负压吸引排毒。

3. 初次口服季德胜蛇药片20片，将季德胜蛇药以白醋溶后涂伤口周围，在伤口周围注射0.5%的普鲁卡因（皮试不过敏者）环形封闭。

4. 伤口深、污染严重时，可肌注破伤风抗毒素。

5. 严重者用镇静、抗休克治疗，并立即送医院。

四、蜂蜇伤

蜂的种类有蜜蜂、黄蜂、大黄蜂、土蜂等。其腹部后端有毒腺与螫相连，当刺入人体时，将毒液中的蚁酸、神经毒素和组织胺等注入人体内，并将毒刺遗弃伤处，能引起溶血、出血、神经毒、肝肾损害、过敏反应。不同蜂种蜂毒成分有所不同。

(一)临床症状

有被蜂蜇病史。伤口有剧痛、灼热感、红肿、水泡形成，1～2 天自行消失。如被蜂群蜇伤多处后，有发热、头晕、恶心、烦躁不安、痉挛及昏厥。过敏者，可出现荨麻疹，口唇及眼睑水肿，腹痛、腹泻、呕吐，甚至喉头水肿、气喘、呼吸困难、血压下降、昏迷，严重者因呼吸、循环衰竭而死亡。

(二)病情评估

1. 评估局部损伤或全身脏器损伤程度。

2. 观察意识、脉搏、呼吸、血压，有无过敏性休克及喉头水肿。

(三)急救措施

1. 用镊子将毒刺拔出，用肥皂水或用 3%氨水或 3%碳酸氢钠溶液、盐水洗伤口。局部红肿处可外用炉甘石洗剂外敷以消散炎症。黄蜂蜇后，用食醋外敷伤口。

2. 初次口服季德胜蛇药片 20 片，将季德胜蛇药以白醋溶后涂伤口周围。

3. 建立静脉通道，补液利尿，抗休克、抗过敏，预防肾功能衰竭。

异丙嗪 25mg 肌内注射，或地塞米松 10～20mg，维生素 C 4.0，10%葡萄糖酸钙 10～20ml 静脉滴注；20%甘露醇利尿，5%碳酸氢钠碱化尿液预防因急性溶血引起的大量肌红蛋白堵塞肾小管。

4. 吸氧，严密观察患者神志、呼吸、血压等情况。如出现严重喉头水肿、支气管痉挛或过敏性休克，应立即给予肾上腺素 0.5～1mg 皮下注射，必要时行气管插管或气管切开。送往医院进一步治疗。

五、蝎子蜇伤

蝎子其尾端为囊状，有毒腺而成钩形毒刺，它的毒液为无色透明，内含毒性蛋白，其主要成分是神经毒素、溶血毒素、出血毒素及能使心脏、血管收缩的毒素等。蝎子是昼伏夜出，多在石下，阴雨时常进入室内。我国东北地区的毒蝎其毒力不次于眼镜毒蛇，不慎被蜇后，如抢救不及时，常在 4 天内死亡。毒性较弱的则仅有局部麻痹作用。

（一）临床症状

有红肿、灼痛、麻木、出血，有螫的伤痕。麻痹呼吸中枢，使血管先兴奋后麻痹；继而引起肠道、膀胱、骨骼肌兴奋。还可引起头痛、流涎、流泪、失眠、畏光、恶心、呕吐，重者可致舌和肌肉强直、大汗、体温下降、脉细、呼吸急促、休克、心力衰竭、肺水肿等，甚者引起胰腺炎、蛋白尿、血尿。幼儿病情比成人为重。

（二）病情评估

1. 评估受伤原因、受伤部位。

2. 评估局部损伤或全身脏器损伤程度。

3. 观察意识、脉搏、呼吸、血压。

（三）急救措施

1. 用布带在伤口上部 3～4cm 处扎紧，每隔 10～15 分钟放松 1～2 分钟。

2. 尽早将蝎子的尾刺拔除，必要时可切开伤口取出，并负压吸引排毒。

3. 伤口用弱碱性溶液(如5%碳酸氢钠、肥皂水等)或1∶5000高锰酸钾溶液冲洗。疼痛明显者可用0.5%的普鲁卡因(皮试不过敏者)在伤口周围作环形封闭。

4. 初次口服季德胜蛇药片20片,将季德胜蛇药以白醋溶后涂伤口周围,或用明矾研细,醋调外敷。

5. 对症治疗,如休克可用多巴胺、糖皮质激素,缓解肌肉痉挛可用10%葡萄糖酸钙、或地西泮5~10mg静脉注射。

6. 严重者边处理局部,边送医院。争取及早用抗蝎子毒血清、脱敏、镇静、抗休克治疗。

六、海蜇蜇伤

海蜇属空肠动物,通体透明或半透明,伞盖下有许多触须,其上有密集的刺丝囊,内含毒液。当触须触及人体及皮肤时,即可刺入皮肤并放出毒汁,使人体中毒。

(一) 临床症状

局部有触电样刺痛、麻木、瘙痒及烧灼感,经4~6小时出现线状红斑、丘疹、风团、水泡和瘀斑。全身有肌痛、乏力、胸闷、气短、心慌、气促、低热、口渴、冷汗等;少数有恶心、呕吐、腹痛、腹泻、呼吸困难、烦躁不安、血压下降、咯血,抢救不及时,可死于肺水肿及过敏性休克。

(二) 病情评估

1. 评估受伤原因、受伤部位。

2. 评估局部损伤或全身脏器损伤程度。

3. 观察意识、脉搏、呼吸、血压。

(三) 急救措施

1. 局部涂碱性溶液或1%氨水并冷敷患处,也可用

1%碳酸氢钠液、明矾水冷敷。

2. 口服抗过敏药物，如异丙嗪25mg/次，或氯苯那敏4mg/次，或苯海拉明25mg/次。

3. 静脉注射10%葡萄糖酸钙液10ml，或地塞米松5～10mg。

4. 血压下降时，静脉注射肾上腺素0.5～1ml。

5. 呼吸困难时，取半坐卧，清理口鼻内异物，吸氧。

6. 病情严重者，除对症处理外，应及时送往医院进一步治疗。

典型病例：患者张某，女，35岁。因左前臂被蜂蜇伤后3小时呼叫120。病史：患者3小时前务农时不慎被蜂蜇伤左前臂，约3口，之后患者感伤口剧痛、灼热感、红肿，伴头晕、恶心、心慌、胸闷，遂呼我院120。

病情评估：①患者务农时被蜂蜇伤，部位在左前臂。②患者伤口剧痛、灼热感、红肿，伴头晕、恶心、心慌、胸闷等全身症状，局部损伤及全身脏器损伤程度较轻。③患者神志清楚，脉搏90次/分，呼吸20次/分，血压110/70mmHg，生命体征平稳。

急救处理：伤口处未见明显毒刺，用3%碳酸氢钠溶液、盐水冲洗伤口。初次口服季德胜蛇药片20片，将季德胜蛇药以白醋溶后涂伤口周围。给患者吸氧，严密观察患者神志、呼吸、血压等情况，送往医院进一步治疗。入院后给予抗感染、破伤风抗毒素预防破伤风感染、激素抗炎、碱化尿液、护肝、护胃、营养心肌、补液、继续内服外敷季德胜蛇药等对症支持治疗，患者痊愈出院。

思考题：

1. 不同动物咬(蜇)伤都有哪些症状？

2. 狂犬疫苗接种程序?

小结:动物咬(蜇)伤院前急救原则:及早绑扎、清创排毒、内服外敷、预防感染、防治休克、维持呼吸、紧急送医。

(赵　坤)

第六节　毒蛇咬伤

我国蛇类有160余种,其中毒蛇约有50余种,有剧毒、危害巨大的有10种,如大眼镜蛇、金环蛇、眼镜蛇、五步蛇、银环蛇、蝰蛇、腹蛇、竹叶青、烙铁头、海蛇等,咬伤后能致人死亡。这些毒蛇夏秋季在南方森林、山区、草地中出现,当人在割草、砍柴、采野果、拔菜、散步、军训时易被毒蛇咬伤。蛇毒的毒性化学成分主要是具有酶活性的多肽和蛋白质。按毒理作用可分为神经毒、血液毒及其他毒性酶等,血液毒又包括心脏毒素、细胞毒素、凝血毒素、抗凝血毒素。

一、病情评估

1. 判断是否为毒蛇咬伤见表6-4。

表6-4　有毒蛇和无毒蛇的鉴别

	外形	症状
毒蛇	头部呈三角形,一般头大颈细,尾短而突然变细,表皮花纹比较鲜艳,但眼镜蛇、银环蛇的头部不呈三角形。上颌有成对的毒牙	伤口常留有1对(偶见1、3、4个)深而粗的压痕,局部有出血、瘀斑、水疱甚至坏死,周围组织肿胀、疼痛、麻木,全身症状较明显

续表

	外形	症状
无毒蛇	头部呈椭圆形，颈不细，尾部细长，体表花纹多不明显	伤口可留有2排细小的锯齿形牙痕，压痕处轻度刺痛，一般无全身症状

2. 评估中毒类型及程度见表6-5。

表6-5 毒蛇咬伤后中毒类型及临床表现

中毒类型	局部症状	全身症状
神经毒性	表现轻微，仅有微痒和轻微麻木，无明显红肿，出血少，无渗液	视物模糊、四肢无力、头晕、恶心、胸闷、呼吸困难、眼睑下垂、语言和吞咽困难、惊厥、昏迷，严重者呼吸、循环衰竭
血液毒性	表现明显，伤口肿胀、剧痛，伴有水疱、出血、皮下瘀斑和局部组织坏死、淋巴管炎、局部淋巴结肿痛，肿胀向近端蔓延	发热、头晕、恶心、呕吐、气促，重者皮肤黏膜及内脏广泛出血、溶血、贫血、血红蛋白尿、心律失常，甚至出现心、肝、肾功能衰竭，休克、DIC等

二、急救措施

1. 保持镇静和安静　如一时鉴别不清是否为毒蛇咬伤，则先按毒蛇咬伤进行初步处理及密切观察。

2. 除去紧束的衣物，固定咬伤部位，将其保持在低于心脏的水平，以利于伤口渗液的引流。

3. 立即使用皮带、布条、手帕、毛巾或绳索等，在肢体伤处近心端环形捆扎，防止毒素继续在体内扩散。松紧以能阻断淋巴和静脉回流，又能使动脉血少量通过为度，每隔20分钟放松1分钟，直到伤口处理完毕和服用蛇药30分钟后方能解除。

4. 若发现毒牙残留，立即拔除　先用清水、冷开水、肥皂水或冷盐水反复冲洗伤口；再以1∶5000高锰酸钾溶液，或3%过氧化氢，或0.1%苯扎溴铵冲洗。

5. 以牙痕为中心可用小刀把伤口切开成十字形切口至皮下，然后用双手由伤肢近心端向远端、由伤口4周向伤口中心挤压15～20分钟，以促使毒液排出；此外，还可用吸奶器、拔火罐或吸引器的方法吸出毒液。紧急时用嘴对伤口吸吮毒汁出来，急救者吸吮后立即吐出，将口嗽干净。急救者有口腔溃疡时禁用此法。

6. 毒蛇咬伤后局部肿胀较轻者可用浓盐水浸泡和33%硫酸镁湿敷。局部肿胀严重者，应尽早针刺放血或切开创口，用负压吸引器吸毒1次/6h，连续2～3天。

7. 首次口服20片季德胜蛇药，以后每隔8小时口服10片；与此同时，可外敷此药，方法是把药片捣碎用醋溶解制成糊状，在伤口周围涂敷至超过伤口邻近一个关节。

8. 肌注破伤风抗毒素预防破伤风感染。

9. 中毒症状明显情况紧急时，可立即用5%葡萄糖注射液500ml加入氢化可的松注射液100mg或地塞米松注射液10mg静脉点滴。

10. 呼吸衰竭、循环衰竭、肾功能衰竭是毒蛇咬伤的主要死因 患者出现呼吸困难应立即吸氧、使用呼吸兴奋剂；有呼吸麻痹时宜行气管插管或气管切开，呼吸机辅助呼吸或有效人工呼吸，保护心脏。尿少时及早静滴呋塞米和甘露醇，血尿者应静滴5%碳酸氢钠以碱化尿液。有呕血、便血等出血现象时应用止血剂。

11. 急救中忌用药，如吗啡、氯丙嗪、巴比妥类等中枢抑制药和横纹肌抑制药箭毒等。

12. 加强心理护理，缓解患者的恐惧及紧张 尽早送伤者到医院救治，如果毒蛇已被打死，应将死蛇一起带去，以便应用相应的抗蛇毒血清。

典型案例：患者李某，男，40岁。因“右小腿蛇咬伤后1小时呼叫120”。

病情评估：患者右小腿伤口局部表现：局部可见牙痕2个呈“V”字形，深而清晰，间距0.5～1.5cm，伤口出血不多，有刺痛麻木感，伤口周围红肿，患肢稍有活动则疼痛加剧，伤口周围有水疱和血疱，甚至皮下淤血、淤斑，局部肿胀达膝关节，伴局部淋巴结肿大触痛。全身症状：头昏、眼花、头痛、复视、视物模糊、胸闷、心悸、烦躁不安、全身肌肉酸痛等，无明显呼吸困难、肉眼血尿和血便。

急救处理：除去紧束的衣物，固定右下肢，将其保持在低于心脏的水平，在肢体伤处近心端用止血带环形捆扎，每隔20分钟放松1分钟，用肥皂水反复冲洗伤口，再以 1∶5000 高锰酸钾溶液冲洗。以牙痕为中心用小刀把伤口切开成十字形切口至皮下,然后用吸引器吸出毒液。内服外敷季德胜蛇药,范围超过膝关节,静脉注射地塞米松 30mg 抗炎。立即送往医院,途中患者生命体征平稳,入院后给予抗生素抗感染、破伤风抗毒素预防破伤风感染、激素抗炎、灌肠、碱化尿液、护肝、护胃、营养心肌、补液、继续内服外敷季德胜蛇药等对症支持治疗,患者痊愈出院。

思考题:

1. 如何判断是否为毒蛇咬伤?
2. 蛇毒分几类?毒蛇咬伤临床表现是什么?
3. 转运途中患者出现呼吸困难,如何处理?

小结:蛇咬伤患者院前急救关键是尽早清创排毒,防治休克,保持气道通畅,若呼吸肌麻痹引起呼吸衰竭,立即行气管插管或气管切开,呼吸机辅助呼吸维持呼吸功能,尽早送往医院进一步治疗。

(赵 坤)

第七节 强酸、强碱损伤

强酸、强碱损伤一般指强酸或强碱类物质接触皮肤黏膜后造成的腐蚀性损伤以及进入血液后造成的全身中毒损伤。常因意外事故吸入或口服所致。

一、病情评估

(一) 资料收集

1. 损伤机制见表 6-6。

表 6-6　强酸、强碱损伤机制

分类	损伤程度	损伤机制
强酸	与浓度、接触时间、剂量、温度相关	游离出的氢离子使皮肤和黏膜接触部位的组织坏死，皮肤黏膜接触强酸后，引起细胞脱水，组织蛋白凝固性坏死、溃疡，并形成结痂
强碱	决定于浓度	氢氧离子对组织作用，引起蛋白质和胶原组织溶解导致组织液化性坏死，更易引起组织溶化、穿孔

2. 强酸、强碱损伤的临床表现

(1)强酸损伤的临床表现：

1)消化道：口服中毒后，患者口咽部及食管剧烈灼痛，腹痛，恶心、呕吐，消化道出血。吸收入血可致代谢性碱中毒、手足痉挛、昏迷。

2)皮肤：接触后即发生灼伤、腐蚀、坏死和溃疡形成。创面干燥、边界较分明。

3)呼吸道：吸入后立即发生呛咳、流泪，胸部压迫感，严重者呼吸困难，窒息、血压下降。

4)眼部：接触后可发生眼睑水肿、结膜炎，角膜混浊、穿孔，甚至全眼炎、失明。

(2)强碱损伤的临床表现：

1)消化道：口服中毒后，患者感口咽喉、胸骨后和腹部立即感到剧烈烧灼性疼痛，呕吐、呕血，重者胃穿孔、窒息、休克。吸收入血可致代谢性酸中毒、肝肾功能受损、昏迷。

2)皮肤：接触后局部充血、水肿、糜烂、溃疡。

3)呼吸道：吸入后立即发生刺激性咳嗽、咳痰，导致喉头水肿、痉挛、窒息、呼吸困难、肺水肿，甚至休克、昏迷。

4)眼部：接触后可发生结膜充血、水肿，角膜溃疡、混浊、穿孔，甚至失明。

(二) 病情判断

1. 评估受伤原因、强酸或强碱接触或进入人体的量。

2. 评估局部损伤或全身脏器损伤程度。

3. 观察意识、脉搏、呼吸、血压

二、救治措施

1. 抢救者做好自身防护，如穿戴防护衣、防护手套、防护眼镜、防护面罩等，立即将患者救离现场。

2. 损伤处理

(1)皮肤损伤处理：迅速脱去污染的衣物，清洗毛发、皮肤。①强酸损伤者：大量清水冲洗 10～30 分钟，2%～4%碳酸氢钠冲洗 10～20 分钟，然后用 1%苯扎溴铵、生理盐水冲洗创面；②强碱损伤者，清水冲洗至创面无滑腻感，然后用 1%醋酸、3%硼酸、或 10%枸橼酸钠等中和。

(2)眼损伤处理：①大量清水冲洗眼睛 15 分钟以上，滴 1%阿托品眼液、可的松和抗生素眼药水，但生石灰烧伤禁用生理盐水冲洗；②眼内有石灰粒者可用 1%～4%氯化铵溶液冲洗，禁用酸液中和；③眼部剧痛者可用 2%丁卡因滴眼。

(3)吸入性损伤处理：①可用异丙肾上腺素、麻黄碱、普鲁卡因、地塞米松及抗生素气管内间断滴入或雾化吸入；②镇咳、吸氧；③呼吸困难若发生肺水肿，尽快气管切开，呼吸机辅助呼吸，保持气道通畅，防止窒息。

(4)口服损伤处理原则：迅速清除、稀释、中和腐蚀剂，保护食管、胃肠黏膜；减轻炎症反应，防止瘢痕形成；止痛、抗休克等对症治疗。①一律禁止催吐、洗胃，以免发生胃穿孔及反流的胃液再次腐蚀食管黏膜。②服强酸者：先服蛋清、牛奶或豆浆 200ml 稀释强酸，再口服氢氧化铝凝胶 80ml 或口服石灰水上清液 200ml 中和强酸。禁服碳酸氢钠，以防产生二氧化碳气体，引起胀气、穿孔。③服强碱者：先服生牛奶 200ml，之后口服食醋、橘子汁、柠檬汁每次 100～200ml，多次反复进行。但碳酸氢钠、碳酸钾中毒时忌用稀酸溶液，以免胀气，穿孔，需改用硫酸镁。

3. 对症治疗　如镇痛、吸氧、防止肺水肿及休克等。

4. 尽快转入医院进一步治疗。

典型病例：患者杨某，男，30 岁。因工作时不慎吸入氨气致呼吸困难约 1 小时呼叫 120。

病情评估：患者为吸入性强碱损伤，出现刺激性咳嗽、咳痰，呼吸困难，无咯血，患者呼吸急促，频率 35 次/分，血压 140/90mmHg，脉率 120 次/分。

急救措施：将患者救离现场，给予普鲁卡因（皮试阴性）、地塞米松及抗生素雾化吸入，镇咳、吸氧，患者症状有所缓解，立即送往医院救治，途中严密监测生命体征变化，保持气道通畅，防止窒息。患者入院后给予抗感染、激素抗炎、解痉平喘、雾化排痰等对症支持治疗，患者痊愈出院。

思考题：

1. 强酸强碱损伤的机制是什么？

2. 强酸强碱损伤的临床表现？

3. 口服强酸强碱的抢救原则?

小结:强酸强碱损伤的院前急救原则:脱离现场及衣物,清除、稀释、中和腐蚀剂,保护黏膜,防治休克,维持呼吸,对症支持治疗。

(赵 坤)

第七章　急性中毒的院前急救 >>>

第一节　概　　述

急性中毒是指人体在短时间内一次或数次接触大量或高浓度的毒物，迅速产生一系列的病理生理变化，急速出现症状甚至危及生命。常见毒物种类包括工业性毒物、农业性毒物、植物性毒物和动物性毒物，因前三类毒物通过化学手段获得，故又称化学性毒物。

毒物主要通过呼吸道、消化道和皮肤黏膜进入体内，在肝脏通过氧化、还原、水解反应使毒性降低，但少数毒物如对硫磷在肝脏代谢后毒性反而增加。毒物通过局部腐蚀作用、使组织器官缺氧、全身麻醉作用、抵制酶的活性、干扰细胞膜或细胞器的生理功能及与受体的竞争结合等机制使机体产生一系列的病理生理变化并表现出相应的症状。

一、病情评估

1. 资料收集

(1)环境与现场特点：对怀疑生产性中毒者，应注意现场通风情况，对非生产性中毒者，要注意搜集患者可能盛放毒物的容器、纸袋和剩余毒物，仔细观察现场有无药瓶、呕吐物及有无异常的气味，并收集带至医院。

（2）起病情况与患病时间：生产性中毒者，应重点询问患者工种、操作过程、接触的毒物种类和数量、接触途径、同伴发病情况；非生产性中毒者，应了解患者精神状态、本人或家人经常服用的药物等情况。

（3）主要症状及进展特点：急性中毒常有特征性临床表现，应仔细观察患者呕吐物、皮肤黏膜、瞳孔大小及呼吸系统、循环系统、消化系统及神经系统的情况。下面将具有特征的常见毒物举例如下：

1）呕吐物、呼气气味：蒜臭味：有机磷农药；酒味：酒精或其他醇类化合物；苦杏仁味：氰化合物及含氰苷果仁；尿味：氨水；其他有特殊气味的毒物：汽油、煤油、苯、硝基苯等。

2）皮肤黏膜症状：樱桃红：氰化物、一氧化碳；潮红：抗胆碱药；发绀：亚硝酸盐、苯氨基与硝基化合物；多汗：有机磷农药、毒蕈、解热镇痛药；牙痕：毒蛇和毒虫咬蜇。

3）瞳孔大小：瞳孔扩大：抗胆碱药、苯丙胺类；瞳孔缩小：有机磷农药、阿片类；视力障碍：甲醇。

4）呼吸系统：呼吸减慢：阿片类镇静催眠药；呼吸加快：水杨酸类、甲醇；哮喘或肺水肿：刺激性气体、有机磷农药。

5）循环系统：心动过速：抗胆碱药、拟肾上腺素药；心动过缓：有机磷农药、乌头、毒蕈、洋地黄类、β受体阻滞剂、钙拮抗剂；心律失常：洋地黄中毒、乌头中毒均可出现各种心律失常；血压升高：苯丙胺类、拟肾上腺素类。

6)消化系统：呕吐、腹泻：食物中毒、毒蕈、蓖麻子；腹绞痛：有机磷农药、毒蕈、巴豆、砷、汞化合物、腐蚀性毒物等。

7)神经系统：意识障碍：镇静催眠药、抗抑郁药、有机磷农药、有机溶剂等；抽搐惊厥：毒鼠强、氟乙酰胺、氰化合物、士的宁；肌肉颤动：有机磷农药、毒扁豆碱；谵妄：抗胆碱药；瘫痪：肉毒毒素、可溶性钡盐。

8)泌尿系统：尿色改变：砷化氢，苯胺，硝基胺及蛇、蜂等生物毒致溶血使小便呈茶色或酱油色；尿量减少或无尿：升汞、四氯化碳、有毒动植物等。

9)血液系统：出血：阿司匹林、鼠药、肝双香豆素、抗肿瘤药等。

(4)伴随症状或体征：呼出气体及呕吐物气味，接触性皮炎，心率、呼吸变化等。

(5)诊疗经过：起病后有无诊治及效果。

(6)急性中毒后的身心反应：患者有头痛、头晕、胸闷、乏力及视物模糊等。

(7)既往健康状况：既往有无抑郁症等精神异常，有无高血压、糖尿病史。

2. 病情观察

(1)生命体征等观察：重点观察脉搏、呼吸、血压、瞳孔、神志、皮肤黏膜及心肺听诊。

(2)病情严重程度评估：①根据进入患者体内毒物量：一旦进入患者体内毒物量超过该毒物致死量则为重度中毒。②根据患者临床表现：如进入患者体内毒物未达致死量，但患者出现生命体征不稳定也为重度中毒。

二、救治方法

1. 救治原则　立即脱离中毒环境；清除进入人体内已被吸收或尚未吸收的毒物；尽早足量使用特效解毒剂；稳定生命体征，保护重要脏器功能；尽快明确毒物接触史：包括毒物种类、毒性强弱、接触时间、吸收量及方式，尽量留取体液做毒物检测；对症处理，防治并发症。

2. 具体措施

(1)将患者脱离毒物现场：呼吸道吸入中毒患者，应立即脱离现场环境，撤至上风或侧风方向，以2%碳酸氢钠拭洗鼻腔及含漱。除去被毒物污染的衣、被、鞋、袜，用肥皂水、碱水或2%～5%碳酸氢钠溶液彻底清洗皮肤(美曲磷酯中毒时，用清水或1%食盐水清洗)，特别要注意头发、指甲等处附藏的毒物。

(2)吸氧，清除口腔分泌物，保持呼吸道通畅：患者头偏向一边，避免呕吐物误吸，备好吸引装置。注意：百草枯中毒在发生严重低氧血症(PaO_2<40mmHg时)尚可吸氧或机械通气，而一氧化碳中毒应高流量吸氧及早期行高压氧治疗。

(3)开通静脉通道，早期足量应用解毒剂：如有机磷中毒，早期应用抗胆碱药及胆碱酯复能剂解磷定；苯二氮䓬类及唑吡坦中毒用氟马西尼静滴，如无氟马西尼可用纳洛酮；甲醇和乙二醇中毒可将在葡萄糖液中加入乙醇配成10%乙醇溶液静滴；氰化物中毒可静推3%亚硝酸钠溶液10～20ml或1%亚甲蓝50～100ml静滴；铅、汞、砷等重金属中毒可用三巯丁二酸2g静滴或二巯丙磺酸钠0.25g肌注；肝素过量可用等量鱼精蛋白对抗；乌头中毒引起缓慢或快速性心律失常可反复静推阿托品直至恢复正常窦性心律。

(4)加强器官功能支持治疗：如出现呼吸异常，早期气管插管；如出现呼吸心搏骤停，应立即行心肺复苏术，维持电解质酸碱平衡。

(5)心电监护，尽早就近转运至有条件医疗单位行洗胃、血液灌流、导泻及支持治疗等。

(6)转运途中密切观察病情变化，与欲转送医疗单位联系，作好洗胃及抢救准备。

（谢　华）

第二节　有机磷杀虫药中毒

有机磷杀虫药中毒主要通过消化道口服、呼吸道吸入及皮肤接触吸收中毒。人体对有机磷的中毒量、致死量差异很大，由消化道进入较一般浓度的呼吸道吸入或皮肤吸收中毒症状重。有机磷农药中毒的机制，主要是抑制了胆碱酯酶的活性，造成组织中乙酰胆碱的积聚，而使有胆碱能受体的器官功能发生障碍。其中毒症状主要表现为毒蕈样症状、烟碱样症状、中枢神经系统症状及自主神经系统症状。

一、病情评估

1. 资料收集

(1)环境与现场特点：现场有无呕吐物及呕吐物量、颜色、气味，有无空药瓶及药瓶上面标注药物名称、生产厂家及联系电话，核对药瓶中原来可能药量来推算患者可能口服药物量；现场有无其他人有类似症状。

(2)起病情况与患病时间：如怀疑口服中毒，询问患者服农药时间，如患者为昏迷，询问患者发病前是否有情绪异常及情绪异常时间与发现患者昏迷时间；其他原因中毒询问患者有无在高温环境下喷洒农药及种类；有无运送农药时出现药物泄漏及量，有无将农药涂在皮肤治疗皮肤病；如疑为群体中毒，询问共同进食情况。

(3)主要症状及进展特点：有机磷中毒主要表现为毒蕈样症状、烟碱样症状、中枢神经系统症状及自主神经系统症状。以毒蕈样症状最常见，首先表现为恶心、呕吐、腹痛、腹泻、流涎、多汗、呼吸困难等，随着病情进展，可出现肌束颤动、意识障碍。

(4)伴随症状或体征：呼出气体及呕吐物有蒜臭味，农药泼洒处皮肤出现接触性皮炎，伴心率减慢、血压下降、瞳孔缩小、呼吸困难及大小便失禁。

(5)诊疗经过：起病后有无诊治及效果。

(6)急性有机磷中毒后的身心反应：患者有头痛、头晕、胸闷、乏力及视物模糊等。

(7)既往健康状况：既往有无抑郁症等精神异常，有无高血压、糖尿病史。

2. 病情观察

(1)生命体征等观察：重点观察脉搏、呼吸、血压、瞳孔、神志、皮肤出汗情况及心肺听诊。

(2)中毒严重程度的评估：

1)轻度中毒：头痛、头晕、恶心、呕吐、胸闷、出汗、视物模糊、血液CHE在50%～70%。

2)中度中毒:除上述症状外,还有肌束震颤、瞳孔明显缩小、轻度呼吸困难、流涎、腹痛、腹泻、步态蹒跚、意识清或模糊。全血胆碱酯酶活性一般在30%~50%。

3)重度中毒:除上述症状外,尚有肺水肿、昏迷、呼吸肌麻痹或脑水肿。全血胆碱酯酶活性一般在30%以下。

二、救治方法

1. 救治原则 尽早脱离毒物现场,尽快清除体内尚未吸收毒物和已吸收毒物,解毒药物的早期足量应用及器官功能支持治疗。

2. 具体措施

(1)将患者脱离毒物现场:尤其是经呼吸道及经皮肤吸收中毒患者,尽快除去被毒物污染的衣、被、鞋、袜,用肥皂水、碱水或2%~5%碳酸氢钠溶液彻底清洗皮肤(美曲磷酯中毒时,用清水或1%食盐水清洗),特别要注意头发、指甲等处附藏的毒物。

(2)吸氧,清除口腔分泌物,保持呼吸道通畅:患者头偏向一边,避免呕吐物误吸,备好吸引装置。

(3)开通静脉通道:早期足量应用胆碱酯酶复能剂解毒及抗胆碱药物减轻症状,常用解毒药物有碘解磷定、氯解磷定等,常用抗胆碱药物有阿托品、盐酸戊乙奎醚(商品名长托宁)、山莨菪碱(654-2)等。

(4)加强器官功能支持治疗:如出现呼吸异常,早期气管插管,如出现呼吸心搏骤停,应立即行心肺复苏术。

(5)心电监护,尽早就近转运至有条件医疗单位行洗胃、血液灌流、导泻及支持治疗等。

(6)转运途中密切观察病情变化,与预转送医疗单位联系,作好洗胃及抢救准备。

(谢 华)

第三节 拟除虫菊酯类杀虫剂中毒

拟除虫菊酯(pyrethroid)为人工合成的类似天然除虫菊素(pyrethrin)的农药。其分子由菊酸和醇两部分组成。本类多数品种难溶于水,易溶于有机溶剂。遇碱易分解,宜避光保存。拟除虫菊酯杀虫剂品种繁多,基本上可分为两类。其中一类为不含 α-氰基的拟除虫菊酯(Ⅰ型),属低毒物质,主要用作卫生杀虫剂。另一类为含 α-氰基的拟除虫菊酯(Ⅱ型),其中以溴氰菊酯(deltamethrin)、氰戊菊酯(fenvalerate)、氯氰菊酯(cypermethrin)、氟氯氰菊酯(cyfluthrin)应用较多,属中等毒性,一般配成乳油用作农业杀虫剂。职业性急性拟除虫菊酯中毒多因田间施用拟菊酯时违反安全操作规程,以及衣服和皮肤污染农药后未及时清洗等。生活性拟菊酯中毒多为经口中毒。

一、病情评估

1. 资料收集

(1)环境与现场特点:现场有无呕吐物及呕吐物量、颜色、气味,有无空药瓶及药瓶上面标注药物名称、生产厂家及联系电话,核对药瓶中原来可能药量来推算患者可能口服药物量;现场有无其他人有类似症状。

(2)起病情况与患病时间：如怀疑口服中毒，询问患者服农药时间，如患者为昏迷，询问患者发病前是否有情绪异常及情绪异常时间与发现患者昏迷时间；其他原因中毒询问患者有无在高温环境下喷洒农药及种类；有无运送农药时出现药物泄漏及量，有无将农药涂在皮肤治疗皮肤病；如疑为群体中毒，询问共同进食情况。

(3)主要症状及进展特点：拟除虫菊酯类杀虫剂中毒主要表现有：①皮肤刺激症状：接触部位潮红、肿胀、疼痛、皮疹。②消化道表现：流涎、恶心呕吐、腹痛、腹泻、便血。③神经系统：头痛、头昏、乏力、麻木、烦躁、肌颤、抽搐、瞳孔缩小、昏迷。④呼吸系统：呼吸困难、肺水肿等。⑤心血管系统：心率增快、心律失常、血压升高等。

(4)伴随症状或体征：呼出气体及呕吐物有难闻刺激味，农药泼洒处皮肤出现接触性皮炎，伴头痛、头昏、抽搐、昏迷、呼吸困难及大小便失禁。

(5)诊疗经过：起病后有无诊治及效果。

(6)拟除虫菊酯类杀虫剂中毒后的身心反应：患者有头痛、头昏、烦躁、乏力等。

(7)既往健康状况：既往有无抑郁症等精神异常，有无高血压、糖尿病史。

2. 病情观察　生命体征等观察：重点观察脉搏、呼吸、血压、瞳孔、神志、皮肤出汗情况及心肺听诊。

二、救治方法

1. 救治原则　立即脱离中毒现场，有皮肤污染者立即用肥皂水等碱性液体或清水彻底清洗；以对症治疗及支持治疗为主；拟除虫菊酯与混配的杀虫剂中毒，应先根据有机磷中毒的治疗原则治疗。

2. 具体措施

(1)清除毒物,迅速脱离中毒环境,去除染毒衣物,用碱性液体冲洗污染部位。

(2)对症处理:有抽搐、惊厥可用地西泮(安定)5～10mg肌注或静注,流涎、恶心等可皮下注射阿托品 0.1～1mg。

(3)静脉输液、利尿以加速毒物排出,糖皮质激素、维生素 C、维生素 B_6 等可选用,维持重要脏器功能及水、电解质平衡。

(4)心电监护,尽早就近转运至有条件医疗单位行洗胃、血液灌流、导泻及支持治疗等。

(5)转运途中密切观察病情变化,与预转送医疗单位联系,作好洗胃及抢救准备。

(谢　华)

第四节　百草枯中毒

百草枯,又名对草快、一扫光,其 20%的溶液又称克无踪,一般为其二氯化物。本品为无色结晶,不易挥发,易溶于水,微溶于低级醇类,不溶于烃类溶剂。遇碱水解,酸性条件下稳定,进入泥土能很快失活,是目前使用最广泛的除草剂之一,可经呼吸道、皮肤、消化道、腹腔吸收。该品对人有较高毒性,严重病例多系口服所致,人经口服致死量为 1～3g。

一、病情评估

1. 资料收集

(1)环境与现场特点:周围有无除草剂的包装物。

(2)起病情况:有无服百草枯,有无口腔灼热感,有无恶心、呕吐、腹痛、腹泻,有无咳嗽、咳痰等不适。

(3)主要症状:以呼吸道损害表现最为突出,主要有咳嗽、咳痰、呼吸困难、肺水肿、严重者可发生 ARDS。

(4)中毒的身心反应:头晕、头痛、四肢麻木、心悸、胸闷、抽搐、出现幻觉等,亦有部分患者神志清楚。

(5)诊疗经过:发病之后有无就诊。

(6)既往史:有无呼吸、心脏疾病史等。

2. 病情观察

(1)生命体征观察:体温、脉搏、呼吸、血压,有无心动过速、心律失常、呼吸困难、血压下降等。

(2)中毒性质的评估:百草枯目前没有特效治疗,病死率 50%～70%以上,预后与摄入百草枯的量直接相关。①轻型:百草枯摄入量<20mg/kg,患者除胃肠道症状以外,其他症状不明显,多数患者能够完全恢复。②中至重型:百草枯摄入量 20～40mg/kg,患者除胃肠道症状外,可出现多系统受损表现,1～4 天内出现肾功能、肝功能损伤,数天至 2 周出现肺部损伤,多数于 2～3 周内死于肺功能衰竭。③暴发型:百草枯摄入量>40mg/kg,出现严重的胃肠道症状,1～4 天死于多脏器功能衰竭。

二、救治方法

1. 救治原则　立即给予催吐、洗胃、导泻,建立静脉通道,昏迷者保持呼吸道通畅,呼吸心搏骤停者现场心肺复苏,快速安全转运。

2. 具体措施

(1)一经发现立即给予催吐并口服白陶土悬液或就地

取材用泥浆水100～200ml口服。

(2)阻止毒物吸收：白陶土洗胃后口服吸附剂(药用炭或15%白陶土)减少毒物吸收，然后用20%甘露醇250ml或25%硫酸镁100ml口服导泻。由于本品有腐蚀性，洗胃时要小心，以免引起胃穿孔。皮肤污染后立即予以肥皂水彻底冲洗，眼污染后立即用水冲洗10～15分钟。

(3)加速排毒：大量输液，使用利尿剂等，同急诊科联系准备抢救，入院后急诊行血液灌流。

(4)减轻毒物损伤：及早应用自由基清除剂，如维生素C，维生素E等。

(5)避免氧疗：高浓度高氧会加速超氧化物阴离子(O_2^-)、羟自由基(OH^-)、过氧化氢(H_2O_2)形成加重肺损伤，仅在氧分压小于40mmHg或出现ARDS时才能使用浓度大于21%的氧气。

(6)糖皮质激素与免疫抑制剂：早期大剂量应用糖皮质激素可延缓肺纤维化的发生，降低死亡率。

(7)对症及支持治疗：制酸、保护胃黏膜，保护肝、肾、心功能，积极控制感染等。

典型案例：患者，男，26岁。腹痛伴恶心、呕吐半小时。

资料收集：患者神志清楚，半小时前自服“百草枯”约20ml，自觉恶心、呕吐数次，伴腹痛，咽喉部灼烧不适，呕吐物为胃内容物，无咖啡渣样物质，伴头晕、肢体麻木，无意识障碍及呼吸困难。

病情评估：测BP 120/70mmHg，P 100次/分。

救治方法：现场保留食物样本，建立静脉通道，现场反复催吐，直至呕吐物为清水样。可使用糖皮质激素，观察生命体征，维持呼吸道通畅，送往当地医院进一步治疗。

思考题：

1. 百草枯中毒的临床表现？

2. 百草枯中毒的救治原则？

小结：百草枯中毒无特效解毒剂，尽早催吐洗胃导泻和血浆灌流减少吸收加快排泄，早期使用大剂量激素及对症支持治疗。

（梁鹏飞）

第五节　酒精中毒

酒精中毒，俗称酒醉，是指由一次摄入过量乙醇或酒类饮料引起的中枢神经系统由兴奋转为抑制的状态，严重者出现昏迷，呼吸抑制甚至休克。

一、病情评估

1. 资料收集

(1)环境与现场特点：观察周围有无呕吐物及其颜色，饮酒的品种、度数及数量。

(2)起病情况：饮酒前是否服用其他药物，近期（1 周内）是否输液治疗（头孢类药物）。

(3)典型症状：恶心、呕吐、面色苍白或潮红，头晕、欣快感、语言增多、共济失调。

(4)中毒的身心反应：头晕、心悸、共济失调等。

2. 病情观察

(1)生命体征观察：体温、脉搏、呼吸、血压，有无心动过速、心律失常、血压下降等。

(2)中毒程度的评估：症状轻重与饮酒量，个体敏感性有关，临床上分为三期，各期之间界限不很明显。

1）兴奋期：当饮酒后，血中乙醇达500mg/L时患者可有恶心、呕吐、结膜充血、颜面潮红或苍白、头晕、欣快感、语言增多，有时粗鲁无礼，易感情用事，喜怒无常，也有安静入睡者。

2）共济失调期：乙醇浓度达到500～1500mg/L即可出现共济失调，表现为动作笨拙，步态蹒跚，语无伦次，且言语含糊不清。

3）昏迷期：乙醇浓度达2500mg/L以上时，即进入昏迷状态，皮肤湿冷，口唇轻度发绀，心跳加快，呈休克状态，瞳孔散大，呼吸缓慢伴鼾声，严重者大小便无常，抽搐、昏迷，最后呼吸麻痹直至死亡。

二、救治方法

1. 救治原则　轻度患者，一般无需特殊治疗。对于重症者应采取清除毒物、纳洛酮应用，促使乙醇氧化代谢，对症支持治疗。

2. 具体措施

（1）清除毒物：乙醇吸收快，洗胃意义不大，如在2小时内重症患者，可考虑1%碳酸氢钠或生理盐水洗胃，神志清楚者，可以用催吐法。

（2）纳洛酮应用：促醒治疗。

（3）促进乙醇氧化代谢：50%葡萄糖100ml，同时肌注维生素B_1，B_6和烟酸100mg，以加速乙醇代谢。

（4）对症支持治疗：维持呼吸功能，防治脑水肿，纠正低血糖，预防感染。

典型案例：患者，男，27岁。饮酒后恶心、呕吐1小时。

资料收集：患者神志谵妄，1 小时前饮酒后出现恶心、呕吐，呕吐胃内容物，无咖啡渣样物质。

病情评估：测 BP 125/65mmHg，P 90 次/分。

救治方法：畅通呼吸道，头偏向一侧，避免误吸，建立静脉通道转运当地医院进一步治疗。

思考题：

1. 酒精中毒临床上如何分期？

2. 酒精中毒的急救原则？

小结：酒精中毒最主要的是对症支持治疗，维持生命体征，保持呼吸道通畅，防止呕吐后误吸和窒息。

（梁鹏飞）

第六节　阿片类药物中毒

此类药物包括阿片、吗啡、可待因、复方樟脑酊和罂粟碱等，以吗啡为代表（阿片含吗啡 10%）。吗啡大部分在肝内代谢，于 24 小时内经肾排出，48 小时后尿中仅有微量。吗啡对中枢神经系统作用为先兴奋，后抑制，以抑制为主，首先抑制大脑皮层的高级中枢，继之影响延脑，抑制呼吸中枢和兴奋催吐化学感受区。吗啡能兴奋脊髓，提高平滑肌及其括约肌张力，减低肠蠕动。大剂量吗啡可抑制延脑血管运动中枢，使周围血管扩张，导致低血压和心动过缓。

一、病情评估

1. 资料收集

(1)环境与现场特点：周围有无阿片类药物包装盒及其药片数目，有无呕吐物及其性状。

(2)起病情况:有无意识改变、抽搐、呼吸困难。

(3)典型症状:头晕、恶心、呕吐(轻度时),昏迷、瞳孔缩小和严重呼吸抑制(重度中毒时),食欲减退、便秘、消瘦、性功能减退(慢行时)。

(4)中毒的身心反应:头晕、头痛、恶心、呕吐、兴奋或抑郁、惊厥等。

(5)诊疗经过:发病之后有无就诊。

(6)既往健康状况:有无抑郁症、精神分裂症等病史。

2. 病情观察

(1)生命体征等观察:体温、脉搏、呼吸、血压、神志、瞳孔、皮肤等,观察有无心动过速、心律失常等,呼吸困难、血压下降等。

(2)中毒程度的评估:轻度中毒为头痛、头晕、恶心、呕吐、兴奋或抑制。重度中毒时出现昏迷、瞳孔缩小如针尖大小和呼吸抑制三大特征。急性中毒 12 小时内多死于呼吸衰竭,以后可并发肺部感染。慢性中毒主要表现为食欲减退、便秘、消瘦、衰老和性功能减退。

二、救治方法

1. 救治原则　尽快予以洗胃或催吐,尽早使用阿片受体拮抗剂或纳络芬,维持呼吸功能,保持呼吸道通畅。

2. 具体措施

(1)清除毒物:首先确定中毒途径,以便尽速排毒,中毒较久的口服患者仍应洗胃,如发现皮下注射吗啡过量,迅速用止血带扎紧注射部位上方,局部冷敷,以延缓吸收,结扎带应间歇放松。

(2)吗啡拮抗剂:纳洛酮用法:0.4～0.8mg/次,静脉注射，必要时可5～10分钟后重复给药。

(3)对症支持治疗：保持呼吸道通畅，适当应用呼吸兴奋剂。如：尼可刹米(可拉明) 0.375～0.75g 或洛贝林 3～15mg 肌注或静注。必要时予以气管插管、人工呼吸、输液纠正休克、抗生素等运用。

(4)重度患者可同时联系入院行血液净化治疗。

典型案例：患者，男，21岁。自服阿片类药物艾司唑仑30片后意识障碍2小时。

资料收集：患者意识昏迷。发现其身边有药片包装盒，身旁有呕吐物，无咖啡渣样物质，无二便失禁及抽搐。

病情评估：测 BP 120/65mmHg，P 105次/分。

救治方法：保留身边的药物包装盒或患者呕吐物，建立静脉通道，适当补液，迅速转运至当地医院进一步治疗。

思考题：

1. 阿片类药物中毒的分类。
2. 阿片类药物中毒的急救处理。

小结：阿片类药物中毒患者最主要的是尽早催吐洗胃导泻，早期应用纳洛酮，维持呼吸功能稳定。

（梁鹏飞）

第七节　食物中毒

食物中毒是指人食用含有生物性(如沙门菌、葡萄球菌、大肠杆菌、肉毒杆菌等)、化学性有毒有害物质后或误食了本身有毒的食物(如河豚、鱼胆、毒蘑菇、发芽的土豆等)所出现的非传染性的急性或亚急性疾病。食物中毒多发生在气温较高的夏秋季。分为细菌性食物中毒和非细菌性食物中毒。

一、病情评估

1. 资料收集

(1)环境与现场特点:周围卫生状况如何,有无被细菌污染的、腐烂变质的食物,有无有毒的动植物等。

(2)起病情况:起病之前有无食用被细菌污染的食物或有毒的动植物(如河豚、鱼胆、毒蘑菇、发芽的土豆等),何时开始出现恶心、呕吐、腹痛、腹泻,是否周围人员也出现类似症状,判断属于细菌性食物中毒还是非细菌性食物中毒。

(3)主要症状:其症状以恶心、呕吐、腹痛、腹泻为主,往往伴有发烧。

(4)中毒的身心反应:吐泻严重的还能发生脱水、酸中毒,甚至休克、昏迷等症状。

(5)诊疗经过:发病之后有无就诊。

(6)既往史:有无暴饮暴食、伤寒、寄生虫病、食物过敏等。

2. 病情观察

(1)食物中毒的发病特点:发病与特定的食物有关;潜伏期短,来势急剧,呈暴发性;临床表现基本相似;人与人之间无直接传染性。

(2)中毒类型的评估:

1)细菌性食物中毒:以动物性食物中毒为主,有食用不洁食物病史,病程短,出现胃肠炎症状,以恶心、呕吐、腹痛、腹泻为主,伴发热,其中肉毒梭菌食物中毒临床表现例外,以运动神经麻痹症状多见,胃肠道症状少见。

2)非细菌性食物中毒:包括有毒动植物(河豚、鱼胆、毒蘑菇等)、化学性食物中毒(亚硝酸盐等)、真菌霉素及霉变食物中毒(霉变甘蔗等),有明确的此类食物进食史,病程短,以胃肠道症状首发。

二、救治方法

1. 救治原则　立即给予催吐、洗胃、导泻,建立静脉通道,昏迷者保持呼吸道通畅,呼吸心搏骤停者现场心肺复苏,快速安全转运。

2. 具体措施

(1)催吐或洗胃:现场可用手指或筷子之类物品刺激患者的咽喉部引起呕吐,然后饮服温开水,反复催吐,直至呕吐物为清水,若患者既往有胃溃疡或食管胃底静脉曲张应慎用催吐法。

(2)导泻:口服甘露醇或硫酸镁导泻。

(3)补液:建立静脉通道,给予补液治疗,防止严重恶心、呕吐所致休克。

(4)留取样本和送检:如果没有食物样本,可保留患者呕吐物或排泄物以方便确诊和治疗。

(5)上报。

典型案例:患者,男,30岁。腹痛、腹泻6小时。

资料收集:患者神志清楚,眼窝下陷,自诉在酒店进食海鲜后6小时后开始出现上腹部疼痛,呈阵发性绞痛,伴腹泻,为血水样便,次数较多,伴恶心、发热,既往无特殊病史,随后其他同在此酒店进食海鲜人员均出现腹痛、腹泻。

病情评估:测BP 90/60mmHg,P 105次/分,T 38℃。

救治方法:现场保留食物样本,或者患者呕吐物或排泄物，建立静脉通道，适当补液，迅速转运至当地医院行进一步治疗。

思考题：

1. 食物中毒的临床表现？

2. 食物中毒如何急救？

小结：可疑食物中毒患者急救在于现场催吐洗胃，大量补液利尿对症治疗，严密监护，尽可能尽早使用特效解毒药。

（陈雪萍　段　斌）

第八节　亚硝酸盐中毒

因误食亚硝酸盐而引起的中毒。也可因食入富含硝酸盐的蔬菜，硝酸盐在体内还原成亚硝酸盐，引起亚硝酸盐中毒，称为肠原性青紫症。亚硝酸盐中毒量为0.2～0.5g，致死量为3g。

一、病情评估

1. 资料收集

(1)环境与现场特点：有无苦井水、类似食盐的亚硝酸盐、大量蔬菜或腌制蔬菜等。

(2)起病情况：起病之前有无误食亚硝酸盐制剂如亚硝酸钠(钾)史，或进食大量蔬菜，如青菜、小白菜、韭菜、卷心菜、莴苣、甜菜、菠菜、萝卜叶、灰菜、荠菜等或腌制蔬菜和饮用含亚硝酸盐的井水史；有无胃肠功能不全病史等，何时开始出现皮肤黏膜青紫等缺氧表现。

(3)主要症状：食用后0.5～3小时发病，以缺氧为主要症状,皮肤黏膜、口唇、指甲下最明显。

(4)中毒的身心反应:头痛、头晕、心慌、胸闷、气促、恶心、呕吐、腹痛、腹泻等,继而出现烦躁、嗜睡、呼吸困难、血压降低、肺水肿、心律失常、呼吸与循环衰竭。

(5)诊疗经过:发病之后有无就诊。

(6)既往健康状况:有无胃肠功能不全、贫血等病史。

2. 病情观察

(1)生命体征观察:体温、脉搏、呼吸、血压,观察有无心动过速、心律失常,呼吸困难,血压下降等。

(2)中毒程度的评估:临床表现与高铁血红蛋白浓度有关:高铁血红蛋白达血红蛋白总量的10%~15%时,口唇、指甲及全身皮肤黏膜呈紫黑色、蓝灰或蓝褐色,与呼吸困难不成比例;高铁血红蛋白达30%以上时,主要表现为头痛、头晕、耳鸣、心动过速、反应迟钝、乏力等;升至50%时,可有心悸、气急、恶心、呕吐、腹痛腹泻、出冷汗等;进一步增加,患者可能发生休克、心律失常、肺水肿、惊厥甚至昏迷,可危及生命。

二、救治方法

1. 救治原则　现场立即给予催吐洗胃清除未吸收毒物,尽早使用特效解毒药亚甲蓝。

2. 具体措施

(1)吸氧:置患者于空气新鲜而通风良好的环境之中,吸氧。

(2)催吐:现场可用手指或筷子之类物品刺激患者的咽喉部引起呕吐,然后饮服温开水,反复催吐,直至呕吐物为清水,若患者既往有胃溃疡或食管胃底静脉曲张应慎用催吐法。

(3)建立静脉通道，选用特效解毒药：亚甲蓝(美蓝)，用法：1%亚甲蓝1～2mg/kg溶入25%～50%葡萄糖液20～40ml，于10～15分钟内缓慢静注，如症状不缓解，2小时后可重复1次。

(4)心电监护，观察患者心率、心律。

(5)对症处理：对于有心肺功能受影响的患者还应对症处理，如用呼吸兴奋剂，纠正心律失常药等。

(6)转送途中行车平稳，密切观察病情变化。

(7)安慰患者助其消除紧张情绪，向家属交待病情，并通知预到达的医院。

典型案例：患者李某，男，68岁。恶心、呕吐，发绀半小时。

资料收集：患者神志清楚，自诉午餐食用大量新鲜腌制白菜，半小时后恶心、呕吐，呕吐物为胃内容物，口唇、甲床青紫，伴头晕、心慌、气促，既往无特殊病史。

病情评估：测BP 100/70mmHg，P 110次/分，口唇、甲床、皮肤黏膜青紫。

救治方法：立即给予吸氧，心电监护，现场催吐，服用温开水，反复催吐，直至呕吐物为清水样物，选用特效解毒药：亚甲蓝，用法：1%亚甲蓝1～2mg/kg溶入25%～50%葡萄糖液20～40ml，于10～15分钟内缓慢静注，迅速转运至当地医院行进一步治疗。

思考题：

1. 亚硝酸盐中毒途径有哪些？

2. 现场急救措施有哪些？

小结：亚硝酸盐中毒患者最主要的是尽早催吐洗胃，使用特效解毒药亚甲蓝。

（陈雪萍　段　斌）

第九节　一氧化碳中毒

吸入过量一氧化碳引起的中毒称急性一氧化碳中毒(acute carbon monoxide poisoning)，俗称煤气中毒。急性一氧化碳中毒是较为常见的生活中毒和职业中毒。本章着重讲述生活中毒。

一、病情评估

1. 资料收集

(1)环境与现场特点：室内是否有炭火、煤炉或煤气味道，门窗是否紧闭。

(2)起病情况：起病之前是否用炭火或煤炉取暖，是否燃烧煤气洗澡等，屋内通风如何，何时开始出现头痛、头晕等症状。

(3)典型症状：口唇、面色樱桃红。

(4)中毒的身心反应：头重感、头痛、眩晕、颈部搏动感、心悸、恶心、呕吐、重者昏迷、四肢厥冷、周身大汗、血压下降等。

(5)诊疗经过：发病之后有无就诊。

(6)既往健康状况：既往有无高血压、糖尿病等。

2. 病情观察

(1)生命体征观察：体温、脉搏、呼吸、血压，意识状态，观察有无意识障碍，休克表现，如呼吸频率，脉快而弱，血压下降，四肢厥冷，大小便失禁，反射消失等。

(2)中毒程度的评估：急性一氧化碳中毒的症状与碳氧血红蛋白饱和度有密切关系。而碳氧血红蛋白饱和度又与空气中一氧化碳的浓度及吸入时间紧密相关，按中毒程度可分为三级：

1)轻度中毒：碳氧血红蛋白饱和度在10%～30%。临床表现：头重感、头痛、眩晕、颈搏动感、乏力、恶心、呕吐、心悸等，甚至有短暂的晕厥，若及时脱离中毒现场，吸入新鲜空气后，症状可迅速好转。

2)中度中毒：碳氧血红蛋白饱和度在30%～40%。除上述症状加重外，患者面色潮红，口唇樱桃红色，出汗多，心率快，烦躁，昏睡，常有昏迷及虚脱。初期血压升高，后期下降，如能及时抢救，脱离中毒环境吸入新鲜空气或氧气后，亦能苏醒，数日后恢复，一般无后遗症。

3)重度中毒：碳氧血红蛋白饱和度在>40%。除上述症状外，患者迅速出现昏迷状态，反射消失，大小便失禁，四肢厥冷，面色呈樱桃红(也可苍白或发绀)，周身大汗，体温升高，呼吸频率，脉快而弱，血压下降，四肢软瘫或有阵发性强直或抽搐，瞳孔缩小或散大。重度中毒常有并发症，如吸入性肺炎和肺水肿，心肌损害(ST-T改变、室性期前收缩、传导阻滞等)和皮肤水疱，少数重症患者，抢救苏醒后经约2～60天假愈期，可出现迟发型脑病的症状，包括急性痴呆木僵型精神障碍、神经症状、震颤麻痹、周围神经炎。

二、救治方法

1. 救治原则　现场立即打开门窗，转移患者，给予吸氧、心电监护、建立静脉通道，减轻脑水肿，注意保暖，昏迷者保持呼吸道通畅，呼吸心搏骤停者现场心肺复苏，快速安全转运。

2. 具体措施

(1)立即打开门窗：若一氧化碳浓度较高，医护人员应匍匐行动更安全，因为一氧化碳的比重比空气略轻，进入室内不要携带明火，若为开放煤气自杀的情况，不要按门铃、打开室内开关，以防产生的电火花引起爆炸，立即将患者移至空气新鲜处，松解衣领腰带，注意保暖。

(2)吸氧：纠正缺氧状态，若生命体征相对稳定，快速转运至医院，尽可能在4小时内行高压氧治疗，降低病死率，缩短病程，改善脑缺氧、脑水肿，改善心肌缺氧和减轻酸中毒。一般轻度中毒治疗5～7次；中度中毒10～12次；重度中毒20～30次。

(3)防治脑水肿：急性中毒后2～4小时，即可出现脑水肿，24～48小时达高峰，可快速滴注20%甘露醇250ml，6～8小时1次，亦可用呋塞米等快速利尿，地塞米松10～30mg或氢化可的松200～300mg静滴，减少毛细血管通透性，缓解脑水肿。频繁抽搐者可用地西泮、氯丙嗪等控制。可适当补充维生素B族、ATP、细胞色素C、辅酶A、胞磷胆碱、脑活素等促进脑细胞功能恢复。

(4)昏迷患者，保持气道通畅，呼吸心搏骤停患者立即徒手心肺复苏。

(5)转送途中行车平稳，密切观察病情变化。

(6)安慰患者助其消除紧张情绪，向家属交待病情，并通知预到达的医院。

典型案例：患者，女，60岁。意识障碍半小时。

资料收集：患者神志呈嗜睡状，家属代诉今晨推开患者家门后看见患者躺在地上，屋内有炭火，可闻及较重煤气味道，周围门窗紧闭，患者面色潮红，口唇樱桃红，呼之不应，大汗淋漓，周围无呕吐物，无大小便失禁，无抽搐，既往无特殊病史。

病情评估：测 BP 105/65mmHg，P 110 次/分，口唇樱桃红，心电监护为窦性心律。

救治方法：立即将患者移至空气新鲜处，松解衣领腰带，给予吸氧，心电监护，建立静脉通道，给予 20%甘露醇 250ml 快速静滴，呋塞米 20mg 静推，头偏一侧，保持呼吸道通畅，迅速转移至医院行进一步治疗。

思考题：

1. 一氧化碳中毒临床表现？
2. 现场急救措施有哪些？

小结：一氧化碳中毒患者最主要的是纠正缺氧和防治脑水肿。

（陈雪萍　段　斌）

第十节　毒蕈中毒

毒蘑菇又称毒蕈，我国已知的毒蘑菇多达 100 多种，能致死的达 30 多种。不同的毒蘑菇所含的毒素不同，毒蘑菇中毒主要由其含有的各种毒素单独或联合作用所致，引起的中毒临床表现比较复杂，一般分为胃肠炎型、神经精神型、溶血型、多脏器损伤型等。

一、病情评估

1. 资料收集　有无采食蘑菇史，进食到发病的时间，同食者人数及有无类似症状，出现毒蘑菇中毒的各种临床表现及其进展，现场有无鲜蘑菇或剩蘑菇，呕吐物或腹泻物标本留样备送检化验。

2. 毒蘑菇中毒的临床表现见表 7-1。

表 7-1 毒蘑菇中毒的临床表现

毒性类型	临床表现
胃肠炎型	潜伏期一般 10 分钟～6 小时，主要表现为头痛、头晕、恶心、呕吐、腹泻、腹痛等胃肠道症状。本型一般预后较好，大多于 3 天内能康复，但严重中毒者可因剧烈呕吐、腹泻而出现脱水、电解质紊乱、休克等，甚至昏迷、急性肾功能不全
神经精神型	潜伏期一般 1～6 小时，除有胃肠炎表现外，还会出现交感神经兴奋症状及精神症状，如出汗、流涎、流泪、瞳孔缩小、幻觉、精神错乱、烦躁、神志不清、强直性痉挛等
溶血型	潜伏期一般为 6～12 小时。早期有胃肠炎表现，之后有溶血表现，主要表现为发热、黄疸、血红蛋白尿、急性贫血、肝脾肿大等。毒素破坏红细胞引起溶血，还可使横纹肌溶解，少数患者还可出现中毒性心肌炎、继发性肝损害
多脏器损伤型	潜伏期一般 2～24 小时，长者可达数天。此型中毒病情凶险，死亡率高达 50%～90%。 初期有胃肠炎表现，部分患者还可有 1～3 天假愈期，后出现以肝、脑、心、肾等器官受损害的表现，以肝脏损害最为严重，有肝区疼痛、肝大、黄疸、出血、肝昏迷等。少数病例迅速出现多脏器功能衰竭，表现为少尿或无尿，心律失常、心力衰竭、心电图示心肌缺血、神志淡漠、烦躁、神志不清、惊厥，可因呼吸、循环衰竭或中枢抑制、肝昏迷而在 1～5 天内死亡

3. 病情观察

(1) 观察内容：呼吸、脉搏、血压、神志、尿量、皮肤、瞳孔等，心电图，血气分析，电解质等。

(2) 严重程度评估：胃肠炎型经积极治疗病情多可迅速恢复，而多脏器损伤型病情凶险，死亡率高。

二、救治方法

1. 救治原则　现场评估、催吐洗胃、补液利尿、解毒对症、严密监护、快速转运。

2. 具体措施

(1)现场评估：了解可疑中毒人数，目前患者的状况及有无重症患者，可疑食物及呕吐物留样备送检化验。

(2)清除毒物：立即催吐洗胃、导泻灌肠迅速排除尚未吸收的毒物。已发生神志改变者不要强行催吐防止窒息；洗胃后口服药用炭 50～100mg 和硫酸镁 15～30g 导泻。摄入 6 小时以上者可予灌肠。

(3)吸氧，保持呼吸道通畅，必要时给予气管插管甚至机械通气。

(4)建立静脉通道：补液利尿促进毒素排出，5%碳酸氢钠溶液静脉注射碱化尿液防止急性肾功能衰竭。

(5)持续心电监护，注意心律失常的发生。

(6)解毒治疗：

1)抗胆碱药：出现多汗、缩瞳、流涎、恶心呕吐、腹痛腹泻、心跳减慢等毒蕈碱样作用及其他副交感神经兴奋症状，可予抗胆碱药如阿托品 0.5～1.0mg 皮下或静脉注射，间隔重复直至阿托品化后减量。

2)巯基类络合剂：二巯丙二钠 0.5～1.0g 稀释后静脉

注射，每6小时一次，首剂加倍。也可用还原性谷胱甘肽1.2～1.8g加入葡萄糖溶液中静滴。

(7)糖皮质激素的应用：氢化可的松200mg或地塞米松20mg静滴，适用于溶血型中毒及中毒性心肌炎、肝功能损害、出血倾向、中毒性脑炎等严重中毒者。

(8)对抽搐或惊厥的患者给予相应镇静或抗惊厥治疗。

(9)早期护肝治疗。

思考题：

1. 毒蕈中毒的常见临床表现？

2. 毒蕈中毒的急救措施有哪些？

小结：毒蕈中毒在山区多见，临床表现比较复杂多样，院前急救关键在于现场快速评估、尽早催吐洗胃、补液利尿解毒、综合对症治疗、严密监护转运。

（杨贤义）

第八章　感染与传染性疾病的院前急救 >>>

第一节　麻　　疹

麻疹是由麻疹病毒引起的呼吸系统传染病，主要症状有发热，上呼吸道炎，结膜炎等，以皮肤出现红色斑丘疹和颊黏膜上有麻疹黏膜斑为特征。

一、病情评估

1. 资料收集

（1）环境与现场特点：现场患者可有发热和上呼吸道卡他症状如咳嗽、流涕、流泪、喷嚏，较重者可出现发热、体温高达 40℃左右，毒血症状加重，出现烦躁、嗜睡、甚至惊厥。

（2）起病情况与患病时间：患者何时出现发热、咳嗽、流涕、流泪、喷嚏，何时症状加重，出现毒血症，以及起病前有否诱因及易感因素。

（3）主要症状及进展特点：①前驱期：发热和上呼吸道卡他症状在起病后 2～3 天在两侧颊黏膜处可见白色针尖大小微隆起，周围绕有红晕的麻疹黏膜斑，可融合成片，2～4 天消失；②出疹期：发热达 40℃，毒血症状加重，出疹时间多在起病后 3～5 天，出疹顺序：先见于耳后、发际，渐延及面、颈、躯干、四肢及手心足底，为淡红色斑疹，直径 2～

5mm，稍隆起于皮肤，继而皮疹增多，颜色加深，并且相互融合成不规则皮炎；③恢复期：皮疹出齐后体温渐下降，毒血症状减轻，卡他症状逐渐消失，皮疹按出疹顺序逐渐消退，可留有糠皮样脱屑及淡褐色色素沉着，经2周全部消退。

(4)伴随症状或体征：少数麻疹患者病情重，有高热、惊厥、昏迷、发绀、气促、脉细弱、早期出现大批棕紫色或出血性融合性皮疹。

(5)诊疗经过：麻疹出现后有无就诊及其效果。

(6)既往健康状况：患者既往有否麻疹疫苗接种史。

2. 病情观察

(1)生命体征观察包括：呼吸、脉搏、体温、血压、神志、皮肤，特别是患者的呼吸及体温，严重者可因高热、惊厥、呼吸急促，出现呼吸窘迫，甚至休克。

(2)高热严重程度评估：如患者体温出现高热，引起高热状态，可按高热处理原则及时处理。

二、救治方法

1. 救治原则　对麻疹病毒尚未发现特异性的抗病毒药物。救治重点在加强护理，对症处理和防治并发症。

2. 院前救治措施

(1)医务人员须戴口罩、手套、防止感染。

(2)发现患者皮疹创面须用无菌敷料包扎，保持创面洁净。

(3)如有高热，可按高热处理原则，给予物理降温或小剂量退热剂，如有咳嗽剧烈时予以镇咳药，如有惊厥、抽搐，可以镇静处理。

(4)建立静脉通道,适当补液等支持疗法。

(5)吸氧维持呼吸道通畅,必要时行气管插管人工辅助呼吸,必要时行气管切开。

(6)持续生命体征监测,及时对症处理。

思考题:

1. 麻疹出疹有何特点?

2. 麻疹的传染源及传播途径?

(陈立东)

第二节 狂 犬 病

狂犬病乃狂犬病毒所致的急性传染病,人兽共患,多见犬、猫、狼等肉食动物,人多因被病兽咬伤而感染,临床表现为特有的恐水、恐声、怕风,咽肌痉挛,进行性瘫痪等,因恐水比较突出,故本病又名恐水症。

一、病情评估

1. 资料收集

(1)环境与现场特点:现场患者是否有恐惧不安,对声音、光亮高度敏感,甚至精神失常,谵妄,嚎叫,肌痉挛等症状表现。

(2)起病情况与患病时间:患者在发病前是否有被兽咬伤,何时被咬,首次发作在什么时间,每次发作持续时间,病况是否逐渐加重。

(3)主要症状及进展特点:潜伏期多数为1～2个月,有长达一年以上者,典型发作可分三期:①前驱期:低热、头痛、咽痛、全身不适,食欲减退,颇像上呼吸道感染症状，逐渐出现恐惧不安，对声音、光亮、风等刺激呈敏感状态而喉部发紧；②兴奋期：逐渐进入高峰状态，突出表现为极度恐怖，恐水、怕风，因为咽部肌肉痉挛出现吞咽困难，交感神经亢进，表现唾液增多，大汗淋漓，心率快，少数患者可出现精神失常，谵妄、嚎叫，肌痉挛呈角弓反张，发作中常死于呼吸衰竭；③瘫痪期：渐趋安静，痉挛发作停止，而出现各种瘫痪、昏迷，可迅速因呼吸或循环衰竭死亡。

(4)伴随症状或体征：在病程过程中可伴有高热、头痛等症状。

(5)诊疗经过：患者在被兽咬伤后有无就诊，注射狂犬疫苗。在首次发病后有否诊疗及其效果。

(6)既往健康状况：既往有无被兽或动物咬伤史。

2. 病情观察

(1)生命体征的观察：包括呼吸、脉搏、神志、瞳孔、血压。特别关注患者呼吸，在兴奋期咽部肌肉痉挛出现吞咽困难，发作中常死于呼吸衰竭。

(2)痉挛严重程度评估：对兴奋期痉挛发作高热，迅速出现呼吸循环衰竭濒临死亡者，应立即给予解痉镇静，提供呼吸支持。

二、救治方法

1. 医护人员须戴口罩及手套，穿隔离衣，防止患者体液、唾液污染。

2. 在家属或防疫人员协助下，确保患者所处环境安全后，保持患者上呼吸道通畅，吸痰、吸氧，必要时行气管切开或气管插管。

3. 建立静脉通道，纠正中毒，补液，维持水、电解质平衡，出现脑水肿时可予甘露醇及呋塞米脱水。

4. 对兴奋期狂躁患者，应迅速控制发作，首选地西泮10～20mg，缓慢静注，可30分钟后重复给药，在注射地西泮的同时或地西泮控制抽搐不理想时，可给苯巴比妥钠0.1～0.2g 肌注，必要时可使用强镇静剂，如人工冬眠合剂。

5. 控制病员后，须加强对患者生命体征的监护，发现问题及时对症处理。

三、转运注意事项

1. 转运途中定时追加镇静剂。

2. 保持安静，避免声音、光线、水等刺激，继续吸氧输液。

3. 做好途中监护，严密观察患者生命体征，特别是呼吸，必要时进行人工辅助呼吸。

思考题：

1. 狂犬病主要症状特点？

2. 兴奋期狂躁患者如何控制发作？

（陈立东）

第三节 肺 结 核

肺结核（pulmonary tuberculosis）是结核分枝杆菌侵入人体引起的肺部急慢性感染性疾病，其中痰排菌者为传染性结核病。

一、病情评估

1. 资料收集

(1)环境与现场特点:现场患者是否有全身中毒症状,如乏力、食欲减退、夜间盗汗、是否有咳嗽、咳痰、咯血、呼吸困难等表现。

(2)起病情况与患病时间:何时出现乏力、食欲减退、夜间盗汗等症状,之前是否存在低免疫力状态或是否处于有结核病传染源环境,之后何时加重,出现发热、咳嗽、咳痰、咯血等。

(3)主要症状及进展特点:①全身中毒症状:常见于午后低热,夜间盗汗、乏力、食欲减退、消瘦等。病变进展时或某些特殊类型的结核病(干酪性、粟粒型、浆膜性、肺外结核等)可有高热。②呼吸系统症状:咳嗽、咳痰、咯血,累及胸膜时出现胸痛,合并气胸或胸膜炎时可出现呼吸困难。合并 ARDS 时,出现呼吸窘迫。

(4)伴随症状或体征:①全身浅表淋巴结肿大,以锁骨上窝和腋窝淋巴结群肿大多见;②少数特殊患者可有高热。

(5)诊疗经过:出现症状后有否就诊、用过何种药物其效果如何。

(6)结核的全身反应:午后低热,夜间盗汗,乏力,食欲减退,消瘦。

(7)既往健康状况:密切接触者有否结核病史,既往有否弱病质,免疫力低下等。

2. 病情观察

(1)生命体征观察,包括呼吸、血压、脉搏、体温、动脉氧饱和度等。咯血量大者可出现急性周围循环衰竭的表现如脉搏细数，呼吸急促，血压降低甚至休克，出现烦躁不安，精神委靡，四肢湿冷，口唇发绀，意识模糊等。

(2)严重程度的评估：严密关注重度咯血患者，估计出血量。

二、救治方法

1. 给患者处理及体检前，医护人员戴手套、口罩等措施，防止感染。

2. 吸氧，心电监护，测血压，尤其对结核大咯血及肺结核合并气胸的患者，加强生命体征的监测。

3. 开放静脉通道，合理科学补液，纠正酸碱平衡失调。

4. 对肺结核合并气胸的患者，立即按气胸处理原则处理，立即行胸腔闭式引流减压。

5. 对肺结核大咯血患者处理。

(1)患者侧卧位，大咯血时迅速体位引流，清除口鼻腔内血块，必要时行气管插管，吸出血块，确保呼吸道通畅，防止窒息。

(2)吸氧，保持脉搏氧饱和度在95%以上。

(3)烦躁、恐惧者可应用地西泮10mg肌注，但呼吸功能差及出现意识障碍者禁用。

(4)剧烈咳嗽者可给予止咳药物如应用可待因30mg肌注。

(5)迅速应用止血药物如垂体后叶素5～10U加入液体40ml中，于10～20分钟静脉推注，后可应用垂体后叶素10U加入液体500ml静脉点滴，或用止血苯酸0.6g或6-氨基己酸6g加液体500ml中静脉滴注。

6. 转运途中加强生命体征监测，保持呼吸通畅，发现问题及时对症处理。

思考题：

1. 肺结核合并气胸如何处理？

2. 肺结核合并咯血如何处理？

（陈立东）

第四节　破　伤　风

破伤风是由破伤风杆菌芽胞通过微小创口侵入机体，破伤风外毒素阻滞中枢神经系统中抑制径路，以肌痉挛和自主神经功能紊乱为主要特征的一系列临床综合征。

一、病情评估

1. 资料收集

（1）环境与现场特点：现场患者有无关节疼痛、僵硬，牙关紧闭，颈项强直、痉挛及惊厥发作。

（2）起病情况与患病时间：患者何时有下颌关节疼痛及僵硬、张口困难，何时出现肌强直，惊厥发作，每次发作持续时间，患者发病前有无外伤史，有无破伤风接种史，发作前有否明显因素诱使发作。

（3）主要症状体征：①下颌关节疼痛及僵硬；②张口困难，牙关紧闭；③面肌僵硬而导致典型的苦笑面容；④肌强直致使缩颈及脊柱过伸；⑤压力或噪音可致痛性痉挛；⑥惊厥发作；⑦自主神经功能紊乱，包括交感神经及副交感神经。

（4）伴随症状或体征：①出汗；②高血压；③心动过速；④心律失常；⑤高热；⑥心动过缓；⑦心搏骤停。

(5)诊疗经过:在外伤后有否注射破伤风抗毒素,在首次发作后有否就诊治疗及治疗对策。

(6)既往史:既往有否破伤风疫苗接种史,发病前有无外伤史。

2. 病情观察

(1)生命体征等观察:包括脉搏、呼吸、血压、体温、瞳孔、神志、皮肤、尿量等。因严重痉挛可致呼吸衰竭,所以加强对呼吸、脉搏氧饱和度、皮肤等生命体征的监测。

(2)痉挛严重度评估:当患者出现口喉痉挛、颈项强直、呼吸窘迫时,须及时对症进行解痉、镇静处理。

二、救治方法

1. 将患者置于安静、黑暗的环境,避免噪音、强光等压力因素,侧卧位防止呕吐误吸。

2. 保持呼吸道通畅,吸痰、吸氧、建立静脉通道,必要时行气管插管。

3. 用纱布包裹压舌板或用牙垫置于上、下磨牙之间,防止舌咬伤。

4. 发作时注意防护,避免继发损伤。

5. 快速控制发作,首选地西泮 10～20mg 缓慢静脉注射。可 30 分钟后重复给药,静脉注射地西泮的同时,若控制抽搐不理想时可以苯巴比妥钠 0.1～0.2g 肌注。

6. 有脑水肿者可以给予 20%甘露醇 125～250ml 静注。

三、转运注意事项

1. 痉挛抽搐如不好转,途中继续给予处理。

2. 保持安静,继续吸氧输液。

3. 加强途中生命体征的监护，特别是呼吸，必要时行人工呼吸。

思考题：

1. 破伤风转运过程中特别注意哪些问题？

2. 肺结核合并咯血如何处理？

（陈立东）

第九章　创伤的院前急救 >>>

第一节　概　　述

创伤是当今世界各国面临的普遍问题，其导致的死亡在发达国家仍然居高不下，在发展中国家则持续上升。世界各国的实践都证明，建立有组织的创伤急救体系（EMS）能显著改善创伤患者的预后。而院前急救是创伤救治体系中非常重要的环节，对患者预后有显著的影响。院前急救是指创伤发生到伤员进入医院前这段时间，包括现场和转运中的救治。创伤急救的内容包括由急救技术员（EMT）完成的基础心肺复苏、创口包扎止血、骨折固定、给氧等基本急救措施（BLS），以及由医助、急诊或麻醉医师实施的有创伤操作如气管插管、建立静脉通路、静脉输液用药、使用抗休克裤等高级创伤急救技术（ALS）。创伤院前急救的成败则由各医院规模、急救保障体系、急救医护人员的水平决定。

一、伤情评估

（一）初级评估

创伤救治医院在接到求救电话时，应询问伤情，救治人员快速准备必备物品。到达现场,快速评估现场环境是否安全。简要询问病史,初次接触伤员时,应首先迅速对伤员的生命状况进行评估,如发现有生命危险的伤员或伤情,评估按A、B、C、D、E依次进行。

1. 气道(airway,A) 判断气道是否通畅,有无梗阻情况。气道阻塞特征是吸气性呼吸困难,而气道不完全阻塞时在呼吸时则可发出"喉鸣音",喉咽部较气管更为明显,声音高而尖。严重伤员出现喉鸣音常是生命受到严重威胁的标志。

2. 呼吸(breath,B) 判断呼吸是否正常,包括呼吸快慢、困难程度、有无呼吸窘迫及停止、胸廓运动是否正常、有无反常呼吸和端坐呼吸以及发绀等。

3. 循环(circulation,C) 观测脉率、血压、肤色、毛细血管再充盈时间以及尿量等,是评价机体血流动力学和组织器官灌注状态的常用指标。

4. 神经系统状况(disability,D) 通过观察瞳孔大小及对光反射、昏迷评分以及是否存在偏瘫或截瘫等手段来迅速评估意识障碍程度,或判断有无神经系功能损害。

5. 充分暴露(exposure,E) 应在不影响体温过多的情况下,充分显露身体各部,解开伤员的衣领、纽扣以及腰带等,以避免遗漏,有助于抢救的操作和实施。但完毕后应注意保温。

(二)次级评估

对伤病员的严重程度进行初步评估结束后,按照CRMAS评分法对伤员进行创伤分类,确定救治的具体措施及需转送医院的要求。

1. CRMAS 评分法　CRMAS 评分法是 1985 年 Clemmer 综合了 RPM 法和 RSM 法建立的以循环、呼吸、腹部情况、运动、语言为评判标准的评分方法。每项评分内容分为 0～2 三个分值，将五项的分值相加即为伤员的 CRMAS 得分。总分 9～10 为轻伤，7～8 为重伤，6 分为极重度伤。此评分方法简单易行，适用于院前创伤评分。

2. CRMAS 评分内容具体见表 9-1。

表 9-1　CRMAS 评分

指标	分值		
	2	1	0
循环(C)	毛细血管充盈正常 SBP ＞100mmHg	毛细血管充盈迟缓 SBP85～99mmHg	无毛细血管充盈 SBP ＜85mmHg
呼吸(R)	正常	费力，浅或＞35 次/分	无自主呼吸
胸腹(A)	无压痛	有压痛	连枷胸、板状腹或有穿透伤
运动(M)	正常	只对疼痛刺激有反应	无反应
语言(S)	正常	言语错乱，语无伦次	说话听不懂或不能发音

二、初步应急处理

生命评估应与创伤抢救同时进行，一旦发现有威胁生命的伤情或紧急的问题，应及时给予处理，不能按照常规的先诊断后治疗的方式，更不能一味强调明确诊断而延误抢救时机。依下列步骤接触威胁生命的主要危险因素。

（一）畅通气道

1. 气道清理　迅速清除鼻、咽、口腔内的血液或血凝块、分泌物、呕吐物、义齿以及其他异物等，对于有活动性出血或分泌物较多者应连续性吸引。

2. 气道控制

（1）舌后坠所致的阻塞，可用手或舌钳将舌拉起固定，或抬起两侧下颌角。

（2）无呼吸道保护性反射者，可置口咽或鼻咽导管。

（3）必要时可行气管内插管。

3. 气道开放　通过上述处理仍不能有效改善通气时，应行环甲膜穿刺或气管切开等。

（二）维持呼吸、解除呼吸功能障碍

1. 封闭开放创口　胸部开放性创口应立即用压迫敷料封闭。

2. 穿刺排气减压　严重的张力性气胸，紧急时可在第2或第3肋间用粗针传入排气，必要时可将穿刺针扎带指套活瓣，或接入装有200ml盐水的水封瓶连接。

3. 固定软化胸壁　应及时用大块厚棉垫加压包扎固定；无条件时可用衣物、枕头等代用品压迫包扎于伤侧，紧急时可将伤员作伤侧卧位，以改善呼吸。

4. 胸腔闭式引流　无论是大量血、气胸还是连枷胸或纵隔气肿等严重的胸部创伤,应及时行胸腔闭式引流。

5. 心包穿刺抽血　明确心脏压塞后,立即行心包穿刺。

6. 尽早给氧支持呼吸　凡重伤员能自主呼吸,无论是胸部创伤性还是非胸部创伤性的伤情,均应常规鼻导管给氧或加压面罩给氧;若仍不能改善呼吸窘迫者,应行气管插管或气管切开,进行控制性给氧。

7. 机械辅助或人工呼吸　若缺乏有效的自主呼吸,甚至呼吸骤停,应迅速建立起有效的机械辅助呼吸;如无条件时,应及时进行人工辅助呼吸。

(三) 稳定循环

1. 扩容补液

(1)通道方式和部位:迅速建立有效静脉输液通道,依具体情况选择静脉穿刺。通道部位最好是上肢静脉或颈外静脉,尤其是腹部以下的创伤应避免用下肢静脉部位。

(2)输液种类和比例:输液种类应晶体与胶体液互补兼顾;宜先晶体液,后胶体液,常首选平衡盐液;重度失血患者应在迅速灌注平衡液的同时,输注血浆代用品。

(3)输注速度和入量:院前液体复苏的选择最根本上应该由患者受伤情况决定,对于无法控制的活动性出血及没有采取确切止血措施前应采取允许性低血压的补液原则。同时加快转运。但严重脑外伤例外,要尽可能把血压维持正常水平。

2. 控制出血

(1)外出血:多采用局部填塞压迫或加压包扎,止血带法往往是在加压包扎仍不能有效控制出血时,才考虑采用,尤其是四肢大血管破裂,止血带能有效的制止出血,但应注明时间和标记。

(2)内出血:多数需要确定性手术止血,院前措施主要是输液、扩容或应用抗休克裤等,同时避免过多检查或转运,尽可能缩短伤后及手术止血时间。

(3)心肺复苏:伤员一旦出现呼吸心搏骤停,应立即进行心肺复苏。

(4)药物应用:①创伤急救中一般不宜用血管活性药物来替代补充创伤后出现的血容量不足,尤其是血管收缩剂应当禁忌,必要时在快速足量输血补液同时可过渡性考虑少量使用。②血管扩张剂在充分输血补液后、休克表现仍未明显改善,且排除了其他因素,可适当地考虑应用,常用多巴胺,常量为 20～40mg 加入 250～500ml 葡萄糖溶液中。

3. 包扎固定

(1)覆盖暴露创面:尽量采用无菌绷带或纱布包扎,在无条件时也可用其替代物如干净毛巾、衣服、布块甚至被单等覆盖创面。包扎时注意严密,避免暴露,可稍加压力,尽量不要弄破创面水疱。

(2)避免继发损伤:有内脏脱出或骨折端外露者尽量不要还纳,包扎时注意保护内脏或骨折端,避免干燥、受压或再损伤等。

(3)注意伤口控制:颅脑开放性损伤常伴有粉碎性骨折,包扎时注意采取保护性控制措施,以免颅骨骨折片陷入颅内。

(4)限制颈部活动:凡疑有颈椎损伤、颈椎可触及骨折畸形或伴有高位截瘫伤员,应采用颈部固定器材或替代物限制其活动。

(5)固定伤残肢体:肢体骨折或大面积软组织伤均应用夹板固定制动,固定范围需包括骨折或伤口上下两个关节。在无条件的情况下,可就地取材,也可将上肢固定于胸壁,下肢固定于对侧健肢。

4. 药物处理

(1)降低颅压:常用甘露醇,实施中应注意下列情况:循环稳定的伤员,可1次静脉给予20%甘露醇125～250ml或按1～3g/kg计算,宜在10～15分钟内快速滴入。严重脑水肿或颅脑损伤者,脱水剂与利尿剂交替使用或联合用药。血容量不足者多不用或慎用,这类伤员处于生理性脱水状态,就已自然地获得颅内压下降。

(2)肾上腺皮质激素:首选地塞米松,常量可为10～20mg静脉推注。也可早期采用冲击量给药,即首次给予大剂量地塞米松,用量可达到100mg以上或按3～6mg/kg计算。

(3)缓解疼痛:药物用量一般不宜过大,如布桂嗪(强痛定)100mg或哌替啶50～100mg,应避免短期内重复运用,不能作为常规应急措施,特别是伤情尚未弄清之前,更应慎重或忌用。

(4)控制抽搐:可用下列药物处理急救中出现的痉挛、抽搐或癫痫等。

地西泮:10mg静脉注射,必要时,2～4小时重复一次。

苯巴比妥钠:0.2～0.4g稀释静注或肌内注射。

硫喷妥钠:50～100mg稀释后静脉缓慢注射,对未作气管插管或气管切开的伤员,在静注时应警惕喉头痉挛以免发生窒息。

5. 支持措施

(1)急救体位：一般就地平卧或卧位制动，尤其是低血容量患者，多置于休克体位，头略放低，下肢宜抬高15°～30°；合并有胸部损伤者，可采取半卧位；有昏迷或窒息危险的伤员，宜采取俯卧位。

(2)注意制动：及时给伤员制动，减少其活动或搬运，急救中切勿对患者任意制动，尤忌粗暴搬动或手打操作。

(3)避免刺激：一切对伤员产生不良刺激的各种因素，甚至包括言语、情绪及噪声等在创伤急救中对此均应尽量避免。

(4)加强保温：伤员不宜暴露过多，特别是在冬季；处于休克的伤员，对患者进行适当的保温，在扩容补液的基础上常能得到意想不到的效果。

6. 正确搬动

(1)伤员搬动时，需遵循操作要领，平托式法较为安全可靠，尤其是疑有脊椎损伤患者，应特别小心。一般需3～4人将其身体呈水平状抬起，再置于担架或平车上。颈椎伤者，还需一人负责固定伤员的头颈部，保持其头与躯干呈直线，放置平稳后，于头颈两侧用砂带或替代物固定，切忌将伤员屈曲伏地抱起或抬起。无条件时，可就地取材制成简易担架或用木板替代。

(2)大批量伤员搬运：

1)大批量伤员搬动原则：在发生大批量伤员时，伤员的数量和严重程度超过当地救治单位的现场救治能力时，要充分发挥现有的人力物力，以抢救尽可能多的伤员为原则。分检伤员时要识别有生命危险但可以救活的伤员，以便优先进行救治和转运。抢救中应采用批量伤员分检法。

2)抢救中应采用批量伤员分检法：

Ⅰ. 危重伤：适用于有生命危险需立即救治的伤员，用红色标记。需立即进行创伤基本生命支持(BTLS)，并尽快转运相关医院。

Ⅱ. 重伤：伤情并不立即危及生命，但又必须进行手术的伤员，用黄色标记。

Ⅲ. 轻伤：所有轻伤，用绿色标记。

Ⅳ. 濒死伤：抢救费时而又困难，救治效果差，生存机会不大的危重伤员，用黑色标记。

三、创伤基本生命支持

创伤基本生命支持(BTLS)主要包括：通气、止血、包扎、固定和搬运(具体参考第十二章第七节)。

(一) 现场心肺复苏

对有呼吸困难或呼吸停止的，应紧急开放气道，保证呼吸道通畅及进行呼吸支持，对心搏骤停者进行连续胸外按压。

(二) 止血

止血方法有很多种，可根据具体伤情选择。

1. 指压法。
2. 加压包扎止血法。
3. 填塞止血法。
4. 止血带法。
5. 钳夹止血法。

(三) 包扎法

包扎的目的是保护伤口，减少污染，固定敷料和协助止血。

1. 绷带包扎法。

2. 三角巾包扎法。

3. 便捷材料包扎。

(四) 固定术

对骨折部位尽早进行临时固定,可以有效防止因骨折断端的移位而损伤血管、神经等组织,减轻伤员痛苦。

1. 固定原则　注意伤员全身情况,对外露的骨折端暂不应送回伤口,对畸形的伤部也不必复位,固定要牢靠,松紧要适度。

2. 固定目的　限制受伤部位的活动度,避免再伤,便于转运,减轻在搬运与运送中增加伤者的痛苦。

3. 固定方法　夹板固定法、自体固定法、锁骨骨折固定、常见的四肢骨折固定:如颈椎骨折固定,对于可疑为颈椎损伤或昏迷的患者,应常规以颈托保护。

(五) 搬运

1. 搬运目的　及时、迅速、安全地将伤员搬离事故现场,避免伤情加重,并迅速送往医院进一步救治。

2. 急救人员应考虑的因素　伤者伤势,必须在原地检伤、包扎止血及简单固定后再搬运。

3. 准运伤员的注意事项

(1)凡怀疑有脊柱、脊髓损伤者,搬运前先固定,搬动时将伤者身体以长轴方向拖动,不可从侧面横向拖动。

(2)严密观察伤者生命体征,维持呼吸通畅,防止窒息,注意保暖。

4. 徒手搬运方法　①扶行法:适用于清醒、无骨折、伤势不重、能自己行走的伤者。②背负法:适用老幼、体轻、清醒的伤者。③拖行法:适用于体重体型较大的伤者,不能移动，现场又非常危险需立即离开者，拖拉时不要弯曲或旋转伤员的颈部和背部。④轿杠式：适用于清醒伤者。⑤双人拉车式：适用于意识不清的患者。

5. 器械搬运及各部位损伤搬运法

(1)担架搬运：方便省力，适于病情较重，不宜徒手搬运，又需要转送较远路途的伤员。①四轮担架：可从现场平稳地推至救护车、救生艇、飞机舱或在医院内转接伤员。②铲式担架：适于脊柱损伤等不宜随意翻动、搬运的危重伤员。③帆布折叠式担架：适用于一般伤员的搬运，不宜转运脊柱损伤的伤员。

(2)担架搬动方法：急救人员由2～4人一组，将伤者水平托起，平稳放在担架上，脚在前，头在后，以便观察。抬担架的步调、行动要一致，平稳行进，向高处抬时(如过台阶)，前面的人要放低，后面的人要抬高，以使伤者保持在水平状态。下台阶时则相反。

(3)抬担架时注意事项：①担架员应边走边观察伤员生命体征，如神志、呼吸、脉搏。有病情变化，应立即停下抢救，先放脚，后放头。②用汽车运时，要固定好担架防止车启动、刹车时碰伤。

(4)颈椎骨折的转运：颈椎损伤应由专人牵引伤员头部，颈下需垫一小软垫，使头部与身体成一水平位置，颈部两侧用沙袋固定或使用颈托，肩部略垫高，防止头部左右扭转和前屈、后伸。

(5)胸、腰椎骨折的搬运：急救人员分别托扶伤员头、肩、臀和下肢，动作一致把伤员固定抬到或翻到担架上，使伤员取俯卧位，胸上部垫高，注意取出伤员衣袋内的硬物品，将伤员固定在担架上。

(6)开放性气胸搬运：首先用敷料严密地堵塞伤口，搬运时伤员应采取半卧位并斜向伤侧。

(7)颅脑损伤搬运：保持呼吸道通畅，头部两侧应用沙袋或其他物品固定，防止摇动。

(8)颌面伤搬运：伤员应采取健侧卧位或俯卧位，便于口内血液和分泌液向外流，保持呼吸道的通畅，防止窒息。

(王学军)

第二节 特殊创伤急救

一、多发伤

多发伤是指在同一伤因的打击下，人体同时或相继有两个或两个以上解剖部位的组织或器官受到严重创伤，其中至少有一处可危及生命。

(一) 临床特点

1. 伤情变化快、死亡率高 由于多发伤严重影响机体的生理功能，此时机体处于全面应激状态，其数个部位创伤的相互影响很容易导致伤情迅速恶化，出现严重的病理生理紊乱而危及生命。多发伤的主要死亡原因大多是严重的颅脑外伤和胸部损伤。

2. 伤情严重、休克率高 多发伤伤情严重、伤及多处、损伤范围大、出血多，甚至可直接干扰呼吸和循环系统功能而威胁生命。特别是休克发生率甚高。

3. 伤情复杂、容易漏诊 多发伤的共同特点是受伤部位多、伤情复杂、明显外伤和隐蔽性外伤同时存在、开放伤和闭合伤同时存在、而且大多数伤员不能述说伤情，加上各专科医师比较注重本专科的损伤情况、忽略他科诊断而造成漏诊。

4. 伤情复杂、处理矛盾　多发伤由于伤及多处，往往都需要手术治疗，但手术顺序上还存在矛盾。如果没有经验，就不知从何下手。此时医务人员要根据各个部位伤情、影响生命程度、累及脏器不同和组织深浅来决定手术部位的先后顺序，以免错过抢救时机。

5. 抵抗力低、容易感染　多发伤伤员处于应激状况时一般抵抗力都较低，而且伤口大多是开放伤口，有些伤口污染特别严重，因而极其容易感染。

6. 多发伤的三个死亡高峰

(1)第一死亡高峰：出现在伤后数分钟内，为即时死亡。死亡原因主要为脑、脑干、高位脊髓的严重创伤或心脏主动脉等大血管撕裂，往往来不及抢救。

(2)第二死亡高峰：出现在伤后6～8小时之内，这一时间称为抢救的"黄金时间"，死亡原因主要为脑内、硬膜下及硬膜外的血肿、血气胸、肝脾破裂、骨盆及股骨骨折及多发伤大出血。如迅速及时，抢救措施得当，大部分患者可免于死亡。这类患者是抢救的主要对象。

(3)第三死亡高峰：出现在伤后数天或数周，死亡原因为严重感染或器官功能衰竭。无论在院前或院内抢救多发伤患者时，都必须注意预防第三个死亡高峰。

(二)病情评估

1. 资料收集

(1)环境与现场特点：评估现场有无同一致病因素再次发生可能。致伤因素、部位、有无其他危重伤员及死亡伤员。

(2)致伤时间及伤情发展：何时受伤，伤后昏迷、呕吐、抽搐、疼痛出血、肢体瘫痪等。

(3)诊疗经过：伤后经过何种诊疗及其效果。

(4)既往史：既往有无呼吸循环系统疾病、肝炎、结核等，有无出血性疾病如血液系统疾病。

2. 病情观察

(1)生命体征：包括体温、脉搏、呼吸、血压、瞳孔、神志、皮肤、尿量等。

(2)仔细查体：按照"CRASH PLAN"顺序检查，以免漏诊。其含义为C＝cardiac(心脏)、R＝respiration(呼吸)、A＝abdomen(腹部)、S＝spine(脊柱)、H＝head(头部)、P＝pelvic(骨盆)、L＝limb(四肢)、A＝arteries(动脉)、N＝nerves(神经)。

(3)必要的辅助检查如穿刺：简单、快速、经济、安全，准确率较高，可反复进行，为腹部创伤的首选方法。临床有时出现假阳性及假阴性。

(三) 紧急救护原则

1. 先处理后诊断、边处理边诊断

(1)以颅脑伤为主应首先输入甘露醇液以降颅内压，然后再进行各项检查。

(2)以失血为主应立即补液，迅速止血。

(3)将各部位的创伤视为一个整体，根据伤情的需要从整体的观点制定抢救措施、手术顺序及器官功能的监测与支持，切不可将各部位的损伤孤立地隔离起来。

2. 可迅速致死而又可逆转的严重情况先处理

(1)通气障碍：其中以上呼吸道堵塞最为常见，如果不能及时解除堵塞，任何抢救都无济于事。

(2)循环障碍：

1)低血容量：多发伤出血是十分常见的，无论是内出血还是外出血都可导致低血容量性休克。如果救治措施不得力，将进入一种不可逆状态，死亡在所难免。立即抗休克治疗：头低脚高体位。迅速建立两条以上静脉通路，有条件可行深静脉穿刺，便于补液输血及监测中心静脉压。0.9％氯化钠溶液1000～2000ml快速输入。红细胞及血浆是抗休克最好的胶体液。其他胶体液如白蛋白、右旋糖酐等均可使用。当血容量基本补足后可使用血管活性药物，扩张小动静脉，降低外周阻力，可用小剂量多巴胺或酚妥拉明。

2)心力衰竭和心搏停止：多发伤的突然打击可以导致心搏骤停，也可以由其他许多综合因素而引起心力衰竭，此种情况应及时处理。

3)张力性气胸：因胸腔气体对心、肺的明显压迫，可严重干扰呼吸和循环功能，可迅速致死。应立即行穿刺或胸腔闭式引流术。

4)开放性气胸：开放性气胸使纵隔来回摆动，严重干扰心肺功能而致死。可用无菌凡士林纱布，外加棉垫覆盖，再以胶布或绷带包扎，变开放性气胸为闭合性气胸，然后穿刺胸膜腔抽气减压。

5)连枷胸：由于多发性多段肋骨骨折，局部胸壁失去支架作用，与呼吸运动相对形成一种反常运动，严重影响心肺功能而致死。可用厚敷料覆盖，胶带固定患侧胸部。

6)心包填塞：心包填塞明显影响静脉回流，心排血量也因此而严重不足，最终导致死亡。若心包填塞明显影响血流动力学稳定，应行心包穿刺术。

3. 出血不止　无论是内出血还是外出血，如果出血不止且出血量大时，也是致死原因。现场急救时，如果经大量补充血容量后血压仍不能纠正者，要考虑出血未止的可能。应追究其原因：①检查伤口，外出血是否停止。②是否存在胸腔出血，如胸壁血管破裂。③是否存在腹部内出血，如肝、脾破裂。④是否存在腹膜后出血，如肾损伤、骨盆骨折等。⑤四肢骨折如果损伤大血管，则出血量大，局部形成大血肿，而且血肿还会不断扩大。

（康中山）

二、复合伤

复合伤(combined injury)是由两种或两种以上的致伤因素同时或相继作用于人体所造成的损伤。常见原因是工矿事故、交通事故、火药爆炸、严重核事故等各种意外事故。其中一种主要致伤因素在伤害的发生、发展中起着主导作用，临床上主要依据主要损伤的特征来命名，如创伤复合伤、烧伤复合伤等。复合伤与多发伤是两个不同的概念。复合伤不是单处伤的简单相加而是互相影响，所致机体病理生理紊乱常较多发伤和多部位伤更加严重而复杂。

（一）病情评估

1. 致伤因素　有两种以上致伤因素受伤史，如冲击伤、烧伤、创伤。

2. 创面与创口　间接推测可能发生的伤情，如冲击伤体表创面为轻伤但内脏损伤多较重。

3. 症状与体征　不同的损伤部位可出现不同的症状和体征。如肺冲击伤可伴有胸痛胸闷、咳嗽、咯血或呼吸困难等。

4. 全身性反应　可有不同程度的休克，严重的低氧血症，创伤后感染发生早且较严重。

（二）救治方法

1. 迅速而安全地使伤员离开现场，避免再度受伤和继发性损伤。

2. 保持呼吸道通畅。

3. 心跳呼吸骤停时立即行心肺复苏。

4. 给予止痛、镇静剂，有颅脑伤或呼吸抑制者禁用吗啡或哌替啶。

5. 放射性损伤应尽早消灭创面或创口，伤口用生理盐水反复冲洗，注意保护伤口防止带有放射性物质的洗液进入伤口。

6. 其他部位或内脏损伤参考多发伤的处理原则。

（康中山）

三、挤压伤与挤压综合征

挤压综合征是指四肢或躯干肌肉丰富部位，遭受重物长时间挤压，在解除压迫后，出现以肢体肿胀、肌红蛋白尿、高血钾为特点的急性肾功能衰竭。筋膜间隔区压力升高造成肌肉缺血坏死形成肌红蛋白血症，而无肾功能衰竭，只能称为挤压伤或筋膜间隔区综合征。严重创伤亦可发生急性肾功能衰竭，如无肌肉缺血坏死、肌红蛋白尿和高血钾，则不能称为挤压综合征。

（一）病因

挤压综合征多发生于房屋倒塌、工程塌方、交通事故等意外伤害中。在战争、发生强烈地震等严重灾害时可成批出现。此外，偶见于昏迷与手术的患者，肢体长时间被固定体位的自压而致。挤压综合征的发生主要有创伤后肌肉缺血性坏死和肾缺血两个中心环节。只要伤势足以使这两个病理过程继续发展，最终将导致以肌红蛋白尿为特征的急性肾功能衰竭。

（二）临床表现

1. 局部症状　局部出现疼痛，肢体肿胀，皮肤有压痕、变硬，皮下淤血，皮肤张力增加，在受压皮肤周围有水疱形成。

2. 全身症状

(1)休克：部分伤员早期可不出现休克，或休克期短而未发现。有些伤员因挤压伤的强烈神经刺激，广泛的组织破坏，大量的血容量丢失，可迅速发生休克，而且不断加重。

(2)肌红蛋白尿：这是诊断挤压综合征的一个重要条件。伤员在伤肢解除压力后，24 小时内出现褐色尿或自述血尿，应该考虑肌红蛋白尿。

(3)因为肌肉缺血坏死，大量的细胞内钾离子进入循环，大量磷酸根、硫酸根等酸性物质释出，会出现高钾血症、酸中毒及氮质血症等水、电解质代谢紊乱。

（三）救治方法

1. 治疗原则　挤压综合征是外科急重症，应及时抢救，做到早期诊断、早期伤肢切开减张与防治肾衰竭。

2. 具体措施

(1)抢救人员应迅速进入现场，力争及早解除重物压力，减少本病发生机会。

(2)伤肢制动，以减少组织分解毒素的吸收及减轻疼痛，尤其对尚能行动的伤员要说明活动的危险性。

(3)伤肢用凉水降温或暴露在凉爽的空气中，或用凉水降低伤肢的温度。

(4)伤肢不应抬高，禁止按摩与热敷，以免加重组织缺氧。

(5)伤肢有开放伤口和活动出血者应止血，但避免应用加压包扎和止血带止血。

(6)凡受压伤员一律饮用碱性饮料(每8g碳酸氢钠溶于1000～2000ml水中，再加适量糖及食盐)，既可利尿，又可碱化尿液，避免肌红蛋白在肾小管中沉积。如不能进食者，可用5%碳酸氢钠150ml静脉点滴。

(7)有明显挤压伤史，有1个以上筋膜间隔区受累，局部张力高，明显肿胀，有水疱及相应的运动感觉障碍者，尿液肌红蛋白试验阳性(包括无血尿时潜血阳性)应早期切开减张，需切开每一个受累的骨筋膜室，从上至下充分暴露肌肉，皮肤切口也应与筋膜一致，通常沿肢体纵轴方向切开减压。

(郭清皓)

四、大面积皮肤撕脱伤

大面积皮肤撕脱伤并不少见，且常合并有肌肉、肌腱、神经、血管、骨与关节等深部组织损伤，是现代创伤外科经常遇到的复杂损伤之一。

(一) 病因与发病机制

手及上肢皮肤撕脱伤多发生于工人操作机器不慎，手指或全手乃至上肢被卷入滚轴机中碾压撕脱所致，如为带有热力的滚压机，还可能同时产生皮肤灼伤。由于压力一般较大，机器转动速度极快，受伤者又企图猛力抽回伤手，使手部皮肤受到严重挤压、碾搓而和深部组织完全分离。下肢的大面积皮肤撕脱伤绝大多数都是车轮碾轧损伤，如交通事故中的汽车轮碾压伤、采矿工人被有轨车碾压伤等。大面积皮肤撕脱伤的病理损害较为复杂，大片的皮肤连带皮下组织自深筋膜的浅层撕脱，而肌肉肌腱等深部组织可以保持完整，也可有不同程度的挫伤及外露，甚至还可有骨折及骨与关节的外露等。皮肤本身因受压轧、碾搓及抽拉等综合因素的作用，使其严重挫伤与撕裂，供应皮肤的血管亦有广泛的挫伤和断裂。四肢皮肤的血液供应来自直接皮动脉或肌皮动脉，二者均起源于深动脉干穿过深筋膜至浅筋膜进入其网状层，撕脱伤严重破坏了皮肤赖以生存的肌皮动脉或直接皮动脉。有时虽然有较宽的蒂部与正常组织相连，甚至暂时尚有血运，但随着时间的推移，亦常继发血栓形成及坏死。

（二）临床分型

1. 片状撕脱伤　常见的下肢被汽车碾轧损伤多为此型，其特点为大面积的皮肤连带皮下组织自深肌膜上呈大片状撕脱，肌肉、肌腱等深部组织可保持完整，或合并有不同程度碾挫伤，有时合并有骨折。此时供应皮肤的营养血管多有广泛断裂，损伤区皮肤活力多因血运障碍而丧失，因此如将皮肤直接原位缝合，往往因血运丧失而逐渐坏死，导致早期治疗失败。

2. 套状撕脱伤　如上肢被卷入高速转动的机器中绞轧损伤，其皮肤连带皮下组织自损伤肢体近端向远端呈“脱袖套”样撕脱，深部组织多有损伤。此种套状撕脱的皮肤受到严重挤压、碾搓，与深层组织完全分离。

3. 潜行剥脱伤　临床特点是皮肤伤口很小，或完全没有伤口（闭合性），皮肤外表仍保持完整，但皮肤的皮下与深肌膜之间有广泛潜行剥脱分离，有时可使整个肢体一圈都完全剥脱分离。

(三) 伤情判断

1. 全身状况　因创伤面积大,出血量多,合并深部组织损伤,疼痛,半数以上大面积撕脱伤患者发生创伤性休克。大面积的皮肤撕脱伤接诊后一定要测血压、脉搏、呼吸等生命体征和尿量。

2. 合并伤　伤情较复杂,接诊时容易将注意力一开始就集中在体表的创伤,容易忽略合并伤,因此,先进行全身系统查体,特别是颅脑外伤和内脏合并伤,在初期处理中比撕脱伤本身更为重要。漏诊必然延误患者的治疗,甚至造成危及生命的后果。

3. 深部组织损伤　不能忽略深部骨、关节、血管、神经、肌腱和肌肉等的检查。下肢大面积皮肤撕脱伤中有三分之二左右有肌肉挫伤,一半的病例合并骨、关节损伤,检查撕脱伤时要探明深部组织的伤情。

4. 皮肤撕脱伤的检查　搞清楚部位、范围、撕脱的深度、面积和损伤的程度,特别是表皮挫伤的深度,伤口污染的程度,血管损伤的情况和出血量。

5. 潜行皮肤撕脱伤的判断

(1)肢体被车轮碾压,表皮擦伤,肢体肿胀明显。

(2)受伤部位有波动感或捻发音。

(3)皮肤可攥捏提起,有松动感或漂浮感或滑动感。

(4)皮肤花斑样改变或变紫,充血反应加快或变慢。

(5)局部感觉减退,特别是痛觉减退,有小伤口,可见破碎的脂肪颗粒随血液涌出。

(四) 救治措施

1. 初步伤情判断　在处理大面积皮肤撕脱伤之前,首先要做好生命的抢救工作，积极预防和治疗创伤失血性休克，颅脑损伤应优先处理，待生命体征平稳后，再处理局部的皮肤撕脱，否则可能危及生命。

2. 院前即建立输液通道，立即给予大量快速补液　对严重休克，应该迅速输入1～2L的等渗平衡盐溶液。加压包扎伤口，对伴有骨折的给予妥善固定，必要时肌注哌替啶止痛。

（郭清皓）

第十章　常见妇产科急症的院前急救 >>>

第一节　产后出血

产后出血(postpartum haemorrhage,PPH)指胎儿娩出后24小时内阴道出血量超过500ml,是分娩期严重并发症,居我国产妇死亡原因首位。其发生率占分娩总数的2%～3%。由于分娩期收集和测出血量有一定难度,通常估计失血量偏少,实际发病率更高。

一、病情评估

1. 资料收集

(1)环境与现场特点:产妇精疲力竭、面色苍白、肢体厥冷,衣裤或床单血染,阴道流血量超过月经量。

(2)起病情况与患病时间:何时出现规律宫缩,胎儿胎盘何时娩出,阴道出血何时开始,是否存在胎位异常,粗暴助产,胎盘有无残留。

(3)主要症状及进展特点:软产道裂伤:胎儿娩出后阴道流血多,鲜红,可凝固;子宫收缩乏力性出血:胎儿娩出后,阴道持续多量流血,子宫底升高、轮廓不清、质软;胎盘因素:胎盘娩出前后,阴道多量暗红色血流出,胎盘胎膜不完整;凝血功能障碍:胎儿娩出阴道流血不凝。失血性休克表现：产妇烦躁、皮肤苍白湿冷、脉搏细数，尿量减少。

(4) 伴随症状或体征：有无头晕、乏力、恶心、呕吐等。

(5) 诊疗经过：阴道流血后是否就诊、疗效如何。

(6) 产后出血的身心反应：麻木、淡漠。

(7) 既往健康状况：既往有无子宫手术史；是否合并贫血等慢性疾病；产妇是否过度紧张、产程有无延长；是否为巨大儿、多胎妊娠、羊水过多；是否有前置胎盘、胎盘早剥及妊娠期高血压等并发症。

2. 病情观察

(1)生命体征等观察：观察孕妇血压、脉搏、呼吸、体温等，并监测尿量。

(2)产后出血量的观察：①称重法：出血量(ml)＝(产程中所用敷料湿重－干重)/1.05。②面积法：$10cm^2$＝10ml。③休克指数法。④血液分析：血红蛋白及HCT均降低。

(3)产后出血原因分析：①检查胎盘胎膜完整性。②仔细检查有无软产道裂伤。③B超有助于明确有无胎盘残留。

(4)失血性休克的监测：①监测血压脉搏休克指数(推荐)＝脉率/收缩压；休克指数为0.5时，血容量正常；休克指数为1时，丢失血量10%～30%(500～1500ml)；大于1.5时，丢失血量30%～50%(1500～2500ml)；大于2.0，丢失血量50%～70%(2500～3500ml)。②尿量监测：若尿量＜400ml/24h；或＜17ml/h，应警惕继发肾功能障碍。

(5)鉴别诊断：不同病因所致产后出血需做鉴别诊断。

二、救治方法

1. 救治原则　针对出血原因，迅速止血；补充血容量，纠正失血性休克；防止感染。

2. 具体措施

(1)子宫收缩乏力：加强子宫收缩止血。

排空膀胱后可采用以下方法：①按摩子宫：术者一手的拇指在前，其余四指在后，在下腹部有节律均匀地按摩子宫，直到宫缩恢复。②应用缩宫剂：缩宫素 20U 静滴或宫体注射；米索前列醇 200μg 舌下含化或者直肠用药；卡前列甲酯栓 1mg 阴道后穹隆放置；卡前列素氨丁三醇注射液 250μg，肌肉或宫体注射。③宫腔纱条填塞：术者用卵圆钳将宽 6～8cm，长 1.5～2m 的无菌纱布自宫底开始自内而外填塞宫腔，压迫止血，24 小时后取出。④水囊填塞：将自制水囊置入宫腔，向水囊内注水，压迫止血。

(2)软产道损伤：应彻底止血，按解剖层次缝合。

(3)胎盘因素出血：①胎盘滞留，则手取胎盘；②胎盘粘连，则徒手剥离胎盘；③压迫止血，迅速转运；④胎盘胎膜残留可行清宫。

(4)出血性休克处理：开通两条有效静脉通道；迅速补充晶体平衡液及胶体、血液、冷冻血浆等，纠正低血压；给氧，纠正酸中毒，应用升压药物及肾上腺素皮质激素改善心肾功能。

(5)预防感染：应用广谱抗生素。

典型案例：孕妇王某，女，28 岁。因“孕 40 周胎儿娩出后阴道流血 30 分钟”入院。

资料收集：30 分钟前在家中自然分娩，胎儿胎盘娩出后开始阴道大量流血，暗红色，有血凝块。渐感精神疲惫。

病情评估：产妇 BP80/55mmHg，P 100 次/分，T 36.8℃，R 25 次/分；腹部未触及明显子宫轮廓，质软，外阴血染，阴道口有活动性流血。检查软产道无裂伤，胎盘胎膜完整。考虑子宫收缩乏力性出血。

救治方法：立即开通静脉通道，补充血容量，广谱抗生素预防感染；按摩子宫，宫体注射缩宫素，含服米索前列醇，急诊运往医院。入院后询问病史。给予介入栓塞治疗，术后出血停止，7 天后出院。

思考题：

1. 如何鉴别不同类型的产后出血？

2. 产后出血如何急救？

小结：及时迅速的止血，是救治产后出血的关键。

（赵亚娟　陈双郧）

第二节　胎膜早破

胎膜早破(premature rupture of membranes，PROM)是指在临产前胎膜自然破裂。胎膜早破是围生期常见并发症，可导致早产率、围生儿病死率、宫内感染率及产褥感染率升高。常见原因有：创伤，宫颈内口松弛，生殖道病原微生物上行性感染，支原体感染，羊膜腔压力增高，胎儿先露部与骨盆入口衔接不好，胎膜发育不良，孕妇缺乏铜、锌微量元素。

一、病情评估

1. 资料收集

(1)环境与现场特点：孕妇衣裤被打湿，阴道排液量及颜色，有无胎粪、胎脂等。

(2)起病情况与患病时间：何时开始阴道流水，是否发生于剧烈咳嗽、用力排便及性生活之后。是否进行过人工剥膜。

(3)主要症状及进展特点：孕妇突然感到有较多液体自阴道排出，有时混有胎脂和胎粪，无腹痛及其他产兆。

(4)伴随症状或体征：有无发热、腹痛、阴道流血、脐带脱垂等。

(5)诊疗经过：阴道流水后是否就诊、疗效如何。

(6)胎膜早破的身心反应：恐惧，紧张担心。

(7)既往健康状况：有无阴道炎、宫颈炎病史，有无宫颈功能不全病史。是否多胎妊娠、巨大儿，孕期是否存在羊水过多、胎位异常。

2. 病情观察：

(1)生命体征等观察：观察孕妇血压、脉搏、呼吸、体温等，并监护胎儿心率。若合并感染，母儿心率增快，子宫压痛，孕妇体温升高。

(2)胎膜早破的观察：①窥阴器检查见阴道后穹隆有羊水积聚或宫口有羊水流出；②肛查上推胎先露或孕妇变动体位观察有无液体由阴道口流出；③阴道液 $pH \geq 6.5$，提示胎膜早破；④阴道液涂片见羊齿状结晶，尼罗蓝染色见橘黄色胎儿上皮；⑤B 超动态检测羊水指数，若进行性减少可助确诊。

(3)感染的监测：①孕妇体温≥37.5℃；②孕妇白细胞 $>15\times10^9/L$；③孕妇脉搏>120 次/分；④胎心率>160 次/分；⑤阴道分泌物脓性、有臭味；⑥羊水、阴道分泌物培养有细菌生长；⑦C 反应蛋白>8mg/L。

(4)鉴别诊断:羊水需与尿液及阴道分泌物相鉴别。

二、救治方法

1. 救治原则 根据孕周、是否感染、有无胎儿窘迫、有无羊水过少及本院救治新生儿水平决定诊疗方案。

2. 具体措施

(1)期待治疗:妊娠 28～35 周,不伴感染、羊水平段 ≥3cm。

1)一般处理:绝对卧床,保持外阴清洁,避免不必要的肛查及阴道检查,密切观察产妇体温,心率、宫缩、阴道分泌物性状及白细胞计数。

2)胎膜早破超过 12 小时,预防性应用抗生素。

3)有宫缩者,应用硫酸镁抑制宫缩。

4)妊娠小于 35 周前,破膜时间在 24 小时内者,给予激素促进胎肺成熟:倍氯米松 12mg,每日一次,静滴,共 2 次;地塞米松 10mg,每天一次,静滴,共 2 次。

(2)终止妊娠:一旦胎儿成熟或有感染存在应尽早终止妊娠。

1)阴道分娩:因胎儿已经成熟,为预防感染,原则上应尽快终止妊娠,破膜后 12～24 小时仍不临产者应予以引产。

2)快速转运入院行剖宫产:胎头高浮,胎位异常,宫颈不成熟,胎肺成熟,明显羊膜腔内感染,胎儿窘迫,抗感染同时剖宫产。做好新生儿复苏准备。

3)妊娠 28 周前依据新生儿医学水平可以选择终止妊娠,特别是妊娠未满 24 周者。

典型案例:孕妇,女,28 岁。因"孕 33 周阴道流水 2 小时”入院。

资料收集:2 小时前剧烈咳嗽后,突感阴道大量流水,清亮、无异味,不伴腹痛及阴道流血。无发热及胎动异常。

病情评估:产妇 BP 120/75mmHg,P 80 次/分,T 36.8℃,R 18 次/分;胎心率 140 次/分。阴道口见清亮液体流出,无异味,pH 试纸变蓝色。B 超提示羊水平段为 3.1cm。考虑胎膜早破。

救治方法:立即嘱患者左侧卧位,途中观察生命体征及胎膜早破情况,运往医院。入院后询问病史。给予吸氧,促进胎肺成熟治疗,3 天后终止妊娠。

思考题:

1. 胎膜早破如何诊断?

2. 胎膜早破在什么状况下可以期待治疗?

小结:胎膜早破院前急救中重要的是防止羊水进一步丢失及脐带脱垂的发生。

(赵亚娟　陈双郧)

第三节　急　　产

宫缩力强,使产程进展迅速,总产程在 3 小时以内称为急产。多见于经产妇,亦见于有中孕引产史的妇女。

一、病情评估

1. 资料收集

(1)环境与现场特点:急产多发生在非医务场所如列车上、家中等。胎儿随时可能娩出或者已经娩出。

(2)起病情况与患病时间：何时开始腹痛，宫缩强度及节律如何，胎儿是否已经娩出，新生儿情况如何，阴道出血量多少等。

(3)主要症状及进展特点：产妇感到疼痛难忍，常常大声呼叫，辗转不安，呼吸急促。检查发现宫缩力强，子宫坚硬，宫缩频繁，持续时间长，虽有间歇，常只有1～2分钟。宫口开大迅速，胎儿先露部下降快。

(4)伴随症状或体征：若合并产后出血，可能出现心悸、头晕、乏力、面色苍白、肢体厥冷、血压下降、脉搏增快。新生儿若有颅内出血：可触及囟门张力增高，反应迟钝等表现。

(5)诊疗经过：产妇及新生儿是否经过专科医师诊疗，效果如何。

(6)急产的身心反应：患者情绪一般比较紧张，若合并有产后出血，则可能有心悸、气促、肢体冰冷等休克表现。

(7)既往健康状况：多见于18岁以下或40岁以上的孕妇；孕妇患有贫血、甲亢、高血压等疾病；有胎儿过小、双胎、胎位不正、胎盘异常等情况，而没有遵循常规产前检查。

2. 病情观察

(1)生命体征等观察：监测产妇血压、脉搏、呼吸、体温及新生儿一般情况。

(2)急产的观察：立即检查有无软产道裂伤、有无胎盘滞留、有无异常产后出血。检查新生儿生命体征，进行新生儿Apgar评分，评估新生儿状况。检查新生儿有无产伤及颅内出血征象(见表10-1)。

表 10-1　新生儿 Apgar 评分

体征	应得分数		
	0 分	1 分	2 分
每分钟心率	0	少于 100 次/分	100 次/分以上
呼吸	0	浅慢且不规律	佳
肌张力	松弛	四肢稍屈	四肢活动
喉反射	无反射	有些动作	咳嗽、恶心
皮肤颜色	青灰或苍白	手足青紫	红润

满分 10 分为正常新生儿；7 分以上只需一般处理；4～7 分缺氧较严重，需清理呼吸道、人工呼吸、吸氧、用药等措施才能恢复；4 分以下缺氧严重，需紧急抢救，行喉镜直视下气管插管并给氧。

二、救治方法

1. 救治原则　积极救治产妇及新生儿，预防产伤、产褥感染及产后出血。

2. 具体措施　若胎儿尚未娩出处理过程如下：

(1)安置产妇：立即将产妇移到避风处，注意保暖。叮嘱产妇张口呼吸，不要用力屏气。

(2)检测胎心，并开通静脉通道。

(3)助产：①产妇臀部垫无菌巾或清洁的衣物；②嘱产妇两腿屈曲，向两侧分开，露出外阴部，用肥皂水或清水清洗，如有苯扎溴铵或高锰酸钾溶液或碘伏消毒(若无上述物品可用白酒代替)；③婴儿头部露出时，用无菌巾托住胎头部，当婴儿肩部露出时，用两手托着头和身体，慢慢地向外提出，等待胎盘自然剥离；④胎儿娩出后按摩子宫或注射缩宫素促进子宫恢复；⑤胎盘娩出后检查胎盘完整性及有无软产道裂伤；⑥注射抗生素及破伤风抗毒素。

(4)新生儿处理：胎儿娩出后，如果手边没有消毒的工具不要急于断脐。在脐带中段用干净的线扎住，等待胎盘娩出。然后，将新生儿用衣服包裹好，连同胎盘一起送到医院作进一步消毒后再行断脐。清理婴儿口鼻内的羊水。必要时面罩给氧。注射抗生素、维生素 K_1 及破伤风抗毒素。

(5)尽快转运至医院，进一步治疗。

典型案例：孕妇，女，18 岁。因孕 37 周阵发性腹痛 1 小时呼叫 120。

资料收集：孕妇 1 小时前开始阵发性腹痛，半小时前开始阴道流水，伴有肛门坠胀。

病情评估：产妇 BP 120/75mmHg，P 80 次/分，T 36.8℃，R 18 次/分；胎心率 140 次/分，LOA，先露头。阴道检查：胎头显露，宫口开全。考虑急产。

救治方法：立即就地接产，并做好抢救新生儿准备。给予抗生素、破伤风抗毒素及缩宫素。新生儿注射抗生素、破伤风抗毒素及维生素 K_1。迅速将母子转往医院。

思考题：

1. 急产如何处理？

2. 急产对母儿有哪些危害？

小结：急产的院前急救，重点是预防母儿产褥感染及产伤。

(赵亚娟　陈双郧)

第十一章　常见儿科急症的院前急救 >>>

第一节　新生儿窒息

新生儿窒息(asphyxia of newborn)指婴儿由于产前、产时或产后的各种病因,使胎儿缺氧而发生宫内窘迫或娩出过程中引起的呼吸、循环障碍,导致出生后无自主呼吸或呼吸抑制而导致的缺氧状态。以低氧血症、高碳酸血症和酸中毒为主要病理生理改变,是围生期新生儿死亡和致残重要原因之一,必须积极抢救和正确处理,以降低新生儿死亡率及预防远期后遗症。

一、病情评估

1. 资料收集

(1)环境与现场特点:患儿是否为早产儿、小于胎龄儿或巨大儿,羊水是否被胎粪污染呈黄绿色或黑绿色,患儿是否有皮肤青紫或苍白、反应差、哭声不响亮。

(2)起病情况与患病时间:患儿娩出时间,娩出时有无脐带受压、打结、绕颈等,手术产患儿有无高位产钳、臀位抽出术、胎头吸引不顺利等,有无羊水或胎粪吸入。

(3)主要症状及进展特点:呼吸慢或不规则,患儿身体皮肤红但四肢青紫或全身皮肤青紫,随病情进展,甚至出现呼吸暂停。

(4)伴随症状或体征：出现心率减慢（<100 次/分）甚至心跳停止，肌张力表现四肢略屈曲甚至松弛，对弹足底或插鼻管仅皱眉或无反应。

(5)诊疗经过：患儿病后行哪些抢救措施及效果。

(6)身心反应：患儿反应差或无反应。

(7)既往孕母因素：孕母有无全身性疾病如糖尿病、心肾疾病、严重贫血和急性传染病等；孕母在怀孕期间有无产科疾病如妊高征、前置胎盘、胎盘早剥等；孕母有无吸毒、吸烟或大量被动吸烟等；孕母有无多胎妊娠或年龄≥35 岁或<16 岁。

2. 病情观察

(1)生命体征等观察：重点是呼吸、心率，同时观察体温、神志、瞳孔，注意保暖。

(2)病情严重程度评估：Apgar 评分是一种简易的临床评价刚出生新生儿窒息程度的方法，内容包括心率、呼吸、对刺激的反应、肌张力及皮肤颜色五项；每项 0～2 分，总分 10 分，评分越低，表示窒息程度越重，0～3 分表示重度窒息，4～7 分为轻度窒息，一般 8 分以上表示正常，Apgar 评分在生后 1 分钟进行，根据窒息程度决定干预方式；如 5 分钟评分低于 6 分者，神经系统受损较大。

二、救治方法

1. ABCDE 复苏方案

(1)A 尽量吸净呼吸道黏液：胎儿一经娩出产道，应立即设法彻底清理呼吸道中的分泌物，使呼吸道保持通畅。

(2)B-建立呼吸，增加通气：采取拍打足底、臀部等方法刺激呼吸。

(3)C-维持正常循环，保证足够心搏出量：心率<100次/分，可在气囊加压给氧的同时，予以心脏胸外按压，如仍无效，予以1∶10 000肾上腺素0.1～0.3ml/kg静脉注射，并酌情扩容、纠酸等。

(4)D-药物治疗：一定要在彻底清理呼吸道的基础上，经其他抢救措施仍无效时，才考虑使用。

(5)E-进行动态评价：复苏5分钟后，应对复苏效果进行再次Apgar评分，以决定是否需要继续进行复苏。

A、B、C最重要，其中A是根本，B是关键，E贯穿于整个复苏过程之中。

2. 复苏程序　包括初步复苏，通气复苏，复苏技术及复苏后观察监护。

3. 心电监护　转运途中行车平稳，密切观察病情变化；向家属交代病情及途中可能出现的风险。

思考题：

1. 新生儿Apgar评分的内容及意义？
2. 新生儿窒息救治方案？

(齐旭升　许丽琴)

第二节　早产儿呼吸暂停

早产儿呼吸暂停是指早产儿呼吸停止超过20秒，或呼吸停止不超过20秒，但伴有心率减慢(<100次/分)，皮肤青紫或苍白，肌张力减低。呼吸暂停是一种严

重现象，是因呼吸调节中枢发育不健全所致，如不及时处理，长时间缺氧，可引起脑损害，对将来小儿智力发育造成影响。

一、病情评估

1. 资料收集

(1)环境与现场特点：现场患儿有无体温改变、呛奶、呕吐等。

(2)起病情况与患病时间：患儿发病前有无窒息、呼吸系统疾病、中枢神经系统疾病、感染性疾病、先天性心脏病等可诱发呼吸暂停的疾病。患儿何时出现呼吸暂停，原发性呼吸暂停发生时间较早，多在出生后 3 天内起病；继发性呼吸暂停则发病时间可较迟，可在新生儿期发生，可阶段发病。

(3)主要症状与进展特点：患儿多有呼吸频率不规则、呼吸减慢，逐渐出现呼吸停止，长达 20 秒以上，以后又逐渐出现呼吸运动。

(4)伴随症状或体征：病程中可因缺氧出现面色青紫及心率减慢。

(5)诊疗经过：发病后有无就诊及诊疗效果。

(6)分娩史及既往健康情况：母亲分娩时是否使用过量镇静剂、麻醉剂，或有吸毒等不良嗜好史。患儿是否为低体重儿。

2. 病情观察　应鉴别是否为早产儿，应观察患儿面色、四肢有无青紫，观察自主呼吸是否平稳，有无呼吸停止大于 20 秒以上，听诊心率有无减慢，心脏有无杂音，肺部有无呼吸音减低及啰音，有无发热、黄疸、惊厥、四肢肌张力下降等。

二、救治方法

1. 症状轻微，无明显青紫者　保持呼吸道通畅，给予吸氧，并行物理刺激，如拍打足底，摇动胸部等刺激呼吸，积极治疗原发疾病，如抗生素的应用、维持水、电解质平衡等。

2. 有呼吸暂停反复发作者　应给予呼吸兴奋剂如氨茶碱治疗。氨茶碱用法：胎龄＜34 周者，先给予负荷剂量 4mg/kg，胎龄＞34 周者先给予负荷剂量 6mg/kg，均用 5％葡萄糖稀释后缓慢静滴，12 小时后均用 2mg/kg 稀释后静滴，每日 2 次，至呼吸暂停消失后用 2mg/kg 稀释后静滴，1 天。

3. 心电监护　转运途中行车平稳，密切观察病情变化，向家属交代病情，并通知欲到达的医院。

思考题：

1. 反复发作呼吸暂停患儿，除氨茶碱外，还可用哪些呼吸兴奋剂？

2. 如何判断新生儿呼吸暂停？

（齐旭升　许丽琴）

第三节　高热惊厥

高热惊厥为 6 个月～3 岁小儿惊厥常见的原因，可由任何突发的高热引起，表现为突然发作全身性或局限性肌群强直性和阵挛性抽搐，多伴有意识障碍，持续时间短。既往可有高热惊厥发作史。惊厥常发生在病初骤然体温升高阶段，多由呼吸道感染引起。当体温超过 39℃称为高热。

一、病情评估

1. 资料收集

(1)环境与现场特点:现场有无呕吐物,有无唇舌咬伤。

(2)起病情况与患病时间:患者何时出现惊厥及持续时间。

(3)主要症状及进展特点:是全身性还是局限性肌群强直性和阵挛性抽搐,发作时多伴有意识障碍,发作后渐清醒。

(4)伴随症状或体征:发作前可伴有咳嗽、咳痰、发热等呼吸道症状或其他急性感染症状;发作时可伴有双眼凝视、斜视、上翻;惊厥严重时可发生发绀。

(5)诊疗经过:惊厥发生后有无就诊及其效果。

(6)惊厥后的身心反应:惊厥发生后患儿表情淡漠,反应迟钝,后渐恢复正常。

(7)既往健康状况:既往有无类似发作史及家族史。

2. 病情观察

(1)生命体征等观察:包括体温、脉搏、呼吸、血压、瞳孔、神志及皮肤发绀等。

(2)严密观察惊厥发作情况及保持呼吸道通畅,防止舌及口唇咬伤。

二、救治方法

1. 具体措施

(1)保持安静,侧卧位:防止呕吐物误吸。

(2)吸氧:保持呼吸道通畅,吸痰、吸氧,必要时气管插管。

(3)建立静脉通道。

(4)用纱布包裹压舌板置于上、下磨牙之间，防止舌咬伤。

(5)物理降温：冰袋或冷毛巾湿敷(用冰袋置于颈部、腋下、腹股沟等大动脉走行处，或30％～40％乙醇擦浴等物理降温法降温)，重者药物降温(布洛芬5～10mg/kg口服；或对乙酰氨基酚8～15mg/kg口服或肛内；或氨基比林巴比妥注射液0.8～2ml肌注，8月龄以上可用，1岁以上者每增加1岁药量加0.1ml，儿童最高用量2ml)。

(6)抗惊厥：地西泮0.1～0.2mg/kg缓慢静脉注射(1mg/min，3～5分钟后可重复用；应用过程中注意有无呼吸中枢抑制)。

(7)有脑水肿者：可给予20％甘露醇125～250ml静脉滴注(0.5～1g/kg，60分钟内滴入)。

2. 转送注意事项

(1)向家属交代病情及途中可能出现的危险。

(2)保持安静，继续吸氧、输液。

(3)抽搐如不好转，途中继续给予处理。

(4)严密观察患者的呼吸、面色并对症处理。做好途中监护，严密观察患者生命体征，特别是呼吸，必要时进行人工呼吸。

思考题：

1. 如何诊断高热惊厥？
2. 高热惊厥处理原则？

(齐旭升　韩丽梅)

第四节　新生儿转运与监护

随着新生儿重症监护中心(NICU)的广泛建立，新生儿病死率及远期发病率明显下降。新生儿重症监护是对病情不稳定的危重新生儿给予持续的护理、复杂的外科处置、连续的呼吸支持或其他加强干预。NICU一般设置在医学院校的附属医院或较大的儿童医院。具备高水平的新生儿急救医护人员、完善的监护治疗设备及新生儿转运系统，负责1、2级新生儿病房及院外转来的危重新生儿的抢救及治疗。

一、新生儿监护

1. 监护对象

(1)应用辅助通气及拔管后24小时内的新生儿。

(2)重度围生期窒息儿。

(3)严重心肺疾病或呼吸暂停儿。

(4)外科大手术后(尤其是24小时内)。

(5)极低出生体重儿和超低出生体重儿。

(6)接受全胃肠外营养或需换血手术儿。

(7)顽固性惊厥儿。

(8)多器官功能衰竭(如休克、DIC、肺出血、心力衰竭、肾衰竭等)儿。

2. 监护内容

(1)心电监护：主要监测患儿的心率、节律和心电波形变化。

(2)呼吸监护：主要监测患儿的呼吸频率、呼吸节律变化及呼吸暂停。

(3)血压监护。

(4)体温监护。

(5)血气监护。

(6)微量生化测定:包括血糖、电解质、肝功能、肾功能等。

(7)影像检查:X线、CT、MRI等。

二、新生儿转运

1. 转运原则

(1)转运全过程包括转运前复苏和稳定、转运中监护治疗,以保证患儿安全。

(2)组织有序的转运小组可保证患儿在院间和院内转运中的重症监护环境。

(3)转运医院和接收医院之间良好的通讯和协调是保证患儿转运安全的基础。

(4)救人如救火,但要防止忙中出错,转运中沉着冷静非常重要。

(5)对转运途中可能出现的复杂情况有所预见,是保证转运顺利的关键。

2. 转运指征

(1)窒息,需经气管插管复苏的新生儿。

(2)呼吸窘迫,经处理未见好转,而又无机械通气条件。

(3)早产儿,出生体重<1500g;胎龄<32～33周;宫内发育迟缓。

(4)休克或严重贫血。

(5)中枢神经系统疾病。

(6)母亲糖尿病、新生儿溶血症，出凝血疾病。

(7)严重酸中毒，低或高血糖症。

(8)各种严重先天性畸形(膈疝、脊髓脊柱膨出、肠胃道闭锁、食管气管瘘等)。

(9)产伤。

(10)疑有先天性心脏病。

(11)严重感染。

(12)情况不好，原因不明。

3. 转运电话　急救中心设立24小时专线电话，接到转诊电话后记录转诊医院的地址，患儿的病情，初步诊断及联系的电话号码后，派出转诊医护人员各一名前往接诊，在当地医院现场抢救，待病情稳定后，转运至NICU。如果途中病情变化，就利用救护车上现有的抢救设备进行抢救，并运用移动电话与NICU联系，做好随时抢救的准备。

4. 转运安排　转诊医院的医师通过电话提出转诊要求；接电话者立即通知值班的转运医师，使双方直接通话；转运医师与转诊医院医师直接电话联系，讨论内容有：

(1)患儿姓名、年龄、父母姓名。

(2)围生史(产前史、分娩史、Apgar评分、复苏史)。

(3)出生体重、胎龄。

(4)患儿状况包括生命体征(体温、心率、呼吸频率、血压)。

(5)是否需吸氧及机械通气。

(6)实验室检查。

转运医师应检查所有转运器械和物品是否齐全，功能是否完备；出发之前告知对方到达医院估计所需的时间。

准备工作应在20～30分钟内完成并出发。

5. 人员配备　转运小组至少需要2人，一般由医师和护士各一名组成，他们必须明确所担负的责任，具有独立工作以及和其他人员协同工作的能力。医师需是儿科专业高年住院医师担任，能够独立作出医疗方面的判断以及掌握必要的技术操作，需掌握的技术有：

(1)气管插管，呼吸气囊人工通气及机械通气技术。

(2)建立周围静脉通路，如穿刺置入短塑料导管，脐血管插管。

(3)胸腔穿刺排气和引流。

(4)输液及纠正代谢异常，如防止低血糖，酸中毒。

(5)特殊治疗如窒息复苏，败血症休克，抽搐等。外科有关问题的处理。

(6)熟悉小儿急诊用药的剂量和方法。

(7)掌握转运所需监护、治疗仪器设备的应用和数据评估。

6. 转运主要设备　转运暖箱；心电、血氧饱和度监护仪；输液泵；抢救药物；呼吸复苏器；吸引器；气管插管用物；呼吸机；专用救护车。

7. 转运小组离开时应携带的资料

(1)孕妇医疗图表的复印件。

(2)患儿医疗图表的复印件。

(3)母亲的血液标本(5～10ml)。

(4)脐血标本。

(5)实验室资料。

(6)同意转运的签字记录。

(7)同意治疗的目录。

思考题：

1. 新生儿转运前应做哪些准备？
2. 新生儿转运过程中应注意监测哪些内容？

（齐旭升　许丽琴）

第十二章　院前常用急救技术 >>>

第一节　徒手心肺复苏术

徒手心肺复苏术是以徒手操作，来恢复猝死患者的自主循环、自主呼吸和意识，抢救突然意外死亡的患者。包括人工呼吸法，胸外心脏按压法，两者结合有节奏地交替重复进行。

一、成人徒手心肺复苏术

本书讲述成人徒手心肺复苏术参照 2010 版心肺复苏指南。

（一）适应证

各种原因引起的心搏呼吸骤停，年龄在 8 岁以上患者。

（二）相对禁忌证

1. 心跳停止患者　一般指恶性肿瘤晚期、恶病质、不可逆性疾病晚期或高龄衰老等引起的可预见的心脏停搏。该类患者面临的是生物死亡，不属于临床 CPR 的对象。

2. 心脏破裂、胸主动脉瘤破裂等。

（三）操作方法（单人）

1. 确认现场是否存在威胁患者和急救人员安全的危险因素，如有尽可能排除，防止继发意外发生。

2. 迅速检查患者反应　呼叫姓名，轻拍肩部，如无反应且无呼吸或不能正常呼吸（即无呼吸或仅仅是喘息），立即启动急救系统并找到 AED 或除颤仪（或由其他人帮忙取来）。

3. 使患者仰卧在硬板床或坚硬平面上，身体无扭曲。如果是软床，胸下垫胸外按压板。松解衣领、裤带。

4. 检查脉搏　触摸颈动脉有无搏动，判断时间＜10 秒。如果 10 秒内没有明确触摸到脉搏，立即开始胸外心脏按压并早期使用 AED 或除颤仪。

按压部位：胸骨中下 1/3 处，即两乳头连线与胸骨交界处。

按压手法：一手掌根部放于按压部位，另一手平行重叠于第一只手手背上，十指交扣离开胸壁，只以掌根部接触按压处；双臂位于患者胸骨正上方，双肘关节伸直，使肩、肘、腕在一条直线上，并与患者身体垂直，利用上身力量垂直下压；手掌根部不离开患者胸部，两次胸外按压之间的胸部要完全回弹。

按压幅度：胸骨下陷至少 5cm。

按压频率：至少 100 次/分，节律要均匀。

5. 按压 30 次后仰头抬颏法开放气道（怀疑有外伤者：推举下颌法），如有明确的呼吸道分泌物，清理呼吸道。仰头抬颏法开放气道的方法：操作者一手的小鱼际（手掌外侧缘）部位置于患者的前额，另一手指、中指置于下颏将下颌骨上提，使耳垂与下颌角连线与地面垂直。

6. 人工呼吸 2 次。以下两种方法任选一种即可。

（1）口对口人工呼吸：保持气道通畅，用压额之手的拇指、示指捏紧双侧鼻孔。正常吸一口气，屏气，双唇包绕密封患者口部，平稳的向内吹气，注意不要漏气。吹气有效，胸廓上抬。吹毕，口唇离开，并松开捏鼻的手指，使气体呼出。重复吹气1次，观察胸部上抬情况。每次吹气时间为1秒，吹气量400～600ml。

(2)应用简易呼吸器：将呼吸器连接氧气，氧流量5～10L/min，一手以“EC”法固定面罩，另一手挤压呼吸器，观察胸部上抬情况。每次送气400～600ml。

7. 胸外心脏按压30次，人工呼吸2次，交替进行。连续操作5个循环后，检查呼吸和脉搏，判断复苏是否有效。如已恢复，行进一步生命支持；如未恢复，继续CPR。

判断复苏有效指征：呼吸恢复；能触摸大动脉搏动；瞳孔由大变小，光反射存在；面色、口唇由发绀转为红润；有眼球活动或睫毛反射。

(四) 注意事项

1. 人工呼吸时送气量不宜过大，避免过度通气。

2. 定位时，掌根部不要偏左或偏右，手指翘起不要压胸肋部，以免造成肋骨骨折，刺伤心脏或导致气胸。

3. 胸外按压时要确保足够的频率及深度，尽可能不中断胸外按压，每次胸外按压后要让胸廓充分的回弹，以保证心脏得到充分的血液回流。

4. 胸外按压时肩、肘、腕在一条直线上，并与患者身体长轴垂直。按压时手掌掌根不能离开患者胸壁。

(五) 停止复苏的时机

现场CPR应坚持连续进行，现场复苏时，决定终止复苏应慎重。如有以下情况可考虑停止。

1. 自主呼吸及心跳已恢复良好。

2. 有医师到场，确定患者已死亡。

3. 脑死亡。

脑死亡是脑的功能完全丧失，大脑、小脑、脑干的神经组织全部处于不可逆状态。脑死亡患者不仅深度昏迷，对各种刺激完全无反应。

脑死亡的临床评定标准如下：①深昏迷。②脑干反射全部消失。③无自主呼吸。

二、小儿徒手心肺复苏术

小儿(8 岁以内)心脏停跳，多是由于气道或呼吸的疾病引起，而不是心脏本身的问题。根据年龄阶段分：1 个月以内为新生儿，1 岁以内为婴儿，1～8 岁儿童，操作方法也有所不同，本文仅讲婴儿和儿童徒手心肺复苏术。

1. 操作方法(单人)

(1)确保环境安全：评估现场是否有潜在危险，如有危险，尽可能排除。防止继发意外发生。

(2)判断反应：轻拍儿童双肩并大声呼叫儿童名字或轻轻拍打婴儿足底，判断有无反应，如无反应且无呼吸或不能正常呼吸(即无呼吸或仅仅是喘息)，立即启动急救系统并找到 AED/除颤仪(或由其他人帮忙取来 AED/除颤仪)。

(3)摆放体位，置于平卧位。

(4)判断有无脉搏：儿童触摸颈动脉，婴儿触摸肱动脉或股动脉，触摸时间 5～10 秒。如 10 秒内未触到脉搏或脉率低于 60 次/分，并出现低灌注征象(如肤色差等)，应立即进行胸外心脏按压 30 次。

按压部位：两乳头连线与胸骨交界处。

按压手法：一手掌根部放于按压部位，另一手平行重叠于第一只手手背上，十指交扣离开胸壁，只以掌根部接触按压处；双臂位于患者胸骨正上方，双肘关节伸直，使肩、肘、腕在一条直线上，并与患者身体垂直，利用上身力量垂直下压；手掌根部不离开患者胸部，两次胸外按压之间的胸部要完全回弹。对于非常小的儿童或婴儿，可以用一只手进行胸外心脏按压。

按压幅度：至少为胸廓前后径 1/3，儿童大约为 5cm，婴儿大约为 4cm。

按压频率：至少 100 次/分，节律要均匀。

(5)打开呼吸道，清除口腔异物，行人工呼吸 2 次。婴儿口对口鼻吹气法，吹气时密封婴儿的口鼻。

(6)胸外心脏按压 30 次，人工呼吸 2 次。交替进行。连续操作 5 个循环后，检查一次呼吸和脉搏，时间不超过 10 秒。一般前 5 秒检查呼吸，后 5 秒检查脉搏和观察循环征象。

(7)如复苏不成功，继续进行心肺复苏。

(8)电除颤：儿童发生心搏骤停，如果施救者没有目睹其发生心搏骤停，则在启动紧急反应系统和获取 AED 前，应当先进行 5 个周期的心肺复苏；对于有目击的儿童心搏骤停，应早期使用 AED 或除颤仪。婴儿建议使用儿童手动除颤仪或儿科剂量衰减 AED。除颤剂量为 2～4J/kg，可逐渐增加剂量，但不能超过 10J/kg。

2. 婴幼儿和儿童心脏按压要点　儿童与成人大致相同。新生儿心搏骤停基本都是窒息性骤停，所以保留 A-B-C 复苏程序(按压与通气比率为 3∶1)，但心脏病因导致的骤停除外。

按压与吹气比例：

单人：婴儿 30∶2；儿童 30∶2

双人：婴儿 15∶2；儿童 15∶2

思考题：

1. 在徒手心肺复苏过程中，如何保证高质量的胸外心脏按压？

2. 复苏有效标准有哪些？

3. 成人、儿童、婴幼儿的单人、双人按压通气比分别是多少？

（吴晓英）

第二节 人工气道的建立

人工气道是指将导管经鼻腔或口腔插入鼻咽或口咽部，或气管切开所建立的气体通道，是解除呼吸道梗阻，保证呼吸道通畅和进行辅助通气的有效途径，也是危重症患者抢救的重要手段。

一、咽插管术

咽插管术又称口咽通气道的置入。通过放置口咽通气道下压舌体、支撑舌腭弓及腭垂，达到防止舌后坠，解除呼吸道梗阻，保持上呼吸道通畅及吸引咽部积痰的目的。

1. 结构　由三部分即翼缘、牙垫及咽弯曲组成(图 12-1)。

2. 适应证

(1)麻醉诱导后有完全性或部分性上呼吸道梗阻且意识不清的患者。

(2)癫痫发作、痉挛性抽搐及昏迷患者。

(3)院外呼吸心跳骤停患者，无气管插管条件，可利用口咽通气道进行口对口人工呼吸。

(4)全麻气管内插管患者拔管后的气道管理。

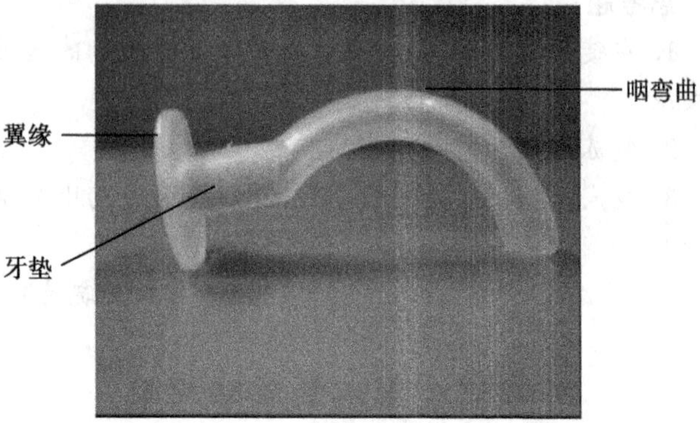

图 12-1　咽插管的结构

3. 禁忌证

(1)清醒或浅麻醉患者(短时间应用的除外)。

(2)张口困难、口腔创伤、下颌骨骨折、上下中切牙松动、口腔手术及口腔感染等。

4. 操作方法

(1)正向插入法:即把口咽通气道的咽弯曲面朝向腭部插入口腔。

1)选择规格合适的口咽通气道(一般导管的长度为门齿到下颌角的距离,过长易使通气导管抵达会厌部,引起完全性喉梗阻),用液状石蜡润滑。

2)患者取仰卧位,颈肩部垫一小枕头,使颈部过度伸展,呈头后仰位,用左手或开口器将患者口腔打开,清除口鼻腔分泌物。

3)插入导管:先用压舌板将舌体下压,然后再将口咽通气道凹面沿舌面滑入,直至其末端突出门齿 1～2cm。右手托起下颌,将左手的拇指放置在翼缘上,向下推送直至口咽通气道的翼缘到达唇部的上方，咽弯曲段正好位于舌根后。

4)妥善固定：确定位置适宜、气流通畅后再用胶布固定。

(2)反向插入法：即把口咽通气道的咽弯曲凹面朝向腭部插入口腔。

1)、2)步同正向插入法。

3)插入导管：打开患者的口腔，将口咽通气道的咽弯曲凹面指向腭部，凸面沿着患者舌面插入口腔，当导管插入全长的1/2时，将导管旋转180°，并向前推进至合适的位置。

4)双手托起下颌，将双手的拇指放置在翼缘上，向下推送，直至口咽通气道的翼缘到达唇部的上方。妥善固定。

5. 注意事项

(1)放置前先清除口鼻腔内分泌物，再开放气道。

(2)口咽通气道长度大约相当于门齿到下颌角的长度，长度过长时，可将会厌向后、向下推进而造成气道的完全堵塞。太短不到位时，弯曲段末端顶在舌体上，则可将舌紧紧推向咽后壁引起更严重的梗阻。

(3)操作过程中应防止嘴唇和舌的撕裂伤。

(4)应检查口腔，防止舌或唇夹于牙齿和口咽通气道之间。

(5)口咽通气道放置后，头部位置仍需保持后仰位并固定，防止口咽通气道在患者剧烈咳嗽及变换体位时脱出。

二、气管插管术

气管插管术是将气管插管导管经口或鼻通过声门插入气管内的技术，它是建立人工气道的可靠途径，能为畅通气道、改善通气、气道分泌物吸引、防止误吸以及气管内给药等提供最佳条件。气管插管术是急救工作中常用的重要抢救技术，对抢救患者生命、降低病死率起到至关重要的作用。

（一）适应证

1. 呼吸衰竭、呼吸肌麻痹、自主呼吸骤停者，需紧急建立人工气道行机械通气者。

2. 呼吸功能不全或呼吸困难综合征，需行机械通气者。

3. 全麻或静脉复合麻醉手术者。

4. 气道阻塞需保持呼吸道通畅，清除气管内分泌物者。

5. 颌面部、颈部等大手术，呼吸道难以保持通畅者。

6. 婴幼儿气管切开前需行气管插管定位的。

（二）相对禁忌证

1. 喉头水肿、气道急性炎症、喉头黏膜下血肿、插管创伤引起的严重出血等。

2. 咽喉部烧灼伤、肿瘤或异物存留者。

3. 主动脉瘤压迫气管者，插管易造成动脉瘤损伤出血。

4. 下呼吸道分泌物潴留难以从插管内清除而应行气管切开置管术者。

5. 颈椎骨折、脱位者。

（三）操作方法

经口明视插管术是最方便而常用的插管方法，也是快速建立可靠人工气道的方法。

1. 体位　患者取仰卧位，头向后仰，使口、咽、喉轴线基本重叠于一条轴线。如喉头暴露仍不好，可在患者肩部垫一小枕，使头部尽量后仰。

2. 开口　操作者站于患者头侧，用右手拇指推开患者下唇及下颌，示指抵住上门齿，以二指为开口器，使嘴张开。

3. 暴露会厌　待口完全张开时，操作者左手持喉镜，使带照明的镜片呈直角倾向喉头，由右口角顺舌面插入。镜片抵咽部后，使右侧的镜柄转至正中位，并轻轻将喉镜向左靠，使舌偏左，扩大镜片下视野，此时可见到腭垂(此为暴露声门的第1标志)，然后顺舌背将喉镜片稍深入至舌根，上提喉镜，即可看到会厌的边缘(此为暴露声门的第2个标志)。

4. 暴露声门　看到会厌边缘后如用弯喉镜，使喉镜片前端置入会厌与舌根交界处，然后上提喉镜即可看到声门；如使用直镜片则将镜片插至会厌下方直接挑起会厌暴露声门，声门呈白色，透过声门可以看到暗黑色的气管，在声门下方是食管的黏膜，呈鲜红色并关闭。

5. 插入导管　暴露声门后，右手持已润滑好的导管如持笔式持住导管的中上段，由右侧口角进入口腔，直到导管接近喉头时再将管端移至喉镜片处，同时双目经过镜片与管壁间的狭窄间隙监视导管前进方向，在患者吸气末，顺势轻柔快速将导管插入。导管插过声门1cm左右，迅速拔出导管芯，将导管继续旋转深入气管，成人4～6cm，小儿2～3cm。

6. 确认插管部位　于气管导管旁置入牙垫，然后退出喉镜。操作者将耳部凑近导管外端，感觉有无气体进出。若患者呼吸已停止，可用嘴对着导管吹入空气或用呼吸囊挤压，观察患者胸部有无起伏运动，并用听诊器听诊两肺呼吸音，注意是否对称。如呼吸音两侧不对称，可能为导管插入过深,进入一侧支气管所致,此时可将导管稍稍后退,直至两侧呼吸音对称,行床边胸片检查了解插管位置。

7. 固定　证实导管已准确插入气管后,用长胶布妥善固定导管和牙垫。

8. 气囊充气　用注射器向导管前端的气囊注入适量空气(一般 3～5ml),注气量不宜过多,以气囊恰好封闭气道而不漏气为准。避免机械通气时漏气,也可防止呕吐物、分泌物等反流至气管内。

9. 吸引　用吸痰管吸引气道分泌物,了解呼吸道通畅情况。

(四) 注意事项

1. 插管前,检查插管用具是否齐全,型号是否合适,特别是喉镜是否明亮,气囊是否漏气。

2. 气管插管时患者应呈中度或深昏迷,咽喉反射消失或迟钝。如患者神志清楚或嗜睡,咽喉反应灵敏,应行咽喉部表面麻醉,然后插管。

3. 喉镜的着力点应始终放在喉镜片的顶端,并采用上提喉镜的方法,不要以门牙为支撑点(有义齿的应取下义齿)。声门显露困难时,可请助手按压喉结部位,有助于声门显露,或利用导管管芯将导管弯成"L"形,用导管前端挑起会厌,施行盲探插管。必要时,可施行经鼻腔插管、逆行导管引导插管或纤维支气管镜引导插管。

4. 插管动作要轻柔,操作迅速准确,勿使缺氧时间过长,以免引起反射性心搏呼吸骤停。

5. 插管后吸痰时,必须严格无菌操作,吸痰持续时间一次不应超过 15 秒,必要时提高吸氧浓度后再吸引。吸入气体必须注意加温湿化,防止气管内分泌物稠厚结痂,影响呼吸道通畅。

6. 导管留置时间一般不宜超过 72 小时，72 小时后病情不见改善，可考虑气管切开术。

7. 防止插管意外。气管插管时，尤其是在挑起会厌时，由于迷走神经反射，有可能造成患者的呼吸心搏骤停，特别是生命垂危或原有严重缺氧、心功能不全的患者更容易发生。因此，插管前应向家属交代清楚，取得理解和配合。插管时应充分吸氧，并进行监测，备好急救药和器械。

三、简易人工呼吸器使用

简易人工呼吸器又称加压给氧气囊，它是进行人工通气的简易工具。与口对口人工呼吸比较，它具有供氧浓度高，操作简便等优点。尤其是病情危急，来不及气管插管时，可利用加压面罩直接给氧，使患者得到充分氧气供应，改善组织缺氧状态。

(一) 结构

由四部分(弹性呼吸囊、储氧袋、面罩、氧气连接管)六个阀(呼出阀、单向阀、压力安全阀、储氧安全阀、储氧阀、进气阀)组成(图 12-2)。

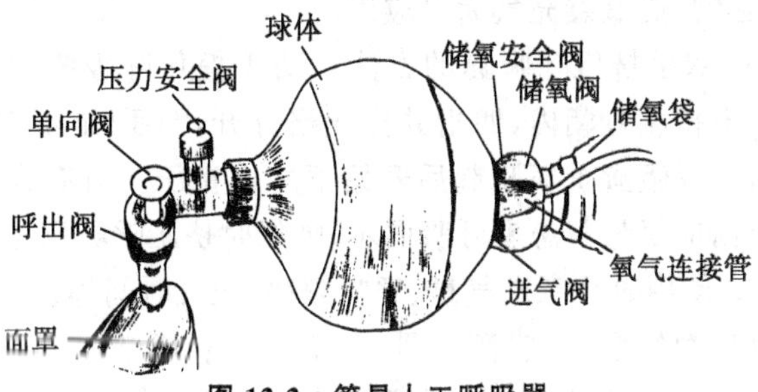

图 12-2　简易人工呼吸器

（二）适应证

1. 急症患者，呼吸微弱或呼吸停止者。

2. 气管插管前正压给氧，增加氧储备。

3. 使用呼吸机者，协调呼吸机，膨肺。

（三）相对禁忌证

中等以上活动性咯血、心肌梗死、大量胸腔积液等。

（四）操作程序

1. 病情评估　有无意识、自主呼吸，呼吸道是否通畅，有无义齿，患者的脉搏、血压、血气分析值等。

2. 开放气道，清除上呼吸道分泌物和呕吐物，松解患者衣领等。

3. 连接面罩、简易呼吸器及氧气，调节氧气流量 6～8L/min，使储氧袋充盈。检查呼吸囊连接是否正确、有无漏气。

4. 操作者站于患者头侧，使患者头后仰，托起下颌。将面罩罩住患者口鼻，并用左手示指和大拇指固定面罩按紧不漏气，另外三指托起患者下颌维持气道畅通（EC 手法），或放置面罩固定带固定面罩，另一手挤压气囊。若气管插管或气管切开患者使用简易呼吸器，应充分吸引呼吸道分泌物，储氧袋充气后再应用。

5. 双手挤压呼吸囊的方法　两手捏住呼吸囊中间部分，两拇指相对朝内，四指并拢或略分开，两手均匀挤压呼吸囊，待呼吸囊重新膨起后开始下一次挤压。对有自主呼吸患者，应尽量与患者呼吸同步，吸气时挤压呼吸囊送气。

6. 使用时注意潮气量、呼吸频率、送气时间等。

（1）潮气量：一般潮气量 6～8ml/kg（通常成人 400～600ml 的潮气量就足以使胸壁抬起，潮气量男性 600ml，女性400ml)，以通气适中为宜，挤压呼吸囊时，压力不可过大，约挤压呼吸囊的1/3～2/3为宜。

(2)呼吸频率：成人为12～16次/分，小儿20～25次/分，婴幼儿30次/分，新生儿40次/分。快速挤压气囊时，应注意气囊的频次和患者呼吸的协调性。在患者呼气与气囊膨胀复位之间应有足够的时间，不能在患者呼气时挤压气囊。

(3)吸呼时间比：成人一般为1∶(1.5～2)；慢阻肺、呼吸窘迫综合征患者频率为12～14次/分，吸呼比为1∶(2～3)，潮气量略少。

7. 观察及评估患者　使用过程中，应密切观察患者对呼吸器的适应性、胸廓起伏、皮肤黏膜颜色、听诊呼吸音、生命体征、血氧饱和度等。

(五) 使用简易呼吸器有效判断方法

1. 面罩内有气雾。
2. 患者口唇发绀消失。
3. 随着送气看到患者胸廓随之起伏。
4. 鸭嘴阀随送气打开。

(六) 注意事项

1. 使用简易呼吸器时要专人保管，定时检查、测试、维修和保养。
2. 使用前应检查简易呼吸气囊各阀的性能是否完好。
3. 挤压呼吸囊时，压力不可过大，亦不可时快时慢，以免损伤肺组织，造成呼吸中枢紊乱，影响呼吸功能恢复。
4. 发现患者有自主呼吸时，辅助加压呼吸必须和患者自主呼吸同步，应按患者的呼吸动作加以辅助，以免影响患者的自主呼吸。

5. 对清醒患者做好心理护理，解释应用呼吸器的目的和意义，缓解紧张情绪，使其主动配合，并边挤压呼吸囊边指导患者“吸……”或“呼……”

6. 清洁与消毒，将各配件按序拆开，用流水冲洗擦干后以1000mg/L有效氯浸泡30～60分钟，取出后再冲洗晾干安装好后备用，储氧袋以75%乙醇擦拭，特殊感染患者用环氧乙烷熏蒸消毒。

7. 弹性呼吸囊不宜挤压变形后放置，以免影响弹性。

（吴晓英）

四、有自主呼吸患者紧急插管术

在危重患者的救治过程中，有些有自主呼吸患者需要快速建立人工气道，以保证有效通气。针对有自主呼吸患者进行有效插管技术，可以减少插管的风险性，防止因刺激迷走神经反射引起心跳呼吸骤停。

（一）目的

1. 预防和处理误吸或呼吸道梗阻。

2. 呼吸功能不全，需行机械通气者。

（二）用物准备

1. 麻醉盘内　弯形喉镜（灯光良好），气管导管（充气套囊不漏气），导引钢丝，注射器，牙垫与胶布，吸引装置与吸痰管，呼吸气囊、听诊器。

2. 准备好各种抢救药品和器械。

3. 准备好常用气管插管辅助药物。

（三）操作步骤

1. 患者仰卧，清洁口、鼻腔异物，头后仰，向后上方托下颌，充分给氧。

2. 准备好插管器械，选择合适的气管导管。

3. 选择合适的麻醉药物。

4. 评价麻醉的效果。

5. 抢救者用右手拇、示指分开口唇并打开口腔。

6. 左手持喉镜沿口角右侧置入口腔，将舌体推向左，使喉镜片移至正中位，可见腭垂，慢慢推进使喉镜顶端抵达舌根，向前、向上方提喉镜，以挑起会厌后显露声门。

7. 右手持气管导管，管斜口对准声门裂，如患者自主呼吸未消失，于患者吸气末将导管通过声门插入气管，导管插过声门 1cm 左右，迅速拔出导管芯，将导管继续旋转深入气管，成人 4～6cm，小儿 2～3cm。

8. 导管插入气管后，放入牙垫，退出喉镜，调节气管导管的插入深度，气管气囊充气后听诊胃部无气过水声，再听诊两肺呼吸音一致后，将导管和牙垫一起妥善固定。

9. 连接呼吸机，行机械通气。

10. 清理用物，洗手并记录。

（四）注意事项

1. 对呼吸困难者，插管前应先行人工呼吸、纯氧吸入等，以免因插管费时而增加患者缺氧时间。

2. 插管前检查插管用具是否齐全适用，根据患者年龄、性别、身材、插管途径选择合适的导管。检查喉镜灯泡是否明亮，气囊有无漏气，准备胶布，以及评估患者有无义齿及是否为困难插管者，如为困难插管者，作好相应准备。

3. 患者仰卧，头、颈、肩相应垫高，使头后仰并抬高 8～10cm。插管时应使喉部暴露充分、视野清晰。喉镜的着力点应始终放在喉镜片顶端，并采用上提喉镜的方法。

4. 插管动作要轻柔，操作迅速准确，勿使缺氧时间过长，以免引起反射性心搏、呼吸骤停。

5. 正确合理使用表面麻醉和静脉麻醉药物。用药原则以患者呈镇静状态，或对刺激无反应。一定要保证气道通畅，有呼吸机的情况下使用。使用表面麻醉和静脉麻醉药物时，镇静药物用量应该适当减少，以防止循环紊乱。对咽喉反射极弱的重症患者可以不给镇静及麻醉药即可行气管插管。

6. 置入后注意先听胃部是否有气过水声，再听双肺呼吸音是否存在并一致。

（李小燕　肖　敏）

五、气囊滞留物清除技术

人工气道建立后，将气管插管气囊充气达到密闭气道的目的，预防口腔分泌物和胃内容物的误吸，同时保证正压通气的有效实施。定时对气囊上滞留物清除可有效预防呼吸机相关肺炎（ventilator associated pneumonia，VAP）的发生。

（一）目的

经口或经鼻气管插管及气管切开时间大于24小时的患者，每4～6小时进行气囊上滞留物清除，可有效清除气囊上分泌物，而预防口咽部细菌在下呼吸道定植，同时防止被污染的分泌物误吸入下呼吸道导致VAP的发生。

（二）用物准备

简易呼吸气囊、吸痰管、手套、10ml注射器。

（三）操作步骤

1. 操作者到床边核对患者床号、姓名，评估患者的生命体征情况，并向患者说明气囊滞留物清除的目的和方法，取得患者的理解和配合。

2. 操作者衣帽整洁，洗手、戴口罩后携带用物至患者床边，再次核对患者姓名。

3. 协助患者取平卧位或头低脚高位。

4. 充分吸引气管内、口、鼻腔内分泌物。

5. 两人合作完成。一人将简易呼吸器与气管导管连接，在患者吸气时，轻轻挤压简易呼吸器，以充分换气，并与患者呼吸同步。

6. 在患者第二次吸气末呼气初，用力挤压简易呼吸器，给予一较大潮气量，助手同时用注射器抽尽气囊气体，并在患者呼气末时迅速再次充气囊。

7. 迅速再一次吸引口鼻腔内分泌物。如此反复操作2～3次，直到完全清除气囊上的分泌物为止。

8. 恢复患者体位，检查气囊压力。

9. 清理用物，洗手并记录。

（四）注意事项

有以下情况禁忌行气囊滞留物清除：生命体征不稳定、病情危重、氧饱和度差的患者、肺纤维化、肺大疱、气胸、ARDS（高 PEEP）患者。

（1）检查简易呼吸器的完好性以及安全阀。

（2）患者准备：至少禁食2小时，防止胃内物反流；体位要求头低脚高位或平卧位，以免重力的作用使清出的潴留物又流入气道。

（3）操作前患者吸入纯氧2分钟。

（4）要求两人配合协调，有无菌观念，能准确判断呼吸节律，简易呼吸器操作时与自主呼吸同步。

思考题：

1. 人工气道建立方式有哪些？
2. 咽插管适应证和禁忌证？
3. 气管插管的适应证和禁忌证？
4. 气管插管的并发症有哪些？
5. 气囊滞留物清除操作过程？

（李小燕　肖　敏）

第三节　便携式呼吸机的应用

便携式呼吸机是一种能代替、控制或辅助患者呼吸，改善通气，增加气体交换，减少呼吸功消耗，纠正病理性呼吸动作的装置。呼吸机在机械通气过程中看成由吸气触发、吸气相、吸呼气切换和呼气相四个阶段组成。便携式呼吸机主要适用于各种急、危、伤、重症患者在家中、医院、急救机构及转运途中。

（一）呼吸机的基本结构

动力系统、通气源、控制系统、呼吸气路、监测报警系统。

（二）呼吸机的基本原理

绝大多数较常用呼吸机是由气囊（或折叠风箱）内外双环气路进行工作，内环气路、气流与患者气道相通，外环气路、气流主要以挤压呼吸囊或风箱，将气囊（或风箱）内的新鲜气体压向患者肺泡内，以便进行气体交换，又称驱动气。因其与患者气道不相通，可用空气。

（三）便携式呼吸机特点

1. 突出的便携特征　整机小巧，主机轻便，可以根据患者的状况和场地随意放置，并且交直流电两用（可与任何汽车点烟器相连），同时内置电池。

2. 多种通气模式　具有辅助/控制、同步间歇指令通气、窒息后备通气、呼气末正压、自主通气等基本模式，并且以上基本模式可自由组合。

3. 适用范围广，新生儿、儿童及成人均可使用。

4. 具有完善的自检功能，从而保证了呼吸机的精确度。

5. 面板设计合理，有多项参数显示。

（四）适应证

1. 严重通气功能不良。

2. 严重换气功能障碍。

3. 神经肌肉麻痹。

4. 窒息、心肺复苏、任何原因的呼吸停止或异常呼吸。

（五）禁忌证

1. 未经减压及引流的张力性气胸，纵隔气肿。

2. 大量胸腔积液，中等量以上的咯血。

3. 重度肺囊肿或肺大疱。

4. 低血容量性休克未补充血容量之前。

5. 急性心肌梗死伴有心功能不全者。

（六）常用通气模式

1. 控制通气　患者的呼吸频率、通气量、气道压力完全受呼吸机控制，适用于重症呼吸衰竭患者的抢救。

(1)容量控制通气是最常用的通气模式，优点是可以保证通气量。

(2)容量控制通气加长吸气，又称自动间歇肺泡过度充气，在容量控制的基础上每 100 次呼吸中有一次相当于 2

倍潮气量的长叹气。

(3)压力控制通气模式,优点是气道压力恒定,不易发生肺的气压伤。

2. 辅助通气 在自发呼吸的基础上,呼吸机补充自主呼吸通气量的不足,呼吸频率由患者控制,吸气的深度由呼吸机控制,适用于轻症患者或重症患者的恢复期。可分为容量辅助通气和压力辅助通气。

3. 辅助/控制通气 是上述两种通气方式的结合。自主呼吸能力超过预设呼吸频率为辅助通气,低于预设呼吸频率则为控制通气。有定容型和定压型两种。

4. 间歇指令通气(intermittent mandatory ventilation, IMV) 属于辅助通气方式,呼吸机管道中有持续气流,若干次自主呼吸后给一次正压通气,保证每分通气量,IMV 的呼吸频率成人一般小于 10 次/分,儿童为正常频率的 1/2～1/10。呼吸机于一定的间歇时间接收自主呼吸导致气道内负压信号,同步送出气流,间歇进行辅助通气。

5. 同步间歇指令性通气(synchronized intermittent mandatory ventilation,SIMV) 即 IMV 同步化,特点是呼吸机皆设一定的触发窗,一般为呼吸周期的后 25%。在这段时间里,自主吸气动作可触发呼吸机送气,若无自主呼吸,在下一呼吸周期开始时,呼吸机按 IMV 的设置要求自动送气。

6. 持续气道内正压通气(continous positive airway pressure,CPAP) 在自主呼吸的前提下,在整个呼吸周期内患者自己施以一定的压力。可防止气道内萎陷。除了调节 CPAP 旋钮外,一定要保证足够的流量,应使流量加大

3～4 倍。CPAP 正常值一般 4～12cmH_2O,特殊情况下可达 15cmH_2O。

7. 压力支持通气(pressure support ventilation, PSV) 自主呼吸触发和维持整个吸气过程,呼吸机给予一定的压力辅助。

8. 双水平气道内正压通气(biphasic positive airway pressure,BIPAP) 患者在不同高低的正压水平自主呼吸。可视为 PSV+CPAP+PEEP。

9. 呼气末正压通气(positive end-expiratory pressure, PEEP) 呼气末借助于呼气管路中的阻力阀等装置使呼气相气道压高于大气压水平即获得 PEEP。作用是改善氧合和通气。

(七) 呼吸机参数的调节

呼吸机四大参数:潮气量、压力、流量、时间(含呼吸频率、吸呼比)。

1. 潮气量 设置原则:避免气道压过高,使平台压不超过 30～35cmH_2O。为避免气压伤的发生,目前主张选择较小的潮气量,一般成人 8～12ml/kg,儿童 5～6ml/kg,慢性阻塞肺部疾患常设在 8～10ml/kg。急性呼吸窘迫综合征(ARDS)、肺水肿、肺不张等肺顺应性差者可设在 6～8ml/kg 并与呼吸频率配合,以保证一定的分钟通气量。

2. 吸呼频率 ①与潮气量配合,保证一定的分钟通气量。②根据原发病而定:慢阻肺患者可慢频率通气而有利于呼气;在 ARDS 等限制性通气障碍的疾病以较快的频率。③根据自主呼吸能力而定。

3. 吸呼比 一般 1∶(1.5～2),阻塞性通气障碍可调至 1∶3 或更长的呼气时间,并配合慢频率;限制性通气障碍时吸呼为1∶1～1∶1.5，并配合较快频率。

4. 通气压力 一般指气道峰压，当肺部顺应性正常时，吸气压力峰值一般为10～20cmH_2O，肺部病变轻度：12～20cmH_2O；中度：20～25cmH_2O；重度：25～30cmH_2O，ARDS、肺出血时可达40cmH_2O。新生儿较上述压力低5cmH_2O。

5. 吸氧浓度 原则是在保证氧合的情况下，尽量使用较低的吸氧浓度。吸氧浓度大于60%时需警惕氧中毒。

6. PEEP 不同病种常规所需的PEEP水平差别很大。当严重换气障碍时（ARDS、肺水肿、肺出血）可达10～15cmH_2O，病情严重者可达15～20cmH_2O以上。COPD患者可予3～6cmH_2O。PEEP每增加或减少1～2cmH_2O，都会对血氧产生很大影响，这种影响数分钟内即可出现，减少PEEP应逐渐进行，并注意监测血氧饱和度、血流动力学变化。

7. 吸气峰流速 一般40～80L/min。

8. 气道压力上下限报警、气源压力报警、其他报警 一般为设定值上下30%。

（八）准备工作

1. 行呼吸机自检，检查呼吸机各项工作性能是否正常，各管道间的连接是否紧密、有无漏气，各附件是否齐全，送气道或呼气内活瓣是否灵敏。

2. 检查电源和地线。

3. 氧气钢瓶内压力是否足够（氧气压力＞10kg/cm^2）。

4. 湿化器是否清洁。

（九）操作流程

1. 操作方法

(1)连接呼吸机管路。

(2)根据患者具体情况,选择合适的通气模式,若无自主呼吸或自主呼吸比较微弱的患者,选择控制通气模式;若存在自主呼吸,通气不足的患者,则采用支持通气模式,支持的强度根据患者自主呼吸的能力确定。选择适当的呼吸频率和比值。

(3)供气压选择在0.1～0.25kPa(小儿酌减)。

(4)选择合适的氧浓度。

(5)同步吸入压调至最小,灵敏度置适中位置,先打开氧气瓶总阀开关,然后打开减压表上的旋钮,接通电源,机器开始向患者送气。逐步增大同步吸入压直至通气充足。

(6)患者有自主呼吸,选择合适同步灵敏度,调至刚好能触发机器为宜。

(7)使用过程中应密切注意严密观察监测生命体征,皮肤颜色,血气分析结果,并做好记录,同时观察呼吸机运行情况,有无报警发生,及时处理,解除引起报警的原因。

(8)自主呼吸恢复,缺氧情况改善后可试停机;转运入ICU病房可换用复合型呼吸机。

(9)脱机步骤:清醒患者给予解释,消除患者紧张、恐惧心理。使用SIMV,CPAP呼吸模式;面罩或鼻导管吸氧,间断停机;逐渐停机,如停机失败可再开机,待患者病情缓解后应积极停机;停机顺序:关呼吸机—关压缩机—关氧气—切断电源。

(10)用后注意呼吸机的清洁卫生。

(11)登记记录呼吸机使用时间及性能,清理用物归还原处。

2. 注意事项

(1)使用过程中,注意各管道和电源插头的连接情况,观察有无气道松动,漏气或脱落现象。

(2)严密观察患者生命体征变化并做好记录,严格无菌操作,吸痰前后应给予纯氧吸入。

(3)呼吸机使用完毕应将呼吸回路管送供应室环氧乙烷灭菌,防止交叉感染。

(十) 消毒方法

1. 平时加强对呼吸机的清理,外壳最好每天使用软布擦净。凡是连接于患者与呼吸机之间的各螺纹管、连接管、接头、湿化器呼气瓣和鼻罩用后应彻底清洁消毒。呼吸机消毒面罩、管路、直接与患者呼吸系统相连部分,是受污染最直接、最严重的部分,需要与供应室对换或进行浸泡消毒,做到万无一失。管路、面罩等耗材,如属价格低廉的,可按一次性医用废弃物销毁处理,防止交叉感染。

2. 空气过滤网每48～72小时就要用清水洗净表面尘埃后,再用力甩干或烘干;或者用吸尘器吸尽灰尘,然后放回原位。

3. 呼吸机内部传感器、压缩机、电路板是特殊电子零件,不能用水冲洗也不能用消毒液浸泡,以免损坏其性能,需在厂家专业人员指导下用75%乙醇棉球十分小心地轻轻擦干净或浸泡,自然晾干;呼吸机内部的气路系统是吸入室内被污染空气的部分,可以用环氧乙烷熏蒸法进行消毒。

4. 电路、机壳、控制部分,也受到室内空气的污染,这部分可以用防腐、防水的消毒剂进行熏蒸、喷雾、擦洗。

思考题:

1. 呼吸机常用模式及适应证?

2. 如何进行呼吸机参数调节？

（夏俊琳）

第四节　心脏电复律术

心脏电复律是用电能治疗异位快速心律失常的一种方法，在极短的时间内用除颤器释放高能量电脉冲直接或经胸壁作用于心脏，使心肌同时除极，终止异位心律，重建窦性心律。是药物和人工心脏起搏以外挽救危重病例的一种有效措施。根据电复律时发放的脉冲是否与R波同步，分为同步和非同步电复律。非同步电复律常称为电除颤。

（一）适应证

非同步电复律用于：心室颤动、心室扑动、无脉性室性心动过速，建议除颤与心肺复苏术联合使用，推荐一次电击方案。即每次除颤双相波除颤仪直接选择120～200J，放电后无论成功与否都行2分钟CPR再评价效果，若不成功则重复以上步骤。

同步电复律用于：除非同步电复律适应证以外的所有快速心律失常。如心房颤动、心房扑动、阵发性室上性心动过速、室性心动过速等。常用能量为100～150J，房扑能量50～200J。

（二）相对禁忌证

1. 洋地黄中毒及严重低血钾引起的快速心律失常。

2. 风湿性心脏病、二尖瓣病变伴有心脏明显增大、心功能减退者及风湿活动者。

3. 心房纤颤持续5年以上。

4. 心房纤颤（扑动）心室率缓慢或有Ⅲ°房室传导

阻滞。

5. 慢-快综合征而发作心房颤动时。

6. 心肌炎的急性期及心肌病伴有心房颤动者。

(三) 复律前准备

1. 同步电复律　患者通常神志清楚，复律当日晨禁食，术前排空大小便、去除义齿。给予少量镇静剂，如地西泮缓慢静脉注射，使患者逐渐进入嗜睡状态。记录全套心电图留作对照。

2. 非同步电复律　不需作术前准备。

(四) 操作方法

1. 择期性电复律　使用同步电复律，做好复律前准备工作即可开始进行电复律。步骤如下：

(1)患者仰卧于绝缘的硬板床上，备有抢救复苏设备，建立静脉通道。

(2)在除颤器的心电示波器上选 R 波为主且较高大的导联，并检查同步性能。选择除颤仪工作模式为“同步”，仪器显示为“Sync”。

(3)患者充分吸氧 5～10L/min。

(4)将两电极板面涂导电胶或包 4 层盐水纱布。

(5)缓慢静注(＞5 分钟)地西泮 20mg 左右或咪达唑仑 3～5mg 作静脉麻醉，同时行面罩吸氧。当患者处于朦胧状态，睫毛反射、痛觉消失时，即可进行复律。

(6)安置电极，两电极分别置于胸骨右缘第 2 肋间及心尖部，或左背肩胛区及心尖区。

(7)任何人不得接触患者及病床。

(8)调节至所需要的能量，使用双相波除颤仪时，心房颤动首选 120J，心房扑动、室上性心动过速建议首选 50～

100J，如果首次复律失败，再逐步增加能量。

(9)按充电钮充电，按放电钮放电，完成电复律。

(10)放电后严密观察示波器并记录，观察成功与否。若转为窦性心律，记录 9～12 导联心电图，以便与术前对照。未能转复可行第二次、第三次电复律，电能量可加大，但不要超过 300J，一般不超过 3 次。

(11)术后每小时观察血压、脉搏、呼吸 1 次，共 3 次。若病情不稳定继续观察，有条件持续心电监护 8 小时。

(12)操作结束后维护除颤仪，保持除颤仪充电备用。

2. 紧急电复律　使用非同步电复律。在心室颤动、心室扑动等紧急情况下，不用麻醉，不需检查同步性能。

(1)立即将患者去枕仰卧于硬板床上，检查并除去金属及导电物质，松开衣扣，暴露胸部。

(2)接通电源。

(3)将两电极板面涂导电胶或包 4 层盐水纱布。

(4)选择电能，充电至所需水平(双向波 120～200J，单项波 360J)，选择“非同步”按钮。

(5)电极板置于患者胸部正确部位(分别置于心尖部和心底部)，紧贴皮肤并稍施以压力。

(6)工作人员稍离开床缘，避免与患者和床接触。

(7)充电至所需能量后再次观察心电示波，确实需要除颤，两手拇指同时按压电极板上“放电”按钮，迅速放电除颤。

(8)放电结束后立即给予患者 2 分钟 CPR，以保证重要脏器的供血。再观察患者心电图或者心电监护仪的图像变化，观察除颤成功与否并决定是否需要再次除颤或者给以药物治疗。

(9)操作完毕,用纱布擦净患者皮肤,帮患者穿好衣裤。

(10)将能量开关回复至零位,做好除颤器的清洁与维护,并充电备用。

(11)记录。

(五) 注意事项

1. 除颤前确定患者除颤部位无潮湿、无敷料。如患者带有植入性起搏器,应避开起搏器部位至少 10cm。

2. 除颤前确定周围人员无直接或间接与患者接触。

3. 操作者身体不能与患者接触,不能与金属类物品接触。

4. 动作迅速,准确。

5. 保持除颤器完好。

思考题:

1. 同步直流电复律与非同步直流电复律的区别有哪些?

2. 电复律注意事项有哪些?

(夏俊琳)

第五节 心电监护技术

多功能监护仪是一种以测量和监控患者生理参数,并可与已知设定值进行比较,若出现超标可发出警报的装置或系统。心电监护是监护系统中最主要的部分,常用于危急重症患者,可监测心律失常的发生及药物的治疗效果。

(一) 心电监护仪的分类

根据功能可将监护仪分为三类:床边监护仪、中央监护仪、遥测监护仪。院前急救时多用床边监护仪。

1. 床边监护仪　床边监护仪是设置在床边与患者连接在一起的仪器，能够对患者的各种生理参数或某些状态进行连续的监测，有若干时间的记忆储存功能，它也可以与中央监护仪构成一个整体来进行工作。

2. 中央监护仪　中央监护仪又称中央系统监护仪，它是由主监护仪和若干床边监护仪组成的，通过主监护仪可以控制各床边监护仪的工作，对多个被监护对象的情况进行同时监护，它的一个重要任务是完成对各种异常的生理参数和病历的自动记录。

3. 遥测监护仪　遥测监护仪是由中心台和床边台或发射机组成，是患者可以随身携带的小型电子监护仪，可以在医院内外对患者的某种生理参数进行连续监护，供医师进行非实时性的检查。

（二）用物准备

心电监护仪一台、心电、血压、血氧输出电缆线各一、一次性电极片、75％乙醇、棉签或纱布、必要时备电插线板。

（三）操作步骤

1. 携用物至患者抢救床旁或置于救护车内仪器固定架上，核对床号、姓名，并向患者解释，取得合作。

2. 插上电源（亦可使用备用电池），仪器指示灯亮，打开电源开关，根据病情摆好患者体位，清洁患者皮肤，使用75％乙醇棉签脱脂。

3. 依次连接血氧指夹、血压袖带、心电导联线，固定电极于选定的导联位置上。

4. 选择合适的导联、振幅，设置报警参数。

5. 随时观察心电监护显示情况，做好监测记录，发现异常要及时处理。

6. 使用完毕，关电源开关，清理患者皮肤，整理用物。

（四）注意事项

1. 使用前应检查各电缆线有无破损、断裂。

2. 电极安放应避开心前区，以备紧急电除颤和常规12导联心电图时电极放置。

3. 操作过程中注意患者的保暖和隐私的保护，定期更换电极位置，以防皮肤长久刺激而发生损伤。

4. 血压测量禁止在输液或插管肢体上进行。

5. 及时排除各种信号干扰。

（五）仪器保养

1. 监护仪放置固定位置，通风，避免阳光直射。

2. 心电导联线不能过度弯曲防止导联线断裂。

3. 使用期间遵守操作规程，不得随意开关和移动仪器。

4. 用柔软的干布擦除尘埃，保持仪器清洁。

5. 定期检测仪器性能，出现故障及时维修。

思考题：

1. 心电监护仪分类？

2. 使用心电监护仪注意事项？

（夏俊琳）

第六节　深静脉穿刺置管术

一、适应证和禁忌证

临床上常采用深静脉穿刺置管进行输液、测压、营养等，在危重症患者的救治中已广泛应用。

(一) 适应证

1. 体外循环下各种心血管手术。

2. 估计术中将出现血流动力学变化较大的非体外循环手术。

3. 严重外伤、休克以及急性循环衰竭等危重患者的抢救或需定期监测中心静脉压者。

4. 需长期高营养治疗或经静脉抗生素治疗或需经静脉输入高渗溶液或强酸强碱类药物者。

5. 经静脉放置临时或永久心脏起搏器。

6. 血液净化时需经静脉建立临时或永久性血管通路。

(二) 禁忌证

1. 凝血功能异常或近期有血栓形成病史。

2. 穿刺血管区域有恶性肿瘤病史。

3. 穿刺血管区域感染或有外伤(局部破损、感染)。

4. 穿刺血管解剖位置异常。

5. 躁动不安极不配合者。

(三) 深静脉置管的分类

据置管的形式不同,可将深静脉置管大致分为以下四类:

1. 无隧道式(nontunneled) 指导管直接由锁骨下静脉、颈静脉插入上腔静脉并原位固定。如锁骨下静脉穿刺置管。

2. 隧道式(tunneled) 指导管前端在上腔静脉,后半部分在胸壁皮下潜行。如带涤纶套的 Hickman 导管,如经右颈内静脉建立永久性血液透析血管通路。

3. 输液港(port-cath) 基本操作同隧道式,不同之处在于需用手术方法将输液港放在前胸或腹部的皮下,应用时将针头刺入输液港，建立中心静脉输液通道。

4. 经外周静脉置入中心静脉导管(PICC) 多由上臂头静脉、贵要静脉等将很细的导管插入中心静脉。导管很细，但强度很好，可以在体内保存1～2年，适用于长期中心静脉置管。

(四) 急诊急救中常用的穿刺置管方法与导管材料

1. 穿刺置管方法 目前在急诊中多采用经皮穿刺，放置导管到右心房或靠近右心房的上、下腔静脉并原位固定(无隧道式)。常用的穿刺部位有锁骨下静脉、颈内静脉和股静脉。其中，常用穿刺置管路径包括锁骨上路和锁骨下路，颈内静脉前位路径、中央路径和后侧路径等。

2. 导管材料特点与选择 导管可由不同特性的材料构成，具体包括聚四氟乙烯、聚氯乙烯、聚乙烯、聚氨酯和硅胶等。不同特性的材料导管与置入时和置入后的并发症有一定相关性。例如：聚氨酯、硅胶因导管置入后发生血栓形成的几率较小，所以目前常用。但硅胶管具有性质软的特性，虽然血管损伤小，目前也有可经 seldinger 法置入的硅胶管，但往往需手术置入，不适用于紧急情况；而聚氨酯管可经皮穿刺置入，操作简单，但因其硬度大、易损伤血管内皮，所以形成血栓的几率较高。随着科学技术的发展，已研制出部分常温下质地硬、血管内温度下质地变软的聚氨酯导管，且部分用于临床。因此，应根据临床需要科学、合理的选择导管。

二、锁骨下静脉穿刺置管术

锁骨下静脉是临床上深静脉穿刺置管常选用的部位之一，穿刺路径包括锁骨下路和锁骨上路两种。

(一) 解剖结构特点

锁骨下静脉是腋静脉的延续，起于第一肋骨的外侧缘，成人长约3～4cm。前面是锁骨的内侧缘，在锁骨中点稍内位于锁骨与第一肋骨之间略向上向内呈弓形而稍向内下，向前跨过前斜角肌于胸锁关节处与颈内静脉汇合为无名静脉，再与对侧无名静脉汇合成上腔静脉。与其毗邻结构：胸膜顶位于锁骨下静脉下方，左侧胸导管及右侧淋巴管在靠近颈内静脉交界处进入锁骨下静脉上缘，与锁骨下动脉伴行(图12-3)。

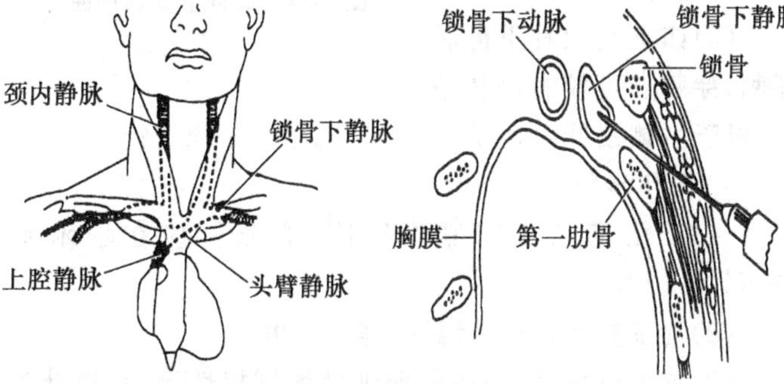

图12-3 锁骨下静脉解剖

A. 锁骨下静脉的解剖位置；B. 锁骨下静脉的侧面解剖位置

(二) 锁骨下路穿刺置管方法

1. 体位

(1)取平卧，最好取头低足高位床脚抬高约15°～25°，以提高静脉压使静脉充盈。这一措施同时保证静脉内的压力高于大气压，从而使插管时不易发生空气栓塞的危险，但对重症患者不宜勉强。

(2)在两肩胛骨之间直放一小枕，使双肩下垂，锁骨中段抬高，借此使锁骨下静脉与肺尖分开。

(3)患者面部转向穿刺者对侧，但头部略偏向术者。

2. 选择穿刺点(图 12-4)

(1)如选右锁骨下静脉穿刺，穿刺点为锁骨与第一肋骨相交处，即锁骨中 1/3 段与外 1/3 交界处，锁骨下缘 1～2cm 处，也可由锁骨中点附近进行穿刺。

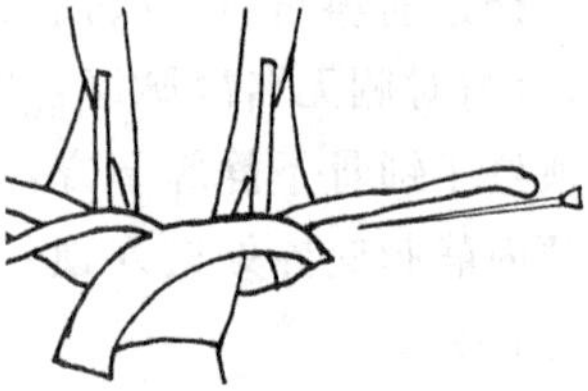

图 12-4　锁骨下穿刺路径

(2)如选左锁骨下静脉穿刺，穿刺点可较右侧稍偏内，可于左侧锁骨内 1/3～1/4 处，沿锁骨下缘进针。

3. 操作步骤

(1)严格遵循无菌操作原则，有条件应在手术室进行。

(2)局部皮肤常规消毒后，铺手术巾。

(3)局部麻醉后，用注射器细针做试探性穿刺，使针头与皮肤呈 30°～45°向内向上穿刺，针头保持朝向胸骨上窝的方向，紧靠锁骨内下缘徐徐推进，边进针边抽动针筒使管内形成负压，一般进针 4cm 可抽到回血。如果以此方向进针已达 4～5cm 时仍不见回血时，不要再向前推进，应慢慢向后撤针并边退边抽回血，在撤针过程中仍无回血，可将针尖撤至皮下后改变进针方向，使针尖指向甲状软骨，以同样的方法进针。

(4)试穿确定锁骨下静脉的位置后，即可换用导针穿刺置管，导针的穿刺方向与试探性穿刺相同，一旦进入锁骨下静脉的位置后即可抽得大量回血，此时再推进0.1～0.2cm。

(5)指导患者吸气后屏息，取下注射器，以一只手固定导针并以手指轻抵针尾插孔，以免发生气栓或失血。

(6)采用Seldinger技术将导管或导丝自导针尾部插孔送入，使管端达上腔静脉，退出导针。如用导丝，则将导管引入中心静脉后再退出导丝。

(7)抽吸与导管连接的注射器，如回血通畅，说明管端位于静脉内。

(8)取下注射器将导管与输液器连接，先滴入少量等渗液体。

(9)妥善固定导管，敷贴覆盖穿刺部位。

(10)若条件允许，推荐导管放置后常规行X线检查，以确定导管的位置。

(三) 锁骨上路穿刺方法

1. 体位　同锁骨下路。

2. 穿刺点选择(图12-5)　胸锁乳突肌锁骨头后缘与锁骨夹角的平分线或在胸锁乳突肌的锁骨头的外侧缘，锁骨上缘约1.0cm处进针。以选择右侧穿刺为宜，因在左侧穿刺容易损伤胸导管。

3. 进针方法　穿刺针与身体正中线成45°，与冠状面保持水平或稍向前成15°，针尖指向胸锁关节，缓慢向前推进，且边进针边回抽，一般进针2～3cm左右即可进入锁骨下静脉，直到有暗红

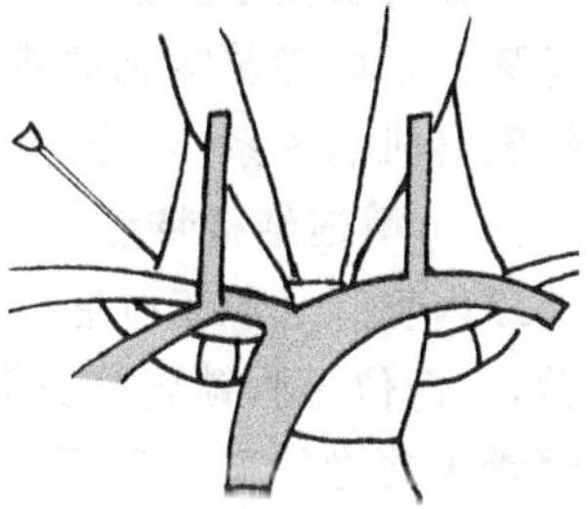

图12-5　锁骨上穿刺路径

色回血为止。然后导针由原来的方向变为水平，以使导针与静脉的走向一致，其他同锁骨下路，采用 Seldinger 技术。

（四）两种穿刺路径示意图

两种穿刺路径如图 12-4、图 12-5。

（五）置管位置示意图

置管位置如图 12-6。

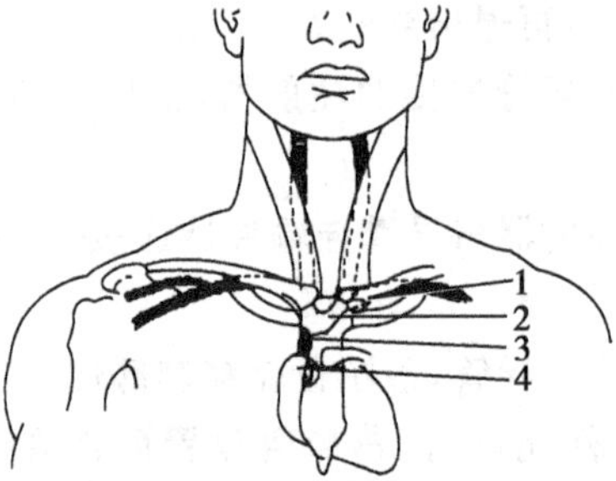

图 12-6　置管位置胸壁表面标志

1 胸锁关节—锁骨下静脉；2 胸骨柄中部—头臂静脉

3 胸骨柄体连接处—上腔静脉；4 胸骨柄体连接处下

三、颈内静脉穿刺置管术

颈内静脉是临床上深静脉穿刺置管常选用的部位，因其穿刺置管后便于观察与护理，深受广大临床医务工作者的青睐。颈内静脉穿刺的进针点和方向，根据颈内静脉与胸锁乳突肌的关系，可分为前路、中路、后路三种。

（一）解剖结构特点

颈内静脉起源于颅底，颈内静脉全程均被胸锁乳突肌覆盖，上部位于胸锁乳突肌的前缘内侧，中部位于胸锁乳突肌锁骨头前缘的下面和颈总动脉的后外侧，下行至胸锁关节处与锁骨下静脉汇合成无名静脉，继续下行与对侧的无名静脉汇合成上腔静脉进入右心房。颈内静脉走行大体上可分为三段:上段位于胸锁乳突肌胸骨头内侧,中段位于胸锁乳突肌两个头后方,下段位于胸锁乳突肌胸骨头锁骨头构成的颈动脉三角内(图 12-7)。

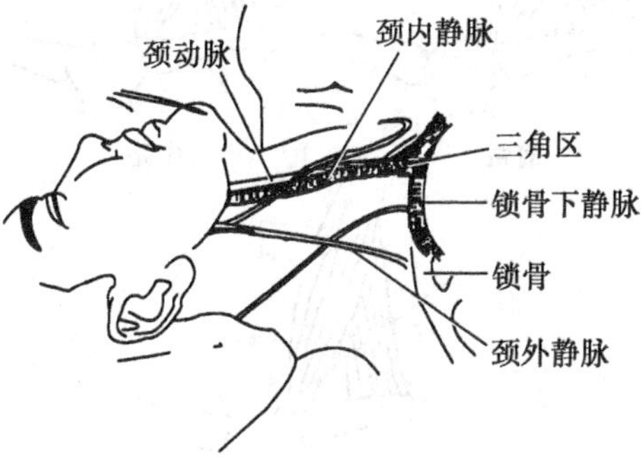

图 12-7　颈内静脉的解剖位置

(二) 颈内静脉穿刺置管方法

1. 体位　患者仰卧,头低位,右肩部垫起,头后仰使颈部充分伸展,面部略转向对侧。

2. 选择穿刺点　一般选用右侧颈内静脉穿刺置管更为方便,因右侧无胸导管,右颈内静脉至无名静脉入上腔静脉几乎为一直线,且右侧胸膜顶部较左侧低。

3. 进针方法(图 12-8)

1)前位路径:操作者以左手示指和中指在中线旁开 3cm,于胸锁乳突肌的中点前缘相当于甲状软骨上缘水平触及颈总动脉搏动,并向内侧推开颈总动脉,在颈总动脉外缘约 0.5cm 处进针,针干与皮肤成 30°～40°,针尖指向同侧乳头或锁骨的中、内 1/3 交界处。

2)中央路径:在锁骨与胸锁乳突肌的锁骨头和胸骨头

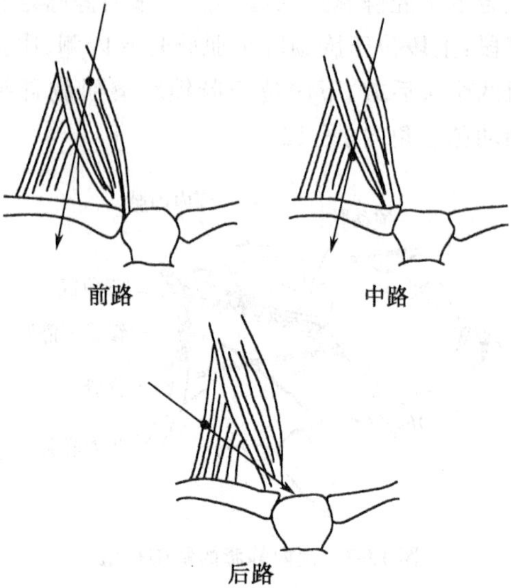

图 12-8　颈内静脉穿刺示意图

所形成的三角区的顶点,颈内静脉正好位于此三角形的中心位置,该点距锁骨上缘约 3～5cm,进针时针干与皮肤成 30°,与中线平行直接指向足端。如果穿刺未成功,将针尖退至皮下,再向外倾斜 10°左右,指向胸锁乳突肌锁骨头的内侧后缘,常能成功。一般选用中路穿刺。因为此点可直接触及颈总动脉,可以避开颈总动脉,误伤动脉的机会较少。另外此处颈内静脉较浅,穿刺成功率高。

3)后侧路径:在胸锁乳突肌的后外缘中,下 1/3 的交点或在锁骨上缘 3.0～5.0cm 处作为进针点。在此处颈内静脉位于胸锁乳突肌的下面略偏外侧,针干一般保持水平,在胸锁乳突肌的深部指向锁骨上窝方向。针尖不宜过分向内侧深入，以免损伤颈总动脉，甚至穿入气管内。

4. 置管基本操作　同锁骨下静脉穿刺置管，采用 Seldinger 技术。颈内静脉穿刺置管深度：左侧 10.0cm，右侧 13.0～15.0cm。

（三）右颈内静脉穿刺中央路径穿刺方法示意图

右颈内静脉穿刺中央路径穿刺方法如图 12-9。

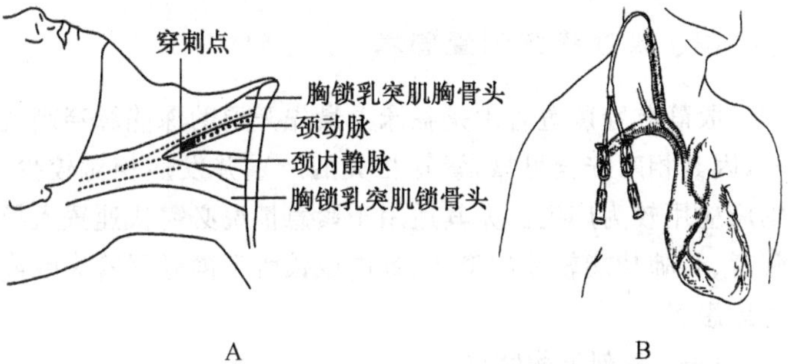

图 12-9　右颈内静脉穿刺中央路径示意图

A. 右颈内静脉穿刺中央路径；B. 右颈内静脉置管位置

（四）右颈内静脉穿刺三种路径穿刺方法比较

右颈内静脉穿刺三种路径穿刺方法比较见表 12-1。

表 12-1　颈内静脉穿刺路径和穿刺点选择

穿刺路径	穿刺点	穿刺方向	穿刺深度
前位路径	胸锁乳突肌前缘中点颈动脉搏动外侧 0.5～1.0cm 处	同侧乳头	4.0cm
中央路径	胸锁乳突肌胸骨头、锁骨头及锁骨形成的三角形之顶点	同侧乳头	3.5～4.0cm

续表

穿刺路径	穿刺点	穿刺方向	穿刺深度
后侧路径	胸锁乳突肌锁骨头后缘锁骨上 5.0cm 或颈外静脉与胸锁乳突肌交点上方	胸骨上切迹	5.0～7.0cm

四、股静脉穿刺置管术

股静脉穿刺置管术是临床上最先开展的深静脉穿刺技术，因其相对安全可靠，置管相关的严重并发症相对较少，临床应用较为广泛。尤其适用于紧急情况必需快速置入导管者、心肺功能较差的患者、颈内或锁骨下静脉置管失败或卧床患者。

（一）解剖结构特点

在腹股沟韧带的下方，髂前上棘和耻骨联合连线的中点即是股动脉，其内侧为股静脉，外侧为股神经。股静脉全程与股动脉伴行，至股三角底部转至股动脉内侧，自腹股沟中点后方移行为髂外动脉（图 12-10）。

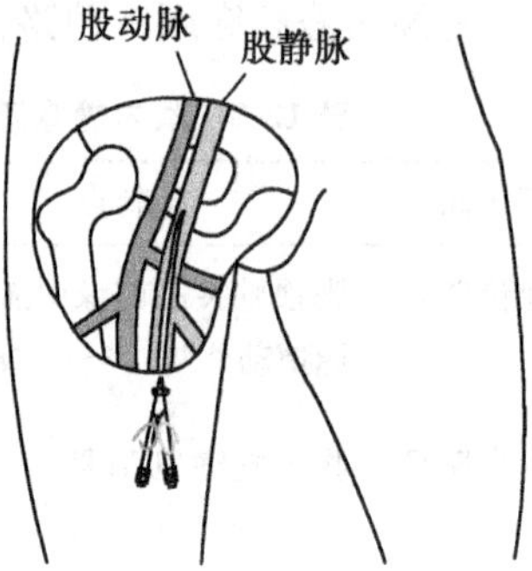

图 12-10　股静脉置管位置

（二）穿刺置管方法

1. 体位　一般取仰卧位，大腿外旋并外展，膝盖稍弯曲。

2. 穿刺点　腹股沟中点，股动脉搏动最强点内侧 0.5～1.0cm，腹股沟韧带下 2.0～3.0cm。如动脉搏动不能扪及，可按下述方法确定穿刺点。在髂前上棘与耻骨联合间作一连线，其中点有股动脉穿过，于此中点下2.0～3.0cm处的内侧0.5cm～1.0cm处。

3. 穿刺方向　以左手示指和中指摸准股动脉的确切位置，在股动脉内侧约0.5～1.0cm处进平行针，针尖大致指向脐或剑突的方向，针干与皮肤成30°。

4. 置管方法与锁骨下静脉穿刺相同，采用Seldinger技术。置管深度约40.0cm，如仅用于输液，置管深度以进入股静脉为宜。

附：SeldingerTechnique（Seldinger技术介绍）

Insertion(catheter, introducer needle, guide wire, dilator) 利用Seldinger技术置入导管、引导穿刺针、导引钢丝、扩张器的操作流程：

1. Disinfections of the skin 消毒皮肤。

2. Local anaesthetics 局部麻醉。

3. Trendelenburg position(Trendelenburg 体位)即取平卧，最好取头低足高位，床脚抬高约15°～25°，以提高静脉压使静脉充盈。

4. Small incision of the skin 在皮肤上切一小切口，一般约0.5cm。

5. Puncture of the vein 穿刺深静脉。

6. Insertion of the guide wire 置入导引钢丝。

7. Remove needle 拔出穿刺针。

8. Dilation of tissue(Dilator)扩张器扩张皮肤及皮下组织。

9. Insertion of the catheters 置入适合型号导管。

10. Guidewire removal 移除导引钢丝。

11. Arterial flow check 检测血流量。

12. Catheter flush and heparin lock 生理盐水快速冲洗导管内腔并肝素封管。

13. Catheter sutured to the skin 将导管固定在皮肤上并覆盖敷料。

Proper position of the catheter checked by X-ray 建议采用 X 线检查导管置入位置。

五、深静脉穿刺置管注意事项

1. 严格无菌操作，严防感染。

2. 掌握正确的穿刺置管方法和多种进针穿刺技术，不可在同一部位反复多次穿刺，以免造成局部组织的严重创伤和血肿。

3. 掌握各种穿刺路径的操作要点。

4. 穿刺过程中，若需改变穿刺方向，必须将针尖退至皮下，以免增加血管的损伤。

5. 熟悉穿刺静脉的解剖关系。例如锁骨下静脉穿刺如操作不当，可发生气胸、血胸、空气栓塞、血肿等并发症，故操作者应熟悉该静脉周围解剖关系。一般来说，右侧穿刺较左侧易成功。

6. 加强穿刺置管后的观察与护理。

7. 避免空气栓塞的可能。因中心静脉在吸气时可能形成负压，穿刺过程中，更换输液器及导管和接头脱开时，尤其是头高半卧位的患者，容易发生空气栓塞。穿刺时患者应取头低位穿刺，插管时嘱患者不要大幅度呼吸。

8. 用导管质地不可太硬，插入深度以导管顶端插至上腔静脉与右心房交界处即可，不宜过深，以免发生大血管及心脏损伤。

9. 穿刺成功后应立即缓慢推注生理盐水，以免血液在导管内凝固，阻塞管腔。导管固定要牢固，以防脱出。

六、深静脉穿刺置管后的观察与护理

1. 输液速度的观察与调节　液体经深静脉导管的重力滴速可达 80 滴/分以上，如果发现重力滴速很慢应仔细检查导管固定是否恰当，有无打折或移动。如经导管不能顺利抽得回血，可能系导管自静脉内脱出，或导管有血凝块，此时应考虑在对侧重新置管。如应用输液泵输液，则每天至少 1 次将输液管道脱离输液泵，检查重力滴速是否正常，以便及时发现上述问题。

2. 液体泄漏的观察导管的护理　当导管老化、折断或自静脉内脱出时，都可造成液体自导管的破损处或进皮点外漏。如发现上述情况，应立即更换导管。因导管一旦破裂，整个输液系统的严密性就遭到破坏，如不及时将导管拔出，容易造成微生物的侵入而导致导管败血症。

3. 敷料及输液管的更换　穿刺部位的敷料应每天更换 1～2 次。更换敷料时要严格遵循无菌操作原则。操作手法应轻，切勿在去除旧敷料及胶布时误将导管拔出。穿刺部位皮肤应常规消毒，必要时先用丙酮去除局部皮肤油脂及遗留在皮肤上的胶布印痕，并注意检查固定导线的缝线是否松动、脱落，进皮点有无红肿等炎症表现。如发现固定导管的缝线松动，应及时拔出，并重新固定。如进皮点有炎症反应或感染继续发展时，则应拔出导管。

4. 防止导管内血液凝固　为防止导管内血液凝固，输液完毕应用肝素液或生理盐水 10ml 注入导管内。

七、深静脉穿刺置管并发症与处理

深静脉插管的并发症,一类与操作时误伤其邻近的重要器官、组织有关,因此无论选用哪一种途径做深静脉插管术,都需要很好的了解该区域的局部解剖关系,减少并发症的发生。另一类则与导管感染有关,严格遵守无菌操作是减少感染并发症的重要措施。

(一) 置管即刻并发症

1. 肺与胸膜损伤　气胸是常见的置管并发症,偶可发生张力性气胸或血胸。置管后常规 X 线检查,可及时发现有无气胸存在。少量气胸一般无明显临床症状,肺压缩小于 20%可不做处理,但应每日做胸部 X 线检查,如气胸进一步发展,则应及时放置胸腔闭式引流。如患者于置管后迅速出现呼吸困难、胸痛或发绀,应警惕张力性气胸之可能。一旦明确诊断,即应行粗针胸腔穿刺减压或置胸腔闭式引流管。如气胸经一般处理得到控制,且导管位置正常,则无须拔出导管。血胸往往是由于穿刺针太深误伤动脉并穿破胸膜所引起。血胸严重时必须开胸止血。

2. 穿刺部位出血和血肿　因动脉及静脉损伤、进针不全、穿透血管等引起。穿刺部位出血和形成血肿者,需立即拔出穿刺针或导管,局部压迫止血。

3. 胸导管损伤　左侧锁骨下静脉插管可损伤胸导管,穿刺点可有清亮淋巴液渗出。确认或疑为胸导管损伤时,应拔出导管或穿刺针,局部加压包扎。如出现胸腔内有乳糜液则应放置胸腔闭式引流管。

4. 纵隔损伤　纵隔损伤可引起纵隔血肿或纵隔积液,

严重者可造成上腔静脉压迫，此时，应拔出导管并行急诊手术，清除血肿，解除上腔静脉梗阻。

5. 空气栓塞　空气栓塞常发生于放置导管时，在移去导针上的注射器，将要由导针放入导管的瞬间发生。预防的方法为：嘱患者屏气，以防深吸气造成胸腔内负压增加，中心静脉压低于大气压，空气即可由穿刺针进入血管。少量的空气栓塞不引起严重后果，大量空气栓塞需抢救。

6. 导管位置异常　最常见的导管位置异常是指导管进入同侧颈内静脉或对侧无名静脉。导管误入其他静脉，若能满足临床需要，且不影响使用者，无需特殊处理；导管误入其他静脉，不能满足临床需要或影响使用者，需要予以调整或更换。建议置管后应常规行 X 线导管定位检查。

7. 心脏并发症　如导管插入过深，进入右心房或右心室内，可发生心律失常，如导管质地较硬，还可造成心肌穿孔，引起心包积液，甚至发生急性心脏压塞（心包填塞），因此，应避免导管插入过深。

（二）导管留置期并发症

1. 静脉血栓形成　导管留置期间血栓形成可发生，常继发于异位导管所致的静脉血栓或血栓性静脉炎。常需由导管注入造影剂后方可明确诊断。一旦诊断明确，即应拔除导管，并进行溶栓治疗。静脉血栓形成与导管的材料组成有关，近年来应用的硅橡胶导管可明显降低静脉血栓形成的发生率。持续或间断滴入低剂量肝素，对预防静脉血栓形成的作用尚不肯定。

2. 空气栓塞　除置管时可发生空气栓塞外，在输液过程中，由于液体滴空，输液管接头脱落未及时发现，也可造成空气栓塞。处理措施：一是每日检查所有输液管道的连接是否牢固,并避免液体滴空。二是如有条件最好使用输液管终端具有阻挡空气通过的输液滤器,这样即使有少量气泡也不致通过滤器进入静脉。一旦发生可让患者左侧卧位,用导管将气泡从右室抽出。

3. 导管功能障碍

(1)早期原因是机械因素(位置、打折、固定太紧)。

(2)晚期原因是导管内血栓形成、导管阻塞、静脉血栓形成或狭窄、导管外鞘或内鞘形成(纤维附着于导管内外)。

防治措施:防止导管扭曲、受压;输血前后用生理盐水充分冲洗;用稀释肝素液封管,可防止导管阻塞情况发生;疑有管腔堵塞时不能强行冲注,调整位置、拔除导管。

4. 导管相关感染　导管留置期间血栓形成可发生导管相关感染,包括隧道口感染、隧道感染、导管相关败血症、化脓性中心静脉炎等,置管时无菌操作和置管后管理是预防导管感染的主要措施。

(1)隧道口感染:适当抗生素治疗1～2周,无效拔管。

(2)隧道感染:拔管、适当抗生素治疗1～2周,有必要可外科引流。

(3)导管相关败血症:导管感染相关性败血症是指接受胃肠外营养或液体治疗的患者出现临床败血症,而全身各组织器官又未能发现明确的感染源,且败血症的症状和体征,在拔除中心静脉导管后得以控制或缓解。导管头端培养及血培养阳性可作为诊断的依据。导管相关性败血症一旦确诊,需立即拔除导管,加强抗感染治疗。迁延不愈建议造影或多普勒检查。

(4)化脓性中心静脉炎:拔管、适当抗生素治疗4～6

周，全身抗凝、对新近形成血栓给予溶栓治疗。

思考题：

1. 常用的深静脉穿刺部位及解剖特点？
2. 如何预防导管相关性感染？
3. 深静脉置管的并发症有哪些？

（吴平勇　肖　敏）

第七节　外伤止血、包扎、固定及搬运

一、止血

出血是创伤后主要并发症之一，成年人出血量超过800～1000ml就可引起休克，危及生命。因此，止血是抢救出血伤员的一项重要措施。

（一）出血部位的判断

各种创伤一般都会有出血，可分为内出血和外出血。内出血时血液流向体腔或组织间隙，外出血指血液自创面流出。现场急救止血，主要适用于外出血，是对周围血管损伤出血的紧急止血。对于伤员，除了判断有无出血外，还要判断是什么部位、什么血管出血，以便采取正确有效的止血方法。

1. 动脉出血　血色鲜红，血液随心脏的收缩而大量涌出，呈喷射状，出血速度快、出血量大。

2. 静脉出血　血色暗红，血液缓缓流出，出血速度较缓慢，出血量逐渐增多。

3. 毛细血管出血　血色鲜红，呈渗出性，可自行凝固止血。若伴有较大的伤口或创面时，不及时处理，也可引起

失血性休克。夜间抢救，不易辨别出血的性质时，应从脉搏的强弱、快慢，呼吸是否浅而快，意识是否清醒，皮肤温度及衣服被血液浸湿的情况来判断伤员出血的程度，并迅速止血。

（二）止血方法的选择

出血部位的不同，出血的性质不同，危险性不同，止血方法也有所区别。原则上应根据出血部位及现场的具体条件选择最佳方法，使用急救包、消毒敷料、绷带等止血。

在紧急情况下，现场任何清洁而合适的物品都可临时借用作为止血用物，如手帕、毛巾、布条、三角巾等，禁止用电线、铁丝、绳子等替代止血带。

小伤口出血，只需用清水或生理盐水冲洗干净，盖上消毒纱布、棉垫，再用绷带加压缠绕即可。静脉出血，除上述包扎止血方法外，还需压迫伤口止血。用手或其他物体在包扎伤口上方的敷料上施以压力，使血流变慢、血凝块易于形成。这种压力必须持续5～15分钟才可奏效。较深的部位如腋下、大腿根部可将纱布填塞进伤口再加压包扎。将受伤部位抬高也有利于静脉出血的止血。动脉出血宜先采用指压法止血，根据情况再改用其他方法如加压包扎法、填塞止血法或止血带法止血。

（三）常用的止血方法

1. 加压包扎止血法　是最常用的止血方法，毛细血管出血、静脉出血及前臂和足部动、静脉出血，均可用绷带纱布加压包扎止血。

(1)用干净、已消毒、较厚的纱布，覆盖在伤口表面，若无纱布，可用干净毛巾、手帕代替。

(2)在纱布上方用绷带，三角巾以适当压力缠住，一般20分钟后即可达到止血目的。

2. 指压止血法　用手指、手掌或拳头压迫伤口近心端的动脉，将动脉压向深部的骨骼，阻断血液流通，达到止血的目的。适用于头、面、颈部和四肢的外出血。

常用的指压止血法：

(1)头后部出血：压迫枕动脉。搏动点位置：同侧耳后乳突下稍后方，将动脉压向乳突(图 12-11)。

(2)面部出血：压迫面动脉。搏动点位置：同侧下颌骨下缘，咬肌前缘，将动脉压向下颌骨(图 12-12)。

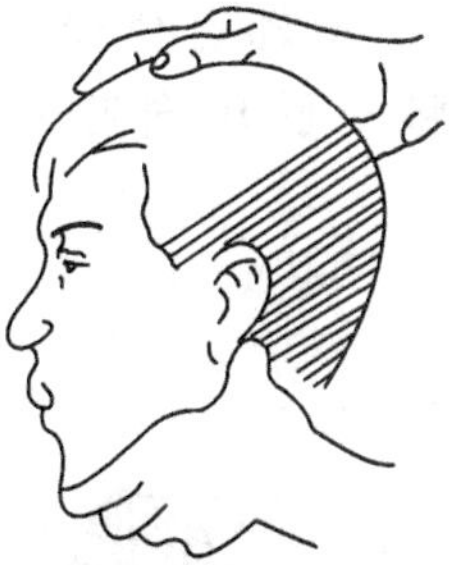

图 12-11　枕动脉指压法

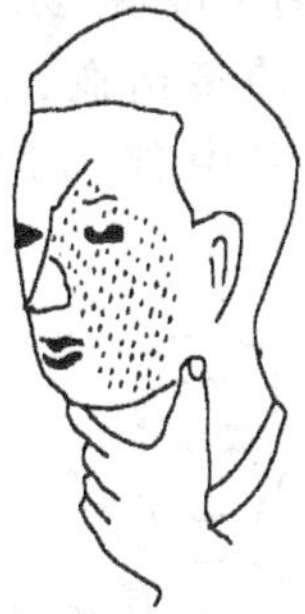

图 12-12　面动脉指压法

(3)颞部出血：压迫颞浅动脉。搏动点位置：同侧耳屏前方颧弓根部，将动脉压向颞骨(图 12-13)。

(4)颈部出血：压迫颈动脉。搏动点位置：同侧气管外侧与胸锁乳突肌前缘中点之间，用力压向第五颈椎横突处。压迫颈总动脉止血应慎重，绝对禁止同时压迫双侧颈总动脉，以免引起脑缺氧(图 12-14)。

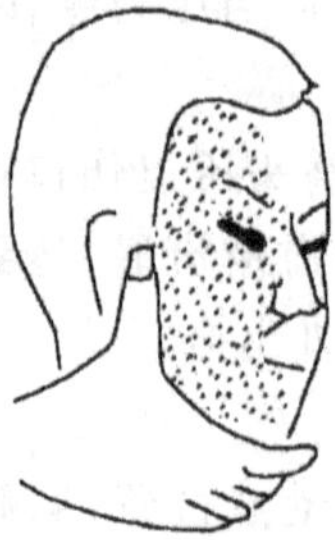

图 12-13　颞浅动脉指压法

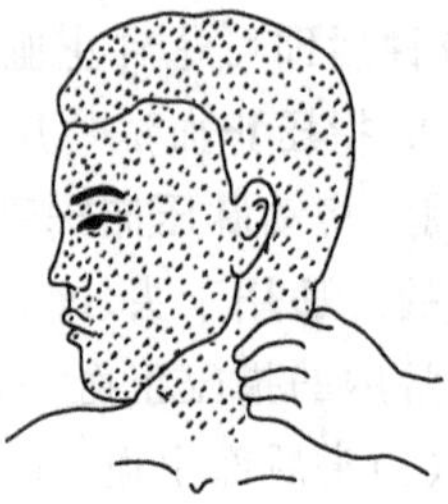

图 12-14　颈总动脉指压法

(5)腋窝及肩部出血:压迫锁骨下动脉。搏动点位置:锁骨上窝中部,将动脉压向第一肋骨(图 12-15)。

(6)前臂出血:压迫肱动脉。搏动点位置:肱二头肌内侧沟中部,用四指指腹将动脉压向肱骨干(图 12-16)。

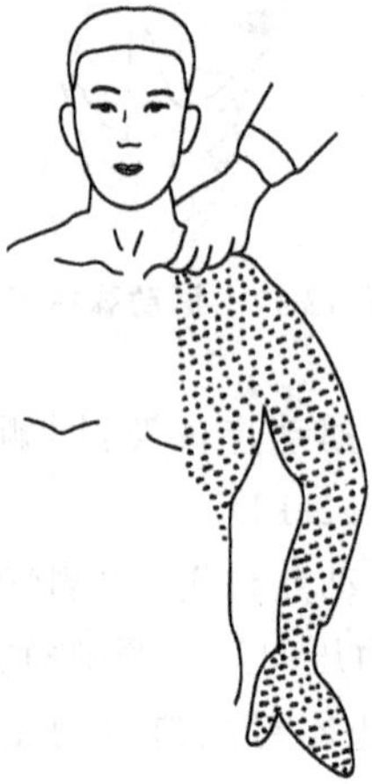

图 12-15　锁骨下动脉指压法

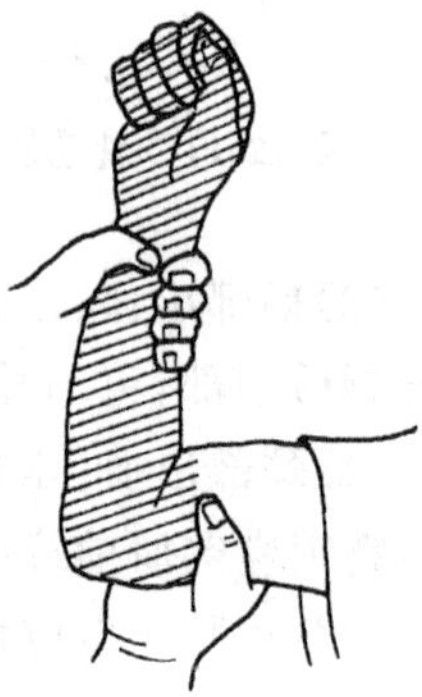

图 12-16　肱动脉指压法

(7)手掌,手背出血:压迫桡、尺动脉。搏动点位置:手腕横纹稍上处的内外侧搏动点,将动脉分别压向尺骨和桡骨(图 12-17)。

(8)手指出血:紧握拳头止血。

(9)大腿出血:压迫股动脉。搏动点位置:大腿根部腹股沟中点稍下。动脉粗大,用双手拇指重叠用力将动脉压向耻骨上支(图 12-18)。

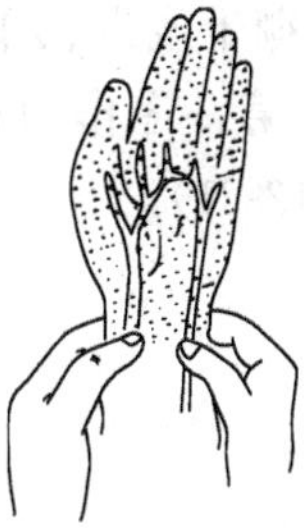

图 12-17　桡、尺动脉指压法

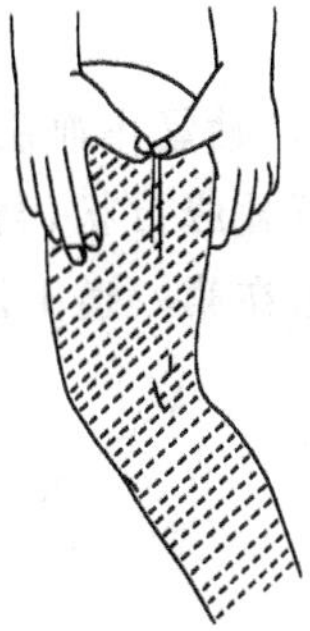

图 12-18　股动脉指压法

(10)小腿出血:压迫腘动脉。搏动点位置:腘窝处(图 12-19)。

(11)足部出血:压迫胫、足背动脉。搏动点位置:胫前动脉位于足背中部近脚腕处;胫后动脉位于足跟与内踝之间(图 12-20)。

3. 止血带止血法　适用于四肢大动脉出血或加压包扎不能有效控制的大出血。专用的制式止血带有橡皮止血带、卡式止血带、充气止血带等,以充气止血带的效果较好。在紧急情况下,也可用绷带、三角巾、布条等代替。使用时,要先在止血带下放好衬垫物。常用的几种止血带止血法:

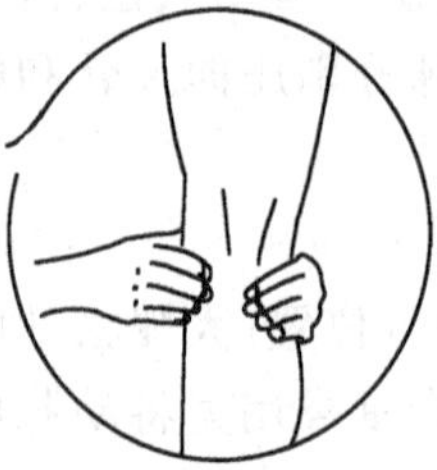
图 12-19 腘动脉指压法

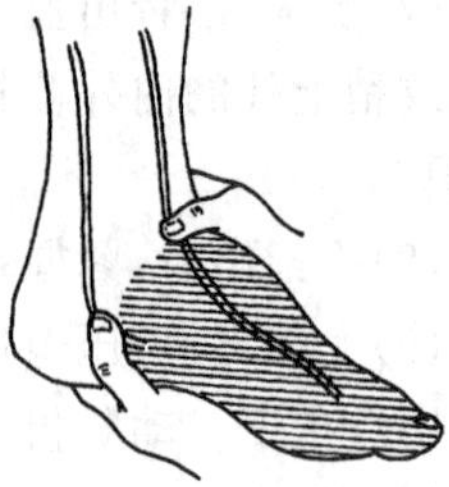
图 12-20 足背、胫后动脉指压法

(1)勒紧止血法:先在伤口上部用绷带或带状布料或三角巾折叠成带状,勒紧伤肢并扎两道,第一道作为衬垫,第二道压在第一道上适当勒紧止血(图 12-21)。

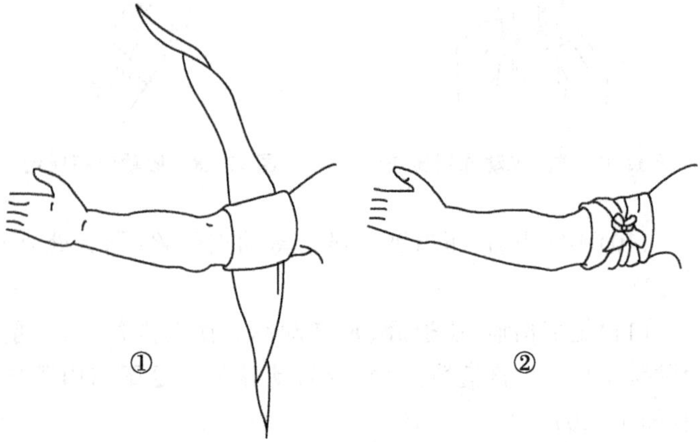

图 12-21 勒紧止血法

(2)绞紧止血法:将叠成带状的三角巾,平整地绕伤肢一圈,两端向前拉紧打活结,并在一头留出一小套,以小木棒、笔杆、筷子等做绞棒,插在带圈内,提起绞棒绞紧,再将木棒一头插入活结小套内，并拉紧小套固定（图 12-22）。

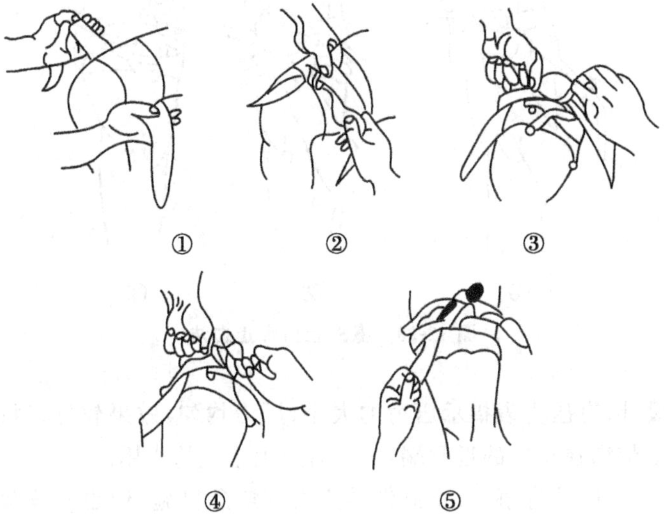

图 12-22　绞紧止血法

（3）橡皮止血带止血法：在肢体伤口的近心端，用棉垫、纱布或衣服、毛巾等物作为衬垫后再上止血带。以左手的拇指、示指、中指持止血带的头端，将长的尾端绕肢体一圈后压住头端，再绕肢体一圈，然后用左手示指、中指夹住尾端后将尾端从止血带下拉过，由另一边牵出，使之成为一个活结。如需放松止血带，只需将尾端拉出即可（图 12-23）。

（4）卡式止血带止血法：将涤纶松紧带绕肢体一圈，然后把插入式自动锁卡插进活动锁紧开关内，一只手按住活动锁紧开头，另一只手紧拉涤纶松紧带，直到不出血为止。放松时用手向后扳放松板，解开时按压开关即可。

（5）充气止血带止血法：充气止血带是根据血压计原理

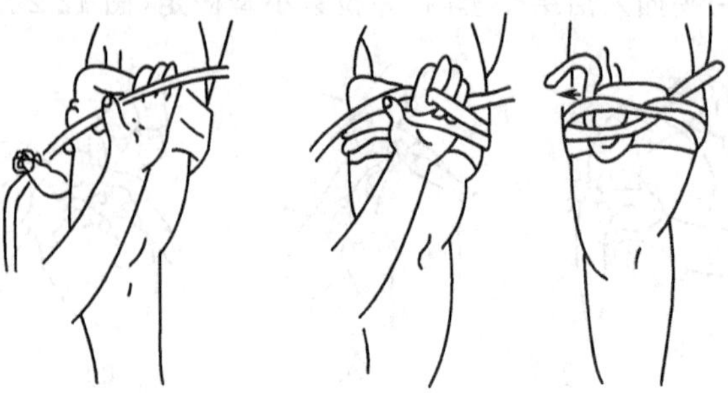

①　　　　②　　　　③

图 12-23　橡皮止血带止血法

设计，有压力表指示压力的大小，压力均匀，效果较好。将袖带绑在伤口的近心端，充气后起到止血的作用。

(6)注意事项：止血带是止血的应急措施，但也是危险的措施。过紧会压迫损害神经或软组织；过松起不到止血作用，反而增加出血；过久(超过 5 小时)会引起肌肉坏死、厌氧菌感染，甚至危及生命。只有在必要时，如对加压包扎后不能控制的大、中动脉伤出血，才可暂时使用止血带，使用止血带时应注意：

1)部位要准确：止血带应扎在伤口近心端，尽量靠近伤口。不强调“标准位置”(以往认为上肢出血应扎在上臂的上 1/3 处，下肢应扎在大腿根部)，也不受前臂和小腿的“成对骨骼”的限制。

2)压力要适当：止血带的标准压力，上肢为 33.3～40.0kPa(250～300mmHg)，下肢为 40.0～66.7kPa(300～500mmHg)，无压力表时以刚好使远端动脉搏动消失为度。

3)衬垫要垫平：止血带不能直接扎在皮肤上，应先用棉垫、三角巾、毛巾或衣服等平整地垫好，避免止血带勒伤皮肤。忌用绳索或铁丝直接扎在皮肤上。

4)时间要缩短：上止血带的时间不能超过5小时(冬天时间可适当延长)，因止血带远端组织缺血、缺氧，产生大量组胺类毒素，突然松解止血带时，毒素吸收，可发生"止血带休克"或急性肾功能衰竭。若使用止血带已超过5小时，而肢体确有挽救希望，应先作深筋膜切开术引流，观察肌肉血液循环。时间过长且远端肢体已有坏死征象，应立即行截肢术。

5)标记要明显：上止血带的伤员要在手腕或胸前衣服上做明显标记，注明上止血带时间，以便后续救护人员继续处理。

6)定时要放松：应每隔1小时放松一次，放松时可用手压迫出血点上部血管临时止血，每次松开2～3分钟，再在稍高的平面扎上止血带，不可在同一平面反复缚扎。

4. 填塞止血法　将无菌敷料填入伤口内压紧，外加敷料加压包扎。此方法应用范围较局限，仅在腋窝、肩部、大腿根部出血，用指压法或加压包扎法难以止血时使用，且在清创取出填塞物时有再次大出血的可能，应尽快行手术彻底止血。

5. 屈曲肢体加垫止血法　多用于肘或膝关节以下的出血，在无骨关节损伤时可使用。在肘窝或腘窝部放置一绷带卷，然后强屈关节，并用绷带、三角巾扎紧(图12-24)。此法伤员痛苦较大，有可能压迫到神经、血管，且不便于搬动伤员，不宜首选，对疑有骨折或关节损伤的伤员，严禁使用。

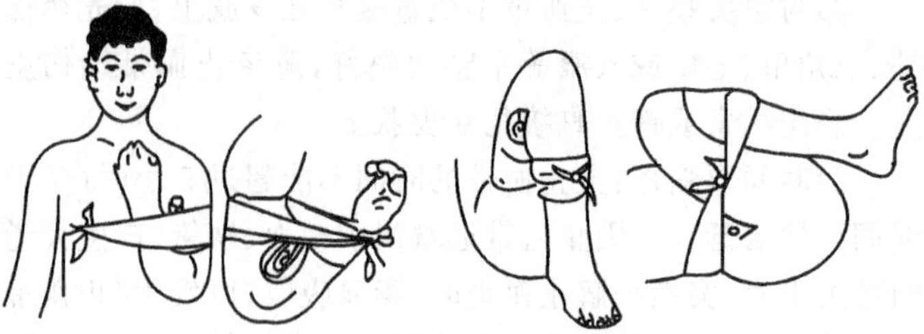

图 12-24　屈曲肢体加垫止血法

6. 钳夹止血法　在直视下用止血钳夹出血点，同时妥善固定止血钳。

7. 结扎止血法　直视或显微镜下结扎出血的血管。

（四）注意事项

1. 首先要准确判断出血部位及出血量，决定采取哪种止血方法。

2. 指压止血法只适用于急救，压迫时间不宜过长；颈总动脉分出的颈内动脉为脑的重要供血动脉，所以对颈总动脉的压迫止血应特别注意，切勿同时压迫双侧颈总动脉。

3. 加压包扎时抬高患肢，防止静脉回流受阻而加重出血。

4. 止血带止血的时候，患者佩戴止血带卡，注明开始时间、部位、放松时间，便于照护者或转运时了解情况。止血时间以 1 小时为宜；若需延长结扎时间，应每 30 分钟～1 小时放松止血带 1～2 分钟。不能直接扎在皮肤上。观察远端明显缺血或有严重挤压伤时禁用此法。

5. 停用止血带应缓慢松开，防止肢体突然增加血流，伤及毛细血管及影响全身血液的重新分布，甚至使血压下降，取下止血带后应轻轻抚摩患肢。

二、包扎

包扎的目的是保护伤口免受再污染，固定敷料、药品和骨折位置，压迫止血及减轻疼痛。原则上，包扎之前要覆盖创面，包扎松紧要适度，使肢体处于功能位，打结时注意避开伤口。常用的包扎物品有三角巾、绷带、丁字带和多头带等。

（一）常用的几种包扎方法

1. 绷带包扎法　绷带是传统实用的制式敷料，绷带包扎是包扎技术的基础。它可随肢体的部位不同变换包扎方法，用于制动、固定敷料和夹板、加压止血、促进组织液的吸收或防止组织液流失、支撑下肢以促进静脉回流。但绷带用于下肢及腹部伤包扎时，反复缠绕会增加伤员的痛苦且费时费力，其效果也不如三角巾。若包扎较松，敷料易于滑脱；胸腹部包扎过紧，会影响伤员的呼吸。

（1）环形法：最常用的方法。用于肢体粗细相等的部位。如颈、胸、腹、四肢等。

（2）蛇形法：用于包扎直径基本相同的部位。如上臂、躯干、大腿等（图 12-25）。

（3）螺旋反折法：用于粗细不等的四肢包扎。如前臂、小腿（图 12-26）。

（4）“8”字形绷带：用于屈曲的关节如肩、髋、膝等。缠绕部位在腋窝处需垫衬垫以减轻压迫（图 12-27）。

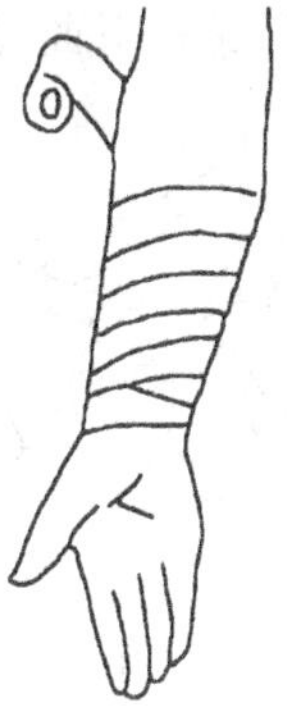

图 12-25　蛇形包扎法

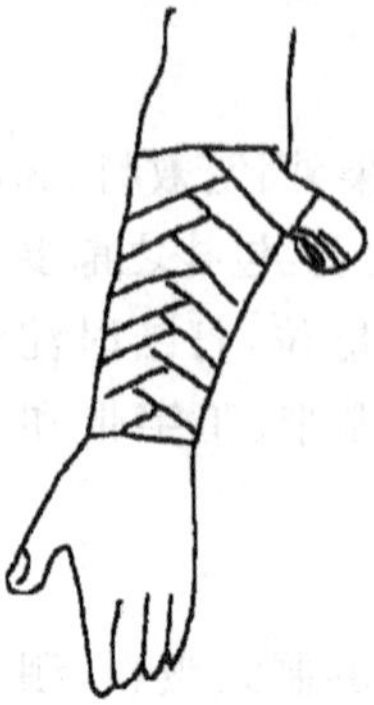

图 12-26 螺旋反折包扎法

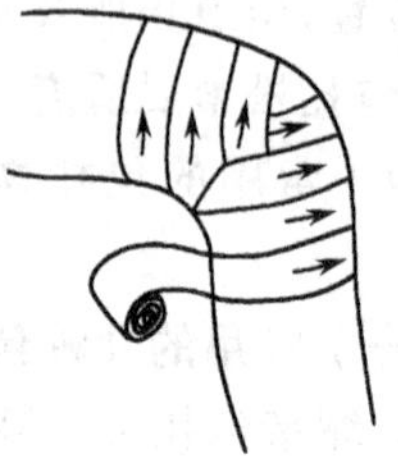

图 12-27 "8"字包扎法

2. 三角巾包扎法　三角巾底边长 130cm，侧边长 85cm，高 65cm，顶角有一约 45cm 的系带。使用三角巾时可根据需要折叠成不同形状。

(1)头顶部包扎法：把三角巾底边向上反折约 3cm，其正中部位放于患者的前额，与眉平齐，顶角拉向头后，三角巾的两底角经两耳上方，拉向枕后交叉，交叉时将顶角扫在一端，压在下面，然后绕到前额，打结固定(图 12-28)。

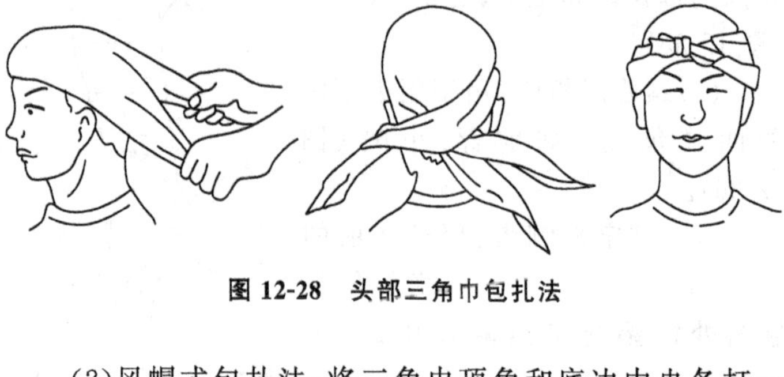

图 12-28 头部三角巾包扎法

(2)风帽式包扎法：将三角巾顶角和底边中央各打一

结，做成风帽状，将顶角结放于额前，底边结放于后脑勺下方，包住头部，两角往面部拉紧，向外反折包绕下颌，然后拉到枕后，打结即成(图 12-29)。

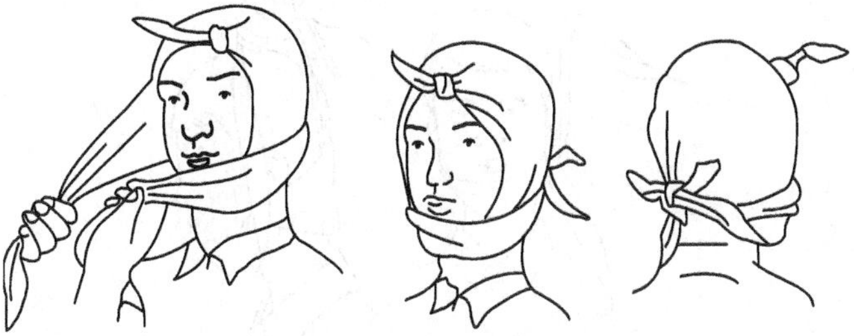

图 12-29　风帽式包扎法

(3)面具式包扎法：三角巾顶角打结套在颌下，罩住面部及头部，将底边两端拉紧至枕后交叉，再绕到前额打结，在眼，鼻和口部各剪一小口(图 12-30)。

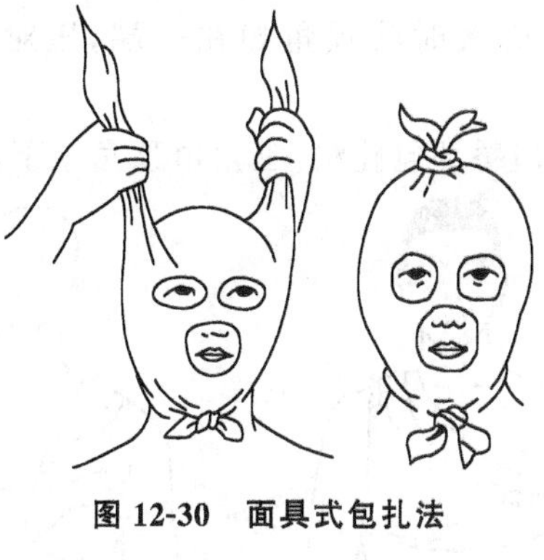

图 12-30　面具式包扎法

(4)下颌部包扎法：将三角巾底边折至顶角呈三四横指宽，留出顶角和系带。将顶角及系带方与后颈正中，两端往前，右端包裹下颌，至患者右耳前与左端交叉，两端分别经耳前与下颌部，在头顶连同系带拉上一同打结（图 12-31）。

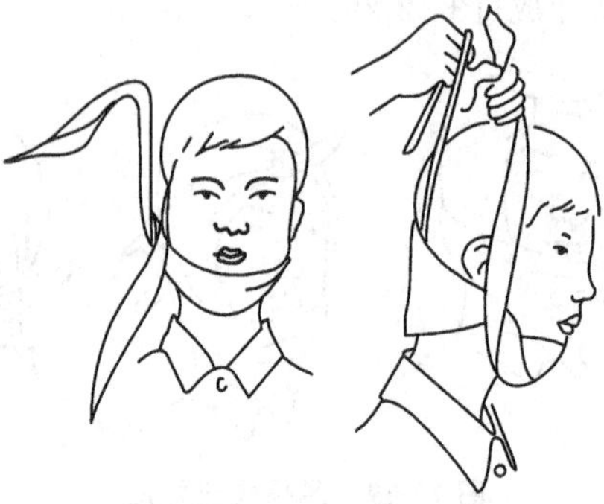

图 12-31　下颌部包扎法

（5）前胸和背部包扎法：燕尾巾包扎单肩法：把燕尾巾夹角朝上，放在伤侧肩上。向后的一角略大并压住向前的角，燕尾底边包绕上臂上部打结，然后两燕尾角分别经胸、背拉到交叉时将顶角扫在一端，压对侧腋下打结（图 12-32）。

（6）三角巾臂部包扎法：三角巾顶角朝下，底边横放于

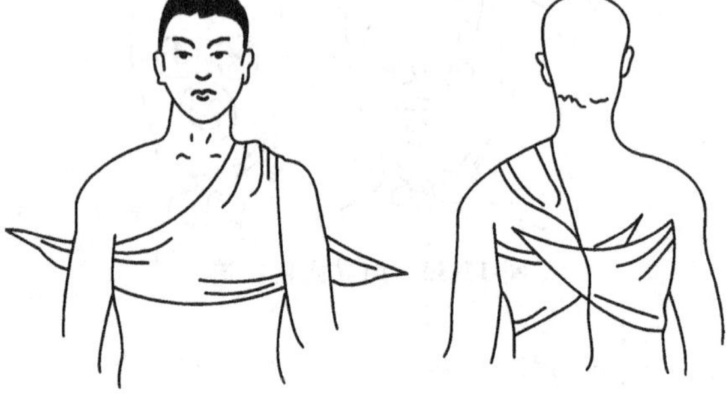

图 12-32　胸部包扎法

脐部并外翻 10cm，拉紧底角至腰背部打结，顶角经会阴拉至臀上方，同底角余头打结。

(7)三角巾上肢包扎法：将三角巾一底角打结后套在伤侧手上，结之余头留长些备用，另一底角沿手臂后侧经背部拉到对侧肩上，顶角包裹伤肢并用系带绕伤肢两圈固定，前臂屈至胸前，拉紧两底角于对侧肩颈部打结固定。

(8)三角巾手足包扎法：手指或脚趾对着三角巾的顶角，将手或脚平放于三角巾中央，底边位于腕部，将顶角提起放于手背上，然后拉两底角在手背或足背部交叉压住顶角，在绕回腕部，与掌侧或背侧打结。

(9)三角巾腹腔内脏脱出包扎法：立即用保鲜膜或大块敷料覆盖伤口，用三角巾做环形圈，圈的大小能将腹内脱出物环套为宜，将环形圈环套脱出物，然后用饭碗或茶缸将环形圈一并扣住，三角巾腹部包扎。

(10)三角巾伤口异物包扎法：敷料上剪洞套过异物，置于伤口上，用敷料卷放在异物两侧，将异物固定，用绷带或三角巾环形包扎。

(11)多头带包扎法：包括四头带、腹带、胸带、丁字带等，多用于不易包扎和面积过大的部位。四头带可用来包扎下颌、头顶部、鼻部和跟部，腹带主要包扎腹部，胸带包扎胸部，丁字带常用于包扎肛门和会阴。

(二) 包扎的注意事项

(1)先清洁伤口，盖以消毒纱布，再包扎。避免直接触及伤口。严禁用手和脏物触摸伤口，严禁用水冲洗伤口(化学伤除外)，严禁轻易取出伤口内异物，严禁把脱出体腔的内脏送回。操作时小心谨慎，以免加重疼痛或导致伤口出血及污染。

(2)根据部位,选择适宜的绷带或三角巾。包扎要牢靠,松紧适宜,过紧会影响局部血液循环,过松容易使敷料脱落或移动。

(3)包扎时患者处于舒适位置。四肢处于功能位。原则为从下向上,由左向右,从远心端向近心端。以利于静脉血液回流,指端尽量外露,便于观察血运。

(4)打结应避开伤口,在肢体外侧面打结。禁忌在伤口处、骨隆突打结。

(5)皮肤皱褶处、骨隆突处应用棉垫或纱布保护,防止局部皮肤受压发生压疮。

(6)解除绷带时,先解开固定结或取下胶布,然后以两手互相传递松解。紧急时或绷带已被伤口分泌物浸透干涸时,可用剪刀剪开。

三、固定

固定的目的是为减少伤部活动,减轻疼痛,防止再损伤,便于伤员搬运。所有四肢骨折均应进行固定,脊柱损伤、骨盆骨折及四肢广泛软组织创伤在急救中也应相对固定。固定器材最理想的是夹板,类型有木质、金属、充气性塑料夹板或树脂做的可塑性夹板。但在紧急时应注意因地制宜,就地取材,选用竹板、树枝、木棒、镐把、枪托等代替。还可直接用伤员的健侧肢体或躯干进行临时固定。固定还需另备纱布、绷带、三角巾或毛巾、衣服等。

(一)常见骨折临时固定方法

1. 面部骨折　立即清理呼吸道,保持气道通畅,侧卧(未受伤一侧向下)。用无菌棉垫覆盖患者的伤口,吸出口鼻流出的血或唾液,禁止填塞,避免逆行感染。检查头及颈部，配合医师处理伤口。

2. 下颚的骨折及脱位　让清醒患者坐起，头向下垂，切勿固定下颚，用一块软垫承托下颚，切勿将脱位的下颚复位，要由专科医师进行复位术。

3. 锁骨骨折固定　用敷料或毛巾垫于两腋前上方，将三角巾叠成带状，两端分别绕两肩呈“8”字形，拉紧三角巾的两头在背后打结，并尽量使两肩后张（图 12-33）。也可先在背后放 T 字形夹板，然后在两肩及腰部各用绷带包扎固定。一侧锁骨骨折，可用三角巾把患侧手臂悬兜在胸前，限制上肢活动即可。

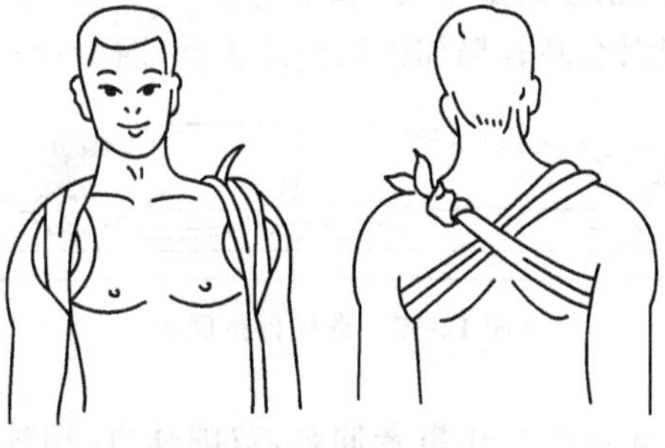

图 12-33　锁骨骨折固定

4. 上臂骨折固定　用长、短两块夹板，长夹板置于上臂的后外侧，短夹板置于前内侧，然后用绷带或带状物在骨折部位上、下两端固定，再将肘关节屈曲 90°使前臂呈中立位，用三角巾将上肢悬吊固定于胸前（图 12-34）。若无夹板，可用两块三角巾，其一将上臂呈 90°悬吊于胸前，于颈后打结，其二叠成带状，环绕伤肢上臂包扎固定于胸侧（用绷带根据同样原则包扎也可取得相同效果）。

5. 肋骨骨折　让患者半坐卧位，侧向受伤一方，将软垫置于伤处与手臂之间，用三角巾固定手臂或用肋骨带固定。

6. 胸部塌陷伤　让患者半坐卧位，侧向受伤一方，用肩悬带固定伤侧手臂，再加横阔带以制止胸壁不正常活动。

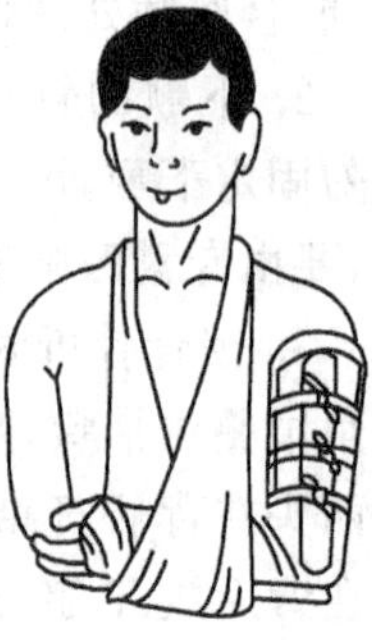

图 12-34　上臂骨折夹板固定

7. 脊柱骨折　脊柱骨折固定立即使伤员俯卧于硬板上，不可移动，必要时可用绷带固定伤员，胸部与腹部需垫上软枕，减轻局部组织受压程度（图 12-35）。

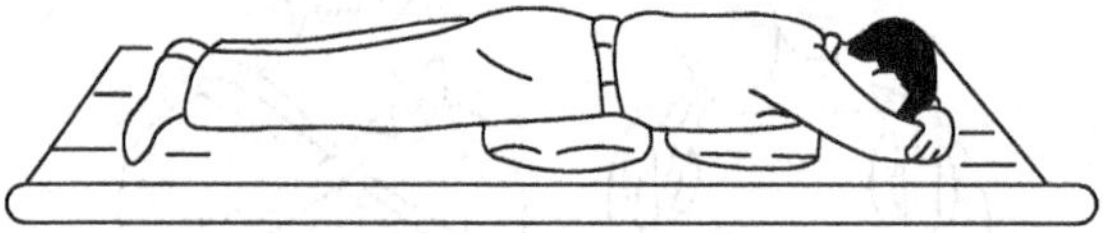

图 12-35　脊柱骨折固定

8. 骨盆骨折　让患者仰卧，双腿伸直，用软垫置于双腿间，用横阔带固定双膝，用窄带固定双足。

9. 大腿骨折　大腿骨折固定把长夹板或其他代用品（长度等于腋下到足跟）放在伤肢外侧，另用一短夹板（长度自足跟到大腿根部），关节与空隙部位加棉垫，用绷带、带状三角巾或腰带等分段固定。足部用“8”字形绷带固定，使脚与小腿成直角（图 12 -36）。

10. 膝部骨折及脱位　让患者躺下，在伤膝下置软垫作支持，膝关节的屈曲应以患者感到舒适为准，用软垫包裹膝部，再用绷带卷包扎，检查足部感觉、脚趾活动能力及血

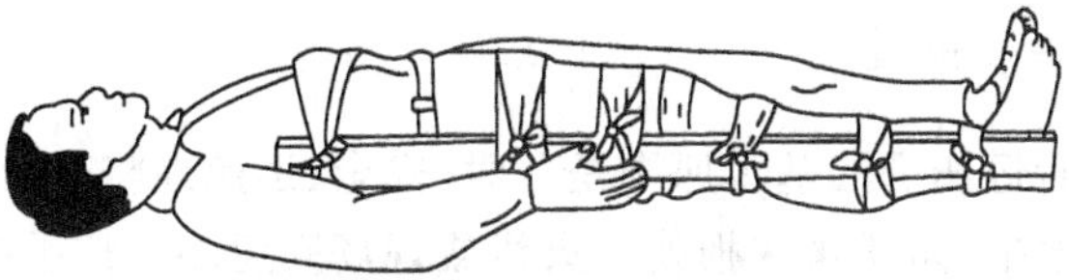

图 12-36　大腿骨折固定

液循环情况。

11. 小腿及足踝骨折　让患者躺下，请旁人协助稳定伤肢，如有需要可割开裤管露出伤口，双腿中间加软垫，用绷带固定伤肢，检查足部感觉、脚趾活动能力及血液循环情况。

12. 足部骨折　抬高伤肢，局部冷敷。

(二) 注意事项

1. 开放性骨折先止血，包扎伤口再固定。

2. 应用夹板固定时，夹板选择长短、宽窄要适度，其长度必须超过骨折肢体的上、下两个关节。放在受伤部位下方或两侧，固定在受伤部位的上、下两个关节。

3. 夹板不可与皮肤直接接触，应加以衬垫，尤其在骨隆突部位和悬空部位应加厚棉垫，防止受压或固定不牢。

4. 处理开放性骨折时，禁止将外露的骨折断端送回伤口，防止造成严重感染。

5. 固定松紧要适度，以免固定不牢或影响局部血运，肢体骨折固定时，指(趾)端外露，随时观察末梢血运，以能摸到远端动脉搏动为宜。

6. 固定后挂上标记。

7. 固定后应避免不必要的搬动，不可强制伤员进行各种活动。

四、搬运

搬运伤员的基本原则是及时、安全、迅速地将伤员搬至安全地带，防止再次损伤。火线或现场搬运多为徒手搬运，也可用专用搬运工具或临时制作的简单搬运工具，但不要因为寻找搬运工具而贻误搬运时机。

（一）常用的搬运方法

1. 担架搬运法　这是最常用的搬运方法，适用于病情较重、搬运路途较长的伤病员。

(1)担架的种类：①帆布担架：构造简单，由帆布一幅、木棒两根、横铁或横木两根、缚带两根、扣带两根所组成，多为现成已制好的备用担架。②绳索担架：临时制成，用木棒或竹竿两根、横木两根，捆成长方形的担架状，然后用坚实的绳索环绕而成。③被服担架：取衣服两件或长衫大衣，将衣袖翻向内侧成两管，插入木棒两根，再将纽扣仔细扣牢即成。④板式担架：由木板、塑料板或铝合金板制成。四周有可供搬运的拉手空隙。此种担架硬度较大，适用于 CPR 患者及骨折伤员。⑤铲式担架：由铝合金制成的组合担架，沿担架纵轴分为左、右两部分，两部分均为铲形，使用时可将担架从伤员身体下插入。使伤员在不移动身体的情况下，置于担架上。主要用于脊柱、骨盆骨折的伤员。⑥四轮担架：由轻质铝合金带四个轮子的担架，可从现场平稳地推到救护车、救生艇或飞机等舱内进行转送，大大减少伤病员的痛苦和搬运不当的意外损伤。

(2)担架搬运的动作要领：搬运时由 3～4 人组成一组，将患者移上担架，使患者头部向后，足部向前，后面的担架员随时观察伤病员的情况。担架员脚步行动要一致，平稳前进。向高处抬时，前面的担架员要放低，后面的担架员要抬高，使伤病员保持水平状态。向低处抬时，则相反。

2. 徒手搬运法　适用于紧急抢救、短距离运送。不适用于怀疑脊柱受伤。

(1)徒手单人搬运法：①扶行法：适用于清醒而能够行走患者。救护者站在患者一侧，使患者靠近手臂揽着自己的头颈，然后救护者用外侧手牵着他的手腕，另一手伸过患者背部扶持他的腰，使其身体靠着救护者，扶着行走。②背负法：适用于清醒及可站立、行动不便、体重较轻的患者。救护者站在患者前面，呈同一方向，微弯着背部，将患者背起。③手抱法：适用于体重较轻的患者。救护者将患者抱起行进，一手托其背部，一手托其大腿，患者若有知觉，可让其一手抱住救护者的颈部。

(2)徒手双人搬运法：①双人扶腋法：适用清醒、上肢没受伤的患者。②前后扶持法：适用于没有骨折、无论清醒程度如何，均可用此种搬运法。③双手座：适用于清醒、软弱无力的患者。④四手座：适用清醒、上肢没有受伤的患者。

(3)其他器材搬运法：①轮椅：适用于神志清醒，无下肢骨折的患者。②脊椎板：适用于创伤患者、脊椎受伤紧急运送。③救护车抬床：适用于所有患者。④解救套：适用于怀疑脊椎受伤患者(尤其坐于车中患者)。

(二)特殊伤员的搬运方法

1. 腹部内脏脱出的伤员　将伤员双腿屈曲，腹肌放松，防止内脏继续脱出。已脱出的内脏严禁回纳腹腔，以免严重污染。应先用大小合适的碗扣住内脏或取伤员的腰带做成略大于脱出物的环，围住脱出的内脏，然后用三角巾包扎固定。包扎后取仰卧位，屈曲下肢，并注意腹部保温，防止肠管过度胀气(图 12-37)。

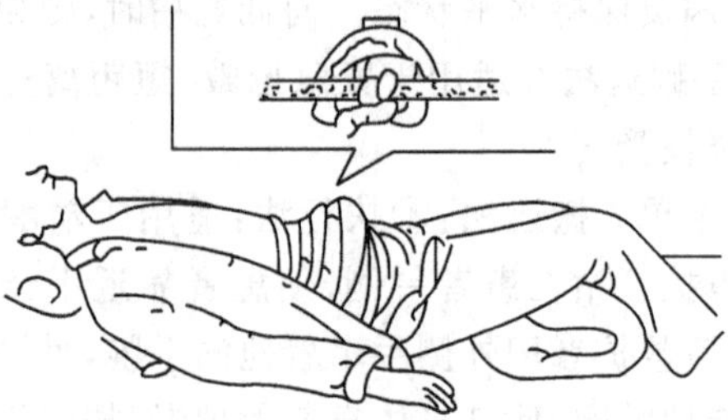

图 12-37　腹部内脏脱出的伤员搬运法

2. 昏迷伤员　使伤员侧卧或俯卧于担架上,头偏向一侧,以利于呼吸道分泌物的引流(图 12-38)。

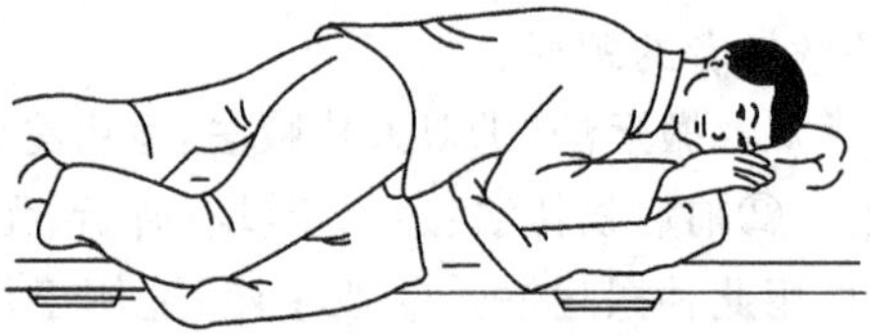

图 12-38　昏迷伤员搬运法

3. 骨盆损伤的伤员　先将骨盆用三角巾或大块包扎材料做环形包扎后,让伤员仰卧于门板或硬质担架上,膝微屈,膝下加垫(图 12-39)。

4. 脊柱、脊髓损伤的伤员　搬运此类伤员时,应严防

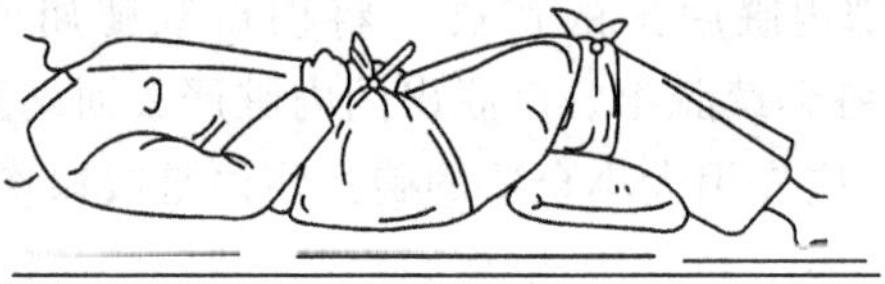

图 12-39　骨盆损伤伤员搬运法

颈部与躯干前屈或扭转，使脊柱保持伸直。对于颈椎伤的伤员，要有3～4人一起搬运，1人专管头部的牵引固定，保持头部与躯干成一直线，其余3人蹲在伤员的同一侧，2人托躯干，1人托下肢，一齐起立，将伤员放在硬质担架上，伤员的头部两侧用沙袋固定住（图12-40）。对于胸、腰椎损伤的伤员，3人同在伤员的右侧，1人托住背部，1人托住腰臀部，1人抱住伤员的两下肢，同时起立将伤员放到硬质担架上，并在腰部垫软枕，以保持脊椎的生理弯曲。

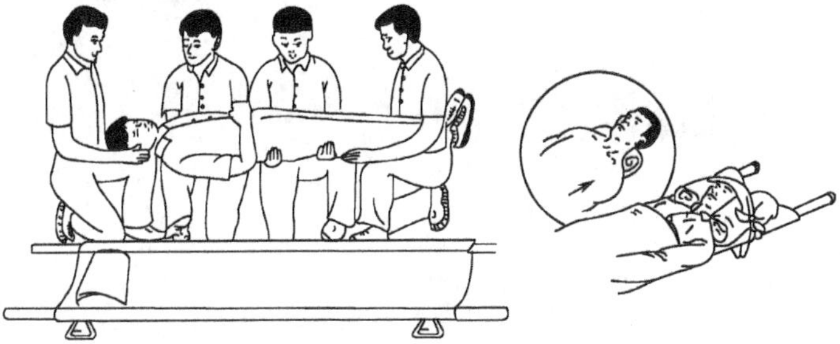

图12-40　脊柱、脊髓损伤伤员搬运法

5. 身体带有刺入物的伤员　应先包扎好伤口，妥善固定好刺入物，才可搬运。搬运途中避免震动、挤压、碰撞，以防止刺入物脱出或继续深入。刺入物外露部分较长时，应有专人负责保护刺入物。

6. 颅脑损伤的伤员　使伤员取半卧位或侧卧位，保持呼吸道的通畅，保护好暴露的脑组织，并用衣物将伤员的头部垫好，防止震动。

7. 开放性气胸的伤员　搬运封闭后的气胸伤员时，应使伤员取半坐位，以坐椅式双人搬运法或单人抱扶搬运法为宜。

(三) 搬运时的注意事项

1. 先行评估　评估患者的伤势、体重、路程、体力等。
2. 切勿假设伤者能坐起或站立,如没把握切勿尝试。
3. 保持平衡,腰部挺直,忌忍着呼吸。

思考题:

1. 常用的止血方法及注意事项?
2. 常用的包扎方法及注意事项?
3. 骨折患者如何转运?

(秦雪琴)

第十三章　危重患者转运途中的监护技术 >>>

危重症患者的转运包括危重症患者的搬动和运输。危重症患者的转运，看似简单，实际存在着一定的风险。随着科技的迅猛发展以及各类新型便携式医疗器械的不断生产与使用，使得医疗转运越来越常见，范围越来越广，对危重症患者的转运也已成为现实。转运分为短途转运和长途转运。短途转运主要是指患者在医院内各科室之间的转运，如由急诊科到手术室，急诊科到 ICU，由手术室到 ICU，由 ICU 到 CT 室等。长途转运是指患者在各医院之间的转运，如患者由下级医院转运至上级医院。由医务人员参与完成的医疗转运，能使患者快速、安全地到达转运目的地，目前有些医院成立了流动 ICU，使危重症患者的转运更具科学性、合理性、安全性，不仅使患者得到更进一步的救治，提高了患者抢救成功率，而且减少了医疗差错和事故。

第一节　转运前的准备

一、医护人员准备

1. 具备全面的危重症监护理论和较广泛的多专科知识和实践经验，熟练掌握各种监护仪器的使用、管理、监护参数和图像的分析及其临床意义。

2. 熟练掌握危重症患者的搬运技术，合理运用正确搬运姿势。安全、轻巧的转运技术不仅可尽快将患者转运，还可以减轻患者因转运造成的痛苦，避免并发症的发生。

3. 掌握省力的原则和方法，减轻疲劳，防止发生自身损伤。

4. 具备良好的身体素质。危重症患者的转运工作节奏快，体力消耗大，所以护士必须具有强健的体格以适应紧张的工作需要。

5. 了解患者体重，评估身体各部分的重量，大致确定各部分的重心位置，合理分配支托力量和选择着力点。搬运时力量应主要分配在躯干、大腿和臀部，着力点应在各部分重心位置。身体各部分的重量为头、颈和躯干约占体重的58%，上肢各占5%，下肢各占16%。

6. 了解患者病情和病损部位，有针对性的采取保护措施。主要是防止患者病损部位受压和扭曲，加重原有病理损害和疼痛。如有肢体骨折时，患肢局部应妥善支托固定，使患部既不受压，也不悬空。

7. 保持患者转运过程中平衡稳定，防止跌倒摔伤。保证患者安全、舒适。

二、患者及家属准备

1. 向清醒患者及患者家属说明转运的目的、方法和配合事项，鼓励患者及患者家属积极参与转运。

2. 必要时建立有效的静脉通路，维持有效循环血量和保证治疗药物及时输注。

3. 身上安置有各种导管的患者，应先将各种导管和输液管妥善固定后再转运。

4. 外伤大出血患者应先止血再转运，否则可导致失血性休克，甚至死亡。

5. 心跳呼吸骤停的患者就地进行徒手心肺复苏后再转运，以免失去宝贵的抢救时间。

6. 脊柱骨折患者应先进行初步固定后再转运，否则可引起瘫痪等严重的并发症。

7. 必须在保持患者呼吸道通畅和生命体征稳定的情况下方可转运。

8. 为患者准备保暖用品。

三、转运工具准备

1. 根据患者病情选择合适的转运工具，如轮椅、平车、担架和救护车等。

2. 认真检查转运工具的安全技术性能，保证安全使用。

3. 配备必要的转运用品，使用轮椅时，应根据季节备毛毯、别针、软垫等。使用平车和担架时，上面应置以被单和橡胶单包好的垫子和枕头，带套的毛毯或棉被。如为骨折患者，应有木板垫于其上，并将骨折部位妥善固定。如为颈椎、腰椎骨折或病情较重的患者，应备有帆布中单或布中单等。

4. 短途转运时，根据患者病情需要准备各种急救物品和器械，如氧气袋、简易呼吸器、口咽通气管、舌钳、呼吸机等，长途转运时，护士应检查急救车上的急救药品，器械和设备，针对患者病情做好充分准备，确保转运途中能正常使用。

四、仪器设备准备

1. 根据患者病情选择合适的仪器设备，如心电监护仪、除颤仪、血糖仪、简易呼吸器、呼吸机以及吸痰器等。

2. 认真检查转运仪器设备的安全性能，各种仪器设备呈备用状态，保证安全使用。

3. 配备相应仪器设备的用品，如电源线、蓄电池、吸痰管等。

五、药品准备

1. 根据患者病情有针对性的准备药品，如抗心律失常、降压、升压、强心、利尿药等，静脉输液溶液，如生理盐水、林格液、羟乙基淀粉、甘露醇等。

2. 必要时携带急救箱，以确保患者的安全。

六、转运方式的选择

（一）常用转运方式

1. 目的

（1）协助不能行走的患者入院、出院，接受检查、治疗或户外活动。

（2）协助患者下床活动，促进血液循环和体力恢复。

2. 评估

（1）患者心理状态及合作程度。

（2）患者的体重、病情、意识状态与躯体活动能力；患者病损部位的大小与严重程度。

（3）转运工具各部件的性能是否良好。

3. 操作步骤

(1)核对患者。

(2)向患者或家属解释转运的目的、注意事项及配合方法。

(3)根据病情将转运工具如轮椅、平车、担架或转运车至床旁，采用挪动法、一人搬运法、两人搬运法、三人搬运法、四人搬运法、滚动搬运法、平托法、担架搬运法、或过床易转运法将患者转移至转运工具。

(4)整理好床单位，铺成暂空床。

(5)观察患者，确定无不适处，推患者至目的地。

(6)把患者转到床上(方法与上车时相同)。

(7)协助患者取舒适体位，并观察患者病情变化。

(8)整理好床单位，把转运工具送回原处放置，需要时做记录。

4. 注意事项

(1)应仔细检查转运工具各部件的性能，以保证安全使用。

(2)根据所选转运工具，合适角度摆在患者床旁。

(3)搬运过程中，医护人员应注意观察患者的病情变化，并做好记录，及时处理发生的问题。

(4)保证各种管道的通畅，如气管插管、输液管、胃管、氧气管、导尿管和各种引流管等。

(5)颅脑损伤及颌面部外伤患者应卧于健侧；昏迷的患者应将头转向一侧。是为了保持呼吸道通畅，防止舌后坠堵塞呼吸道，或分泌物、呕吐物吸入气管而引起窒息。

(6)对怀疑或已有颈椎损伤的患者，搬运时要保持头部处于中立位，并沿身体纵轴向上略加牵引颈部或由患者自己用双手托住头部，缓慢移至平车中央。患者取仰卧位，并在枕部垫小枕或衣服，以保持头、颈中立位，头颈两侧用衣物或沙袋加以固定，如果搬运不当会引起高位脊髓损伤，导致高位截瘫，甚至在短时间内死亡。脊柱、脊髓损伤的患者，放到硬质担架上，并在腰部垫一软枕，以保持脊柱的生理弯曲。

(7)搬运骨折患者时，平车上应垫木板，并固定好骨折部位。

(8)患者坐在轮椅上，头和背应尽量向后靠，并抓紧扶手，不可前倾、自行站起或下轮椅；身体不能保持平衡者，应系安全带，以免发生意外。平车转运患者时，在推行患者的路途中应保持平稳，下坡应减速，并嘱患者抓紧扶手；过门槛时要翘起前轮随后提起后轮，患者头部置大轮端，避免过大的震动，上下坡时，患者的头部应位于高处，可减轻患者在运送过程中的不适，确保患者的安全。但是各种原因所致的休克患者，可保持担架水平或头部稍低位，切忌头高脚低位。用担架抬起患者行走时，患者应头部在后，足部在前，这样不仅有利于危重症患者头部的血液供应，同时便于后面抬担架者随时观察患者病情变化。

(9)转运中，转运工具有安全栏的要拉起，对烦躁患者应适当约束四肢，以防坠出。

(10)转运工具每次用后进行表面清洁，不定期进行消毒擦洗。

(二) 机械通气患者的转运

1. 评估

(1)患者基本生命体征是否平稳。

(2)在呼吸支持的情况下,患者是否能保证充分的氧合。

(3)患者是否能维持稳定的血流动力学。

(4)是否需要持续的气道管理。

(5)转运组成员配备是否充足。

(6)患者是否有急性症状或其他转运禁忌的情况。

2. 资源、设备和人员

(1)转运前检查用于气道管理的紧急设备(喉镜,气管插管导管等)。

(2)脉搏血氧饱和度监测仪。

(3)抢救药物:肾上腺素,阿托品,溶栓药物(适用于肺栓塞的患者)等。

(4)便携式监护仪。

(5)听诊器、氧气袋、除颤仪、手动吸痰器、转运呼吸机、简易呼吸器、注射器。

(6)队伍至少有医师、呼吸治疗师、护士各一名。

3. 转运过程

(1)观察患者病情,对患者病情进行评估,注意是否有转运禁忌证。

(2)将转运原因告之清醒患者,组织转运人员,准备转运设备。

(3)转运时密切观察患者生命体征。

(4)随时处理可能的急性症状。

(5)将患者送到目的地后,应继续密切观察患者情况,给予及时处理可能发生的危险情况。

(6)倘若患者无需返回,则护送到目的地后护送完成,若需返回,则返回到病房后护送完成。

(7)将护送设备归还原位。

4. 监测要点

(1)心电图用于持续监测心率、心律。

(2)应持续监测血压,如果没有侵入性血压监测,也应采用脉压计间歇测定血压。

(3)间歇监测呼吸频率。

(4)如果使用转运用呼吸机,应监测气道压力。

(5)监测潮气量以确保合适的通气水平。

(6)对所有机械通气的患者在转运中应持续监测脉搏血氧饱和度。

(7)间断听诊呼吸音。

5. 禁忌证

(1)对氧供要求比较高的患者,而用手工通气方式、便携式呼吸机或标准的ICU呼吸机均不能保证提供充分的氧供的患者。

(2)转运过程中,不能维持稳定的血流动力学的患者。

(3)转运过程中,不能充分监测心肺功能的患者。

(4)转运过程中,不能进行有效气道管理的患者。

(5)转运时,人员配备不齐。

6. 危险和并发症

(1)手工通气过程中出现过度通气,可导致呼吸性碱中毒,心律失常和低血压。

(2)由于PEEP/CPAP的丧失可导致低氧血症和休克。

(3)体位的改变可能导致低血压,高碳酸血症和低氧血症。

(4)心动过速或其他心律失常。

(5)仪器的故障可导致监测数据误差或丧失其他检测功能。

(6)静脉输液通道的意外脱出可能导致血流动力学的不稳定。

(7)通气管道的脱开或意外拔管。

(8)血管通路的意外脱出。

(9)供氧的丧失引起低氧血症。

(10)与转运有关的呼吸机相关性肺炎。

(三)其他转运法

1. 救护车转运特点　速度快,受气候条件影响小,但在不平的路面上行驶颠簸较严重,给途中救护增加难度,而且部分患者易发生晕车,出现恶心、呕吐,甚至加重病情。

2. 轮船转运特点　轮船运送平稳,但速度慢,遇风浪颠簸严重,极易引起晕船。

3. 飞机转运特点　速度快、效率高、平稳,不受道路、地形的影响。但随飞行高度的上升,空气中的含氧量会下降,对肺部病变、肺功能不全等患者不利。飞机上升与下降时气压的变化对开放性气胸、腹部术后的患者、外伤致脑脊液漏患者不利;湿度低、气压低对气管切开患者不利等。

4. 注意事项

(1)搬运过程中,动作要轻巧、敏捷、步调一致,避免震动,以减少患者的痛苦。

(2)根据不同的病情采取不同的搬运方法,避免再次损伤和由于搬运不当造成的意外伤害。

(3)根据不同运输工具和患者病情取舒适体位,一般患者平卧,恶心、呕吐者应侧卧位。胸部损伤呼吸困难的患者取半卧位，下肢损伤或术后患者应将下肢抬高 15°～20°，以减轻肿胀及术后出血。

(4)脊柱损伤的患者：应保持脊柱轴线稳定，将患者身体固定在硬板担架上搬运。对已确定或疑有颈椎损伤的患者要尽量用颈托保护颈椎，运送时尽可能避免颠簸，不摇动患者的身体。

(5)救护车在拐弯、上下坡、停车调头中要防止颠簸，以免患者发生坠落。

(6)空运中注意患者保温和湿化呼吸道，因高空中温度、湿度较地面低。飞机上一般将患者横放，但休克患者头部朝向机尾，以免飞行中引起脑缺血。颅脑损伤导致颅高压的患者应在骨片摘除减压后再空运。脑脊液漏患者因空中气压低会增加漏出液，要用多层纱布保护，严防逆行感染。腹部损伤有腹胀的患者应行胃肠减压术后再空运。气管插管的气囊内注气量要较地面少，因高空低压会使气囊膨胀造成气管黏膜缺血性坏死。

(7)途中要加强生命支持性措施，如输液、吸氧、吸痰、心肺复苏、气管切开等措施，注意保持各种管道通畅。

(8)用先进的监测、治疗手段加强生命支持，随时观察患者生命体征、意识等变化，做好紧急抢救的准备。

(9)详细记录患者转运途中病情变化情况，并妥善保存此类医疗文件，到达目的地后做好患者的交接工作。

思考题：

1. 转运前对患者进行哪些评估？
2. 转运过程中需监测哪些内容？

（李小燕）

第二节　转运途中的监护与管理

一、转运原则

1. 转运前提前与相关科室电话通知，携带好危重患者转运登记本，详细记录转运患者的姓名、病情、转运事由、转运人及接收科室值班人员签名。

2. 危重患者转运途中必须有医护陪同。

3. 转运途中要保持呼吸道通畅，有气管插管的患者转运前要彻底清理呼吸道，根据病情携带氧气及急救药品，必要时携带便携式呼吸机。

4. 转运途中上下坡时要保持患者的头在上方，且医护人员要站在患者的头侧，密切观察病情变化，患者若出现病情变化应立即就地抢救或转回抢救室抢救。

5. 与病房值班护士严格交接班，核对腕带，交接患者的病情、用药、检查结果等，并请值班人员在危重患者转运登记本上签名。

二、转运途中的监护

1. 转运途中严密观察患者的神志、生命体征，必要时观察氧饱和度。

2. 观察患者的病情变化，如出血的患者观察出血量及有无活动性出血；使用机械通气的患者观察患者的呼吸形式、呼吸机的监测参数，及时处理各种报警等。

3. 注意各仪器设备是否正常运转。

4. 转运过程中注意患者的安全，杜绝坠床等事故的发生。

三、转运途中的管理

1. 保证转运中用药安全　转运中可能因移动造成药物输入不均匀，如血管活性药物，造成血压、心率变化，使医师护士对病情判断有误。因此严密观察输注速度及滴数。

2. 保证各种管道的固定通畅　转运过程中首先要确保输液瓶的牢固，防止坠落摔破或砸伤患者，固定好输液针管，保证静脉通道的通畅。除了静脉通路外，转运中可能还带有其他的管道，如气管切开和气管插管、胸腔闭式引流管、尿管、胃管、脑室引流管以及各手术引流管等，要保证各管道的固定通畅，避免管道反折、扭曲以及引流物反流引发感染，观察引流物的量、颜色及性质等，做好记录。

3. 确保患者安全　加强途中急救监护，维持生命体征平稳。强调转运中的速度。当确定转运患者时，搬运要求动作准确，并做到轻、稳、快，避免震动，病情危重或颈腰椎骨折的患者要 3～4 人同时搬运，保持头部躯干成直线位置。推车搬运时保持头部在大轮端，因大轮转速慢、稳而减轻震动。上下坡时头部始终在高处端，以免引起患者不适，转运车搬运患者时，尽量保持快而稳速行驶，减少颠簸，不仅有利于实施急救措施，更有利于患者舒适。体位安置据病情和伤情而定，一般轻伤员取仰卧位，颅脑损伤者要侧卧位或头偏向一侧，以防舌后坠或分泌物阻塞呼吸道，胸部伤取半卧位或伤侧向下的低斜坡位，减轻呼吸困难，腹部伤取仰卧位膝下垫高，使腹部松弛，休克患者取仰卧中凹位等。转运过程中医护人员严格守候着患者，始终守护在患者上身靠近头端位置，便于观察患者的面色、瞳孔、呼吸的变化等。由于患者呕吐、打嗝或车辆颠簸等影响胸廓活动而产生干扰，多参数监护仪显示的呼吸次数和心率与患者的实际呼吸情况、心率可能不相符，医护人员绝不能仅仅依赖仪器的数据而盲目草率地做出错误的处置。对于昏迷躁动的患者要用约束带防止坠伤，酌情盖好被服以免着凉或过热。途中应做的治疗护理措施不漏掉，保持各种治疗措施有效，如途中发现病情恶化和意外伤时要立即进行处理，并及时与有关科室联系呼救，以便得到及时的抢救。

4. 及时做好记录　在转运途中，医师根据病情需要及时给予相应处置，必要时护士执行口头医嘱，除三查七对外，强调“三清一复核”(听清、问清、看清和与医师复核)，保证途中忙而不乱和治疗的安全，用药后详细记录用药的时间、剂量。转运完毕立即补写抢救记录。

5. 危重患者安全转运制度

(1)患者转运包括从原来楼层或部门通过推床、轮椅等转运到其他部门。

(2)一般情况下，患者转运须有护士或医院内其他人员陪同。

(3)转运患者前，须先通知相关科室或医院。检查科室在检查过程中对该患者安全负责。

(4)护士长、责任护士有权决定转运工具(包括约束带的使用)，按患者病情安排人员护送(除医师特殊医嘱外)。

(5)危重患者(手术患者)转运前护士应协同医师稳定患者病情，清空各引流管，妥善固定各种管道，确保患者各项指征能在一定时间内维持平稳方可转运。

(6)危重患者(手术患者)转运前，根据病情通知接收部门准备各种仪器和抢救药物，并通告电梯等候，一切就绪后方可转出,以免耽误病情。

(7)危重(躁动)患者转运前医护人员应向患者及家属做好解释、交代工作。

(8)负责转运危重患者的医护人员要具有一定的临床经验,转运途中(或检查时),护士严密观察患者的生命体征和病情变化,关注管道是否正常和随身的各种仪器的工作情况。

(9)转运过程中,患者一旦出现意外情况,遵医嘱利用随身携带的仪器、物品和药品进行就地抢救,并在事后及时补记病情变化和抢救过程。

(10)转运后应向接诊人员详细交接班。

思考题:

1. 危重患者转运中如何管理?
2. 转运途中如何确保患者安全?

(李小燕)

第三节 转运交接

一、病情交接

1. 交接患者的病史、生命体征、主要异常生化、影像等检查结果和目前所存在的护理问题及处理措施。

2. 交接患者的各管道置管时间、深度,引流物的色、泽、量及注意事项等。

二、仪器设备及药品的交接

1. 交接转运过程中所用的药品、剂量、输液速度等。

2. 患者用药的效果及不良反应。

3. 各仪器设备应用的注意事项，特别是机械通气的患者交接呼吸机的参数设置。

（李小燕）

第四节　转运意外的应急处理

发达国家的急救经验显示，医疗监护转运水平越高，患者的预后相应地也越好。安全的医疗转运是院前急救成败的重要环节之一。而不少患者在事发现场虽已得到最初的基础救治或处理，但在转运途中病情变化得不到及时的医疗救护，致使病情恶化而发生意外。因此有效的医疗转运是院前急救的延续，是院前急救成功的桥梁。反之则致院前急救前功尽弃。

一、病情恶化

伤病员在事发现场经过初步救治之后，在转运途中病情突然发生变化，出现生命体征、病情乃至神志方面的改变，需要及时采取有效措施尽快遏制患者病情异常情况，尽量减少致残率和死亡率。

（一）原因

1. 缺乏院前急救知识，到现场后对患者未进行初步急救，抬上车就走，致使病情加重甚至死亡。

2. 没有掌握好转运时机，对一些危重患者，病情尚未稳定就进行转运，途中极易引起病情恶化。

3. 转运前准备工作不完善。如骨折伤员未经妥善固定，造成移位；转运中各种管道固定不牢，造成途中管道松脱或意外拔除等。

4. 途中缺乏必需的抢救设备。由于条件的限制，危重患者在转运的途中缺少抢救设备（吸引装置、心电监护除颤仪、呼吸机等），给途中的急救带来一定的难度。

5. 转运路径路况及救护车辆、驾驶员技术等方面欠佳。

（二）救护要点

1. 患者发生病情恶化，立即短暂停车进行抢救。

2. 立即摆放适当体位，如昏迷患者可采取卧位头偏向一侧，清除口腔分泌物，保持呼吸道通畅；呼吸系统疾患患者应半坐卧位；休克患者取仰卧中凹位等。

3. 给予抢救措施，如吸氧、吸痰、输液、用药、心肺复苏、气管插管、除颤、监护、导尿、止血、固定、约束带的使用等，注意保持各种管道固定通畅。

4. 监测生命体征变化。医护分工明确，观察神志是否清楚、气道是否畅通、有无自主呼吸、血压是否正常、止血是否有效等，并根据病情给予对症处理。

5. 启动绿色通道，向医院告知患者病情，以利于医院做好接收准备，减少交接时间和环节，为患者救治赢得时机。

6. 与家属沟通，告知病情。

7. 做好抢救、观察、监护等有关医疗文件的记录，并做好伤病员的交接工作。

（三）预防

1. 不断提高急救人员素质　在心理上要求沉着、冷静，快而稳，忙而不乱；在业务上要求知识全面、技能精湛。

2. 严格掌握危重患者的转运时机　这一点对于长途转运患者尤为重要。特别是对多脏器衰竭的患者，要权衡利弊，详细评估后方可决定是否适合转运。根据预见性思维原则对危重患者在转运途中可能出现的病情变化有应急预案。

3. 充分作好转运前的准备工作　①到达现场后应先给予急救处置，使患者生命体征维持在一个相对平稳的状态后方能转运。②认真评估病情并记录危重患者病情观察记录单。③建立有效的静脉通道。如疑有休克，建立2～3条静脉通道，保证大量输血、输液通畅，并留置导尿以指导治疗。④抢救药品、物品准备充分。⑤各种管道妥善固定，防止途中扭曲、脱落。⑥积极与医院联系，做好病情汇报和接收患者的准备工作。

4. 备齐抢救设备药物　配备抢救设备，保证性能良好。出诊箱内药物器械分层放置，按序排放，取用方便，随时保持良好的备用状态；救护车内配备氧气、负压吸引器、心电监护仪等，保证现场急救顺利进行。

5. 尽量选择路面平整度高的捷径路线，车况良好，驾驶员技术娴熟，车速要快，但要保持平稳，以减轻途中对患者的颠簸。尽量避免急拐弯、急刹车，达到匀速行驶，拐弯慢行。

附：转运时机选择及把握：①通常危重患者须经过初步治疗后病情稳定或相对稳定，如呼吸、心率、心律、血压等生命指标相对平稳，血压维持在正常低水平值(90～80/60～50mmHg)。②直接威胁生命的危险因素得到有效控制或基本控制。③无直接威胁生命因素存在。

二、仪器设备故障

在急危重患者转运途中，使用中的急救仪器或设备突然发生故障或缺失致使抢救不能正常进行，从而影响患者病情监测、治疗以及使用，若不及时处理，容易引发严重的后果。

(一) 原因

1. 医护人员检查不到位，准备不充分。

2. 长途转运仪器设备耗损增大。如仪器电量不足、氧气瓶氧气不足、一次性物品使用较多等。

3. 车载仪器连接故障，使急救车与急救仪器不能正常连接使用。

4. 行车中因颠簸碰撞使仪器运作故障或导线破损致使屏幕无法显示。

(二) 救护要点

1. 立即寻求最近的医院给予相应的仪器设备支撑，确保患者急救措施不受影响。

2. 临时替代法。如便携式呼吸机出现故障，立即采用人工呼吸气囊替代机械通气；吸痰器发生故障后，立即用注射器替代吸痰等。

3. 向医院急诊科汇报，请求支援。

4. 密切观察生命体征变化。

5. 做好各种医疗文件记录。

(三) 预防

1. 转运前备好所需急救仪器设备　①根据病种备齐所需急救仪器；②能够熟练操作使用所备仪器；③仪器性能完好；④型号与辅助材料相配，如血糖仪；⑤仪器后备电池充足；⑥氧气桶充满；⑦检查各种药品和输液用品是否齐全、是否过期；⑧检查担架及夹板等的完好性。

2. 转运途中要随时检查急救仪器设备的工作情况，若有异常，立即进行干预和修复。

3. 急救仪器设备使用后要做好日常保养和维护。建立使用登记本，做好交接班工作。

三、交通意外

由于一些原因，救护车在转运患者途中突发交通意外，使车中患者和随行医护人员心理和生理上不同程度受损，迫使转运暂时中断。急救人员的安全是院前急救工作的保障。而在出诊过程中急救人员由于交通事故丧失急救能力，耽搁了救治患者，使患者病情加重，引起纠纷。

（一）原因

车速过快、违章驾驶、闯红灯和抢过路口是造成交通事故的主要原因。

1. 驾驶员方面

（1）责任心不够：①违章驾驶；②车辆故障；③逆向行驶；④争道抢道；⑤酒后驾驶等。

（2）技术不熟练：①急启急停；②车速不平稳等。

（3）综合素质不高：①急救意识不高；②缺乏医疗常识和能力；③身体素质欠佳；④守法意识缺失；⑤排险意识薄弱；⑥献身意识薄弱等。

2. 路况方面　如崎岖山路、羊肠小道、道路泥泞湿滑、路障、交通堵塞拥挤等。

3. 其他方面　①天气因素：暴风雨雪、闪电雷击等；②自然灾害如泥石流、地震、山体滑坡等。

（二）救护要点

1．立即将患者和医护人员转移到安全的地方，避免被各种锐利碎片刺伤划伤、被车辆爆炸损伤、被其他车辆撞伤等。

2．检查患者是否出现了病情异常，安抚患者及家属紧张情绪。除最大限度地保证原发疾病的急救效果外，检查救治因意外引起的伤害如摔伤、挤压伤、碰撞伤等。

3．向120急救中心请求另派救护车完成急救任务。

4．做好医护人员自身安全防护，保存急救力量。

5．必要时请110、119、122工作人员或现场其他相关人员协助抢救伤病员，处理其他事宜。

（三）预防

1．驾驶员管理

(1)加强对驾驶员的业务培训和安全教育，提高思想素质和技术素质。要求驾驶员要有熟练的驾驶技能，要有崇高的职业道德。

(2)经常组织驾驶员学习《道路交通安全法》等交通法规，进行遵章守纪和行车安全教育，建立安全行车奖惩制度，制定出车安全的保障措施，做好出车前、后的安全检查。

(3)定期对救护车驾驶员进行院前急救知识培训，培养驾驶员的强烈的急救意识。在面对复杂危险的急救和转运现场时，能应对自如、临危不乱。

(4)定期实地察看区域内的地理信息。在执行急救任务时，尽量选择最捷径、最安全路线将患者快速运送到医院，避免绕行和临时改变运行路线。

2．救护车的管理

(1)加强对救护车运行情况的管理，了解救护车性能，能处理一般的临时故障。定期做好救护车预防性日常检查和维护。车况良好,油箱充足,做好长途转运准备。

(2)救护车内车载设备完好齐全,固定牢固。

(3)救护车需专车专用,严禁无关人员驾乘救护车。

3. 建立健全督导检查制度

(1)制定并执行《救护车辆管理办法》。

(2)建立救护车辆使用、检修情况登记制度和交接班制度。

(3)定期组织车辆安全大检查,检查情况及时反馈、及时整改、及时修复。

(杜成芬)

第十四章　院前急救职业暴露的预防 >>>

职业暴露是指实验室、医护、预防保健人员以及有关的监管工作人员，在从事各类传染病防治工作的过程中意外被感染者或患者的血液、体液污染了破损的皮肤或非胃肠道黏膜，或是含有毒的血液、体液污染了的针头及其他锐器刺破皮肤，而具有被感染的可能性。

院前急救中，经常面对危及生命的急症、创伤、中毒、灾难事故等，包括现场紧急处理和转运途中监护。然而，院前急救环境有时很差，条件有限，每天接送不同病种的患者，其中有些是传染病患者，尤其有一些潜伏期传染病患者和细菌、病毒携带者，是危险的传染源，可以不断向外扩散细菌、病毒，其血液、分泌物、排泄物污染救护车内环境，加上有时急救任务繁重，难以对救护车进行完全、彻底地消毒处理，造成院前急救医务人员常暴露在多种职业危险因素之中，是职业暴露的高危人群。加强院前急救人员的自我防护，把职业损伤的危害降低到最低，保障医务人员健康的重要环节，也是阻断医源性感染的途径之一。

第一节　一般防护措施

医务人员的防护措施应当遵照标准预防原则，对所有患者的血液、体液及被血液、体液污染的物品均视为具有传染性的病源物质，医务人员接触这些物质时，必须采取预防措施。

1. 洗手　洗手是预防感染传播最经济、最有效的措施。院前医务人员在进行救护前后应当洗手，即使当时戴手套。在接触患者前后，接触排泄物（尿、粪便），分泌物（伤口、皮肤感染处）和感染的物品都要洗手。建议在流水下至少用10秒清洗表面。

2. 戴手套　抢救完每位患者后要更换手套，操作完毕，应尽快脱去受血液或深层体液污染的手套。脱去手套后，即使手套表面上并无破损，也应马上清洗双手。

3. 口罩和防护镜　在医疗救治过程中，有可能发生血液、体液飞溅到医务人员的面部时，医务人员应当戴口罩、防护眼镜。

4. 隔离衣　当预料有可能发生血液、体液大面积飞溅或者有可能污染医务人员的身体时，应当穿戴具有防渗透性能的隔离衣或者围裙。

5. 针头及其他尖锐物品

(1)不要将针帽套回针头，一定要套回时，请运用单手法。

(2)绝对不要徒手处理破碎的锐器。

(3)应尽快将用过的针头或锐器扔进耐刺的容器中，容器外表应有醒目标志。

(4)手持无针帽的注射器时，行动要特别小心，以避免刺伤别人或自己。所有操作后应由操作者自己处理残局。

(5)在院前急救工作过程中，如果不甚被利器意外刺伤后，在妥善安置患者的同时，应立即脱去手套，由近心端向远端不断挤出血液，并用肥皂和流水清洗伤口，然后用3%碘伏液消毒浸泡3分钟，待手干后再贴上无菌敷料。然后主动报告，这样有助于改善传染病控制措施，以减少意外的发生。

6. 医疗废物　医疗废物分为五类：感染性废物、病理性废物、损伤性废物、药物性废物和化学性废物。当急救现场产生这些废物，应当将其分类装入黄色垃圾袋中，根据垃圾种类贴上标识，做好预防感染及损失措施。

7. 污染被服　污染的被服应当加以袋装并贴上标识。理想的是在袋内装有消毒液浸泡被服。可以免除洗衣人员对被服洗涤前的处理。洗涤时可以应用71℃的热水并加上去污剂，用25分钟则足以使患者的血液和体液污染的被服清洗干净。

思考题：

1. 医务人员职业暴露时应采取的一般防护措施有哪些？

2. 如何进行医疗废物分类及处理？

（李小燕　肖　敏）

第二节　特殊防护措施

当院前医务人员快速到达急救现场时，如遇到特殊传染性疾病患者，在严格做好个人防护同时，立即将患者进行隔离，并且向上级部门上报。

1. 各种急救操作时的防护

(1)在进行急救操作时应注意戴手套，戴口罩。必要的时候带防护眼镜。

(2)急救过程中,工作人员应避免皮肤、黏膜接触血液、唾液和所有可能感染的体液。

(3)尽量避免做口对口呼吸,不做口对口人工呼吸,使用呼吸气囊及呼吸过滤器做人工呼吸。

(4)标本的处理:如果遇到外伤断肢应放在标本容器中,应用双层包装并标记“小心血液/体液”字样。

(5)如果接触体液血液,应记录及报告所有与血液,深层体液接触的情况。

2. 救护器械的消毒措施 做好急救物品的消毒灭菌和管理。急救物品应由专人负责检查管理,及时补充,避免急救过程中无菌物品短缺或污染。由于一次性物品便于携带、保管,且使用方便,可在急救车内多备一次性物品。当被患者的血液、体液、分泌物和排泄物污染的医疗用品和仪器设备应及时做好清洁消毒处理,防止污染扩散。

3. 院前交通工具及用具的消毒维护 现代院前急救的运载工具主要是救护车、救护飞机、船艇,在院前急救中发挥重要作用。但由于运送患者的种类复杂,包括传染病在内的各种急危重症患者,使车厢空气及物体表面污染状况令人担忧。同时救护运载工具清洁消毒和管理目前尚未形成有效的体系,从而成为预防院内感染极易被忽视的薄弱环节,因此加强救护工作消毒成为管理的重要内容。担架和救护车是救治、监护及转运患者的工具。为了预防交叉感染,应做好运载患者的交通工具及用具消毒。

(1)污染的菌种:文献报道从救护车内检测出的细菌包括葡萄球菌、大肠杆菌、铜绿假单胞菌、四联球菌、嗜麦芽假单胞菌和未能鉴定的革兰阴性杆菌,其中大多数是条件致病菌,多耐药,一旦感染不易控制。

目前多数救护车内无固定的消毒措施，驾驶员缺乏消毒隔离知识，随车救护人员消毒隔离知识薄弱，重救护车轻消毒隔离现象十分普遍。加上救护车伤员病种多，车辆交叉使用，急危重症患者身体抵抗力差，抢救时常需要进行一些侵入性操作等，这些都是导致感染的危险因素。患者的血液、分泌物、排泄物又可直接污染车内环境，病菌对随车救护人员亦可造成一种威胁，因此救护车的消毒处理是不容忽视的重要环节。

平时应注意救护车内通风，保证车内空气新鲜；运送患者后，尤其是接送传染病患者或每天工作结束后，按规定对救护车进行消毒，车内用0.1%过氧乙酸溶液按0.16g/m^3喷雾消毒，或用乳酸12ml/100m^3加水45倍，加热蒸发，车厢密闭56小时；驾驶室、急救箱、氧气瓶、门窗、把手、座椅、担架床、地板等及时用0.2%过氧乙酸或0.1%苯扎溴铵等消毒液擦拭；根据客观实际情况可以将救护车的空间分为清洁区(驾驶室)、半清洁区(车厢前部)及污染区(车厢后部)，半清洁区放置急救箱、急救器材等，污染区放置担架车及患者携带的物品；运送患者时担架车上铺一次性中单，尽量减少陪送人员；车内被污染的物品如废敷料、患者呕吐物等按消毒隔离要求集中处理。当救护车运载非典型肺炎患者时应开窗通风，患者离车后，应立即对车内空间及担架、推车等物品用0.5%过氧乙酸喷洒消毒，作用30分钟。

(2)消毒预防措施：

1)车内空气消毒：①过氧乙酸喷雾：每立方米0.10～0.15g，作用15～30分钟，对车内空气自然菌的杀灭效果可达80%以上。②电子臭氧发生器：在救护车内做熏蒸消毒，作用30分钟对车内空气的自然杀灭菌可杀灭95%左右。③移动式紫外线消毒装置：以其照射30分钟，可杀灭车厢内97.92%的自然菌；照射15分钟，可杀灭距灯管距离1米处菌片上金黄色葡萄球菌、大肠杆菌。

2)车内物体表面消毒：①84液消毒：1∶2000的84消毒液擦拭车厢内壁、担架。84消毒液对车厢内物体进行擦拭后再喷雾消毒一次，可大大降低细菌的密度，同时配合甲醛熏蒸效果更为理想。含氯消毒剂具有广谱、高效、低毒或无毒等特点，加入防锈剂采用擦拭的方法，可作为救护车车厢内所有物体表面的消毒，效果较满意。②熏箱熏蒸：用40%甲醛40ml/m^3加高锰酸钾(2∶1)熏蒸8小时，适用于血压计，药品盒、听诊器、氧气筒等小物件熏蒸消毒。甲醛是一种灭菌剂，对绝大多数的微生物都有杀灭作用，包括细菌繁殖体，芽胞、细菌、真菌和病毒等。甲醛气体灭菌效果可靠，使用方便，对物品无损害，但甲醛作用的时间较长，而且对呼吸道、眼睛刺激性较强，有致癌作用。

3)医护人员手消毒：医院感染源传播的主要媒介是医护人员感染的手，美国疾病中心强调接触患者前后、医疗操作前后洗手的重要性。①在没有水的情况下，使用0.1%氯已定乙醇擦手，也可以达到卫生学标准要求；②救护车上备一次性消毒纸巾，工作人员接触患者前后要用消毒纸巾擦手。由于其包装小、便于携带、有效期长，很适合院前急救医务人员手的消毒。

思考题：

1. 如何进院前急救工具的消毒？

2. 遇特殊传染性患者时，如何作好急救操作防护？

（李小燕　肖　敏）

第三节 职业暴露时的紧急处理

作为院前医务人员，在积极抢救患者生命时，一旦发生职业暴露，除了妥善安置患者，应该立即采取职业暴露的紧急处理。

1. 用肥皂液和流动水清洗污染的皮肤，用生理盐水冲洗黏膜。

2. 如有伤口，应当在伤口旁端轻轻挤压，尽可能挤出损伤处的血液，再用肥皂液和流动水进行冲洗，禁止进行伤口的局部挤压。

3. 受伤部位的伤口冲洗后，应当用消毒液，如75%乙醇或者0.5%碘伏进行消毒，并包扎伤口；被暴露的黏膜，应当反复用生理盐水冲洗干净。

4. 医务人员发生职业暴露后，预防保健科和检验中心主任应当对其暴露的级别和暴露源的病毒载量水平进行评估和确定。

5. 对发生职业暴露的医务人员应当进行预防性用药。

(1)如疑为乙型肝炎病毒、丙型肝炎病毒暴露，应在24小时内查乙型肝炎病毒、丙型肝炎病毒抗体。

(2)如疑为艾滋病病毒暴露，预防性用药方案分为基本用药程序和强化用药程序。基本用药程序为两种反转录酶制剂，使用常规治疗剂量，连续使用28天。强化用药程序是在基本用药程序的基础上，同时增加一种蛋白酶抑制剂，使用常规治疗剂量，连续使用28天。

(3)预防性用药应当在发生艾滋病病毒职业暴露后尽早开始，最好在4小时内实施，最迟不得超过24小时，即使超过24小时，也应当实施预防性用药。

(4)发生一级暴露且暴露源的病毒载量水平为轻度时，可能不使用预防性用药；发生一级暴露且暴露源的病毒载量水平为重度或者发生二级暴露且暴露源的病毒载量水平为轻度时，使用基本用药程序。

(5)发生二级暴露且暴露源的病毒载量水平为重度或者发生三级暴露且暴露源的病毒载量水平为轻度或者重度时，使用强化用药程序。暴露源的病毒载量水平不明时，可能使用基本用药程序。

6. 在发生职业暴露后，应当在暴露后的第4周、第8周、第12周及第6个月时对艾滋病病毒、乙型肝炎病毒、丙型肝炎病毒等抗体进行检测，对服用药物的毒性进行监控和处理，观察和记录艾滋病病毒感染的早期症状等。

7. 对职业暴露情况进行登记及上报医院信息科。

附：暴露程度分级：根据暴露类型、损伤程度、暴露量和时间、部位等分为三级。

发生以下情形时，确定为一级暴露：

1. 暴露源为体液、血液或含有体液、血液的医疗器械、物品；

2. 暴露类型为暴露源沾染了有损伤的皮肤或黏膜，暴露量小且暴露时间较短。

发生以下情形时，确定为二级暴露：

1. 暴露源为体液、血液或含有体液、血液的医疗器械、物品；

2. 暴露类型为暴露源沾染了有损伤的皮肤或黏膜，暴露量大且暴露时间长，或暴露类型为暴露源刺伤或割伤皮肤，但损伤程度较轻，为表皮擦伤或针刺伤。

发生以下情形时，确定为三级暴露：

1. 暴露源为体液、血液或含有体液、血液的医疗器械、物品；

2. 暴露类型为暴露源刺伤或割伤皮肤，但损伤程度较重，为深部伤口或割伤物有明显可见的血液。

思考题：

1. 发生艾滋病病毒职业暴露时应如何紧急处理？

2. 如何预防职业暴露？

（李小燕　肖　敏）

参考文献 >>>

1. American Heart Association. 2010 AHA Guidelines for Cardiopulmonary Resuscitation and Emergency Cardiovascular Care. Circulation,2010,122:S639.

2. Orbicki A,PerrierA,Konstantinides S,et al. Guidelines on the diagnosis and management of acute pulmonary embolism:the Task Force for the Diagnosis and Management of Acute Pulmonary Embolism of the European Society of Cardiology(ESC). Eur Heart J, 2008,29(18):2276-2315.

3. 杜斌.麻省总医院危重病医学分册.北京:人民卫生出版社,2009.

4. 刘大为.实用重症医学.北京:人民卫生出版社,2010.

5. 陈灏珠.实用内科学.第11版.北京:人民卫生出版社,2001.

6. 陈新谦,金有玉,汤光.新编药物学.第15版.北京:人民卫生出版社,2003.

7. 林才经,蒋健.现代院前急救医学.福州:福建科学技术出版社,2007.

8. 孔庆印,曾宪忠,李兆申.美国消化道异物处理指南.中华消化内镜杂志,2004,21(1)69-70.

9. 刘鸣，张苏明，郝子龙.中国急诊缺血性脑卒中诊治指南2010版的制定及解读.中华神经科杂志，2011，44(6)：369-374.
10. 饶明俐.中国脑血管病防治指南.北京：人民卫生出版社，2007.
11. Punit R. 牛津临床急诊手册.第2版.朱继红译.北京：人民卫生出版社，2006.
12. 史玉泉，周孝达.实用神经病学.第3版.上海：上海科学技术出版社，2009.
13. 张文武.急诊内科学.第2版.北京：人民卫生出版社，2007.
14. 沈洪.急诊医学.北京：人民卫生出版社，2008.
15. 陆再英，钟南山.内科学.第7版.北京：人民卫生出版社，2008.
16. 吴在德，吴肇汉.外科学.第7版.北京：人民卫生出版社，2008.
17. 乐杰.妇产科学.第7版.北京：人民卫生出版社，2008.
18. 沈晓明，王卫平.儿科学.第7版.北京：人民卫生出版社，2008.
19. 贾建平.神经病学.第6版.北京：人民卫生出版社，2008.
20. 杨绍基，任红.传染病学.第7版.北京：人民卫生出版社，2008.
21. 冯庚.晕厥的现场判断、危险性评估和院前急救原则.中华全科医师杂志，2005，4(2)：117-118.
22. 冯庚.昏迷的现场判断和院前急救原则.中华全科医师

杂志,2005,4(3):117-118.
23. 胥少汀,葛宝丰,徐印坎.实用骨科学.第3版.北京:人民军医出版社,2005:1096-1102.
24. 王亦璁,刘沂,姜保国.骨与关节损伤.第4版.北京:人民卫生出版社,2007:616-623.

附录一　院前急救相关的法律法规 >>>

院前医疗急救管理办法(征求意见稿)

第一章　总　　则

第一条　为加强院前医疗急救管理,规范院前医疗急救行为,提高院前医疗急救服务水平,促进院前医疗急救事业发展,根据《中华人民共和国执业医师法》、《医疗机构管理条例》、《护士条例》等有关法律法规,制定本办法。

第二条　本办法所称院前医疗急救是指由急救中心(站)和急救网络医院按照统一指挥调度,在伤病员送达医院内救治前,在医院外开展的以现场抢救和转运途中救治、监护为主的医疗服务。

第三条　卫生部负责全国院前医疗急救工作的监督管理,规划和指导全国院前医疗急救体系建设。县级以上地方卫生行政部门负责本辖区院前医疗急救工作的监督管理,规划和实施院前医疗急救体系建设。

第四条　本办法适用于从事院前医疗急救工作的医疗机构。

第五条　院前医疗急救是政府举办的公益性、非营利性事业,各级地方卫生行政部门应当建立稳定的经费保障机制,保证院前医疗急救与当地社会、经济发展和急救服务需求相适应。

第六条　院前医疗急救工作由卫生行政部门按照“统筹规划、整合资源、合理配置、提高效能”的原则，统一组织实施。任何单位和个人未经卫生行政部门批准不得开展院前医疗急救服务。

第二章　机构设置与管理

第七条　院前医疗急救以急救中心（站）为主体，与医院组成院前医疗急救网络共同实施。

第八条　院前医疗急救网络纳入当地医疗机构设置规划，由县级以上地方卫生行政部门按照就近、安全、迅速、有效的原则设立，统一规划、统一设置、统一管理。

第九条　急救中心（站）和急救网络医院应当符合《医疗机构设置标准》。未经县级以上地方卫生行政部门批准，任何单位及其内设机构、个人不得使用急救中心（站）的名称，并开展院前医疗急救工作。

第十条　急救中心（站）负责院前医疗急救工作的指挥和调度，按照院前医疗急救需求配备通讯系统、救护车和医务人员，开展现场抢救和转运途中救治、监护。急救网络医院按照急救中心（站）指挥和调度开展院前医疗急救工作。

第十一条　县级以上地方卫生行政部门可以在急救中心（站）设立紧急医疗救援中心，经卫生行政部门授权负责统一指挥和调度本辖区医疗资源，开展突发事件紧急医疗救援工作。

第十二条　一个设区的市设立一个急救中心（站）。确因地域或者交通原因，设区的市院前医疗急救网络未覆盖的县和县级市，可以设立一个急救中心（站）。设区的市急救中心（站）对县和县级市急救中心（站）提供业务指导。

第十三条　县级以上地方卫生行政部门根据区域服务人口、服务半径、地理环境、交通状况等因素，合理配置救护车，原则上不低于每5万人口一辆救护车的配置标准，救护车应当符合《中华人民共和国卫生部救护车专业标准》。

第十四条　急救中心(站)通讯系统应当具备系统集成、救护车定位追踪、呼叫号码和位置显示、移动通讯、无线通讯等功能。

第三章　执业管理

第十五条　急救中心(站)和急救网络医院开展院前医疗急救工作应当严格遵守医疗卫生管理法律、法规、规章和技术操作规范、诊疗指南。

第十六条　从事院前医疗急救人员应当具备相应专业技术资格。急救中心(站)和急救网络医院不得使用非卫生技术人员从事院前医疗急救。经省级卫生行政部门指定机构培训合格，急救员可以从事相关辅助工作。

第十七条　院前医疗急救呼叫号码为“120”。急救中心(站)设置“120”呼叫受理系统和指挥中心，负责本辖区内院前医疗急救受理、组织、调度等工作。其他单位和个人不得设置“120”呼叫号码或者其他任何形式的院前医疗急救呼叫电话。

第十八条　急救中心(站)应当配备专人24小时受理“120”院前医疗急救呼叫。“120”院前医疗急救呼叫受理人员应当接受相关专业培训并合格后方可执业。

第十九条　急救中心(站)和急救网络医院应当在接到“120”院前医疗急救呼叫指令后，根据院前医疗急救需要迅速派出救护车和医务人员出诊。

第二十条　急救中心(站)和急救网络医院应当按照就

近、就急、满足专业需要、兼顾患者意愿的原则，将患者转运至医疗机构救治。

第二十一条　急救中心(站)和急救网络医院应当按照医疗机构病历管理相关规定，做好“120”院前医疗急救呼叫受理、现场抢救、转运途中救治、监护等记录及保管工作。

第二十二条　急救中心(站)和急救网络医院按照有关规定收取院前医疗急救服务费用，不得因费用问题拒绝或者延误院前医疗急救服务。

第二十三条　急救中心(站)和急救网络医院救护车、院前医疗急救专业人员着装应当统一标识，统一标注急救中心(站)名称和“120”院前医疗急救呼叫号码。

第二十四条　急救中心(站)和急救网络医院不得将救护车用于非院前医疗急救服务。除急救中心(站)和急救网络医院外，任何单位和个人未经卫生行政部门批准，不得使用救护车开展院前医疗急救工作。

第二十五条　县级以上地方卫生行政部门应当加强对院前医疗急救专业人员的培训，定期组织急救中心(站)和急救网络医院开展演练，提高院前医疗急救和突发事件紧急医疗救援能力。

第二十六条　县级以上地方卫生行政部门应当加强急救中心(站)应急储备工作。急救中心(站)应当指定专人负责应急储备物资管理，做到专人负责、专处存放、定期检查，确保应急储备物资处于备用状态。

第二十七条　急救中心(站)应当向公众提供急救知识和技能的科普宣传和培训，提高公众急救意识和能力。

第四章　监督管理

第二十八条　县级以上地方卫生行政部门应当加强对

院前医疗急救工作的监督与管理。

第二十九条　任何单位和个人未经卫生行政部门批准擅自开展院前医疗急救服务的，由县级以上地方卫生行政部门按照《医疗机构管理条例》有关规定予以处理。

第三十条　急救中心(站)和急救网络医院使用非卫生专业技术人员从事院前医疗急救服务的，由县级以上地方卫生行政部门按照《医疗机构管理条例》、《执业医师法》和《护士条例》有关规定予以处理。

第三十一条　医疗机构出现下列情形之一的，由县级以上地方卫生行政部门责令改正、通报批评、给予警告；对于直接负责的主管人员和其他直接责任人员，依法给予降级、撤职、开除等处分：

(一) 未经批准擅自开展院前医疗急救服务的；

(二) 未经批准擅自使用"120"院前医疗急救呼叫号码或者其他带有院前医疗急救呼叫性质号码的；

(三) 未经批准擅自使用救护车开展院前医疗急救服务的；

(四) 因费用原因影响救治的；

(五) 省级以上卫生行政部门规定的其他情形。

湖北省救护车配置与使用管理办法

第一章　总　则

第一条　为进一步加强湖北省医疗急救体系建设，规范救护车配置、使用、监督管理工作，切实保障医疗急救和交通安全，维护人民群众生命安全和健康权益，依据《中华人民共和国道路交通安全法》、《医疗机构管理条例》等有关法律法规，制定本办法。

第二条　在湖北省行政区域范围内配置、使用救护车，适用本办法。

本办法所称救护车指用于日常急救和抢救危重伤病员、突发事件紧急救援、重大活动医疗保障、运送伤病员、卫生监督、疾病控制、血液运送、巡回医疗、计划生育服务等任务的专用车辆。

第三条　各级卫生、人口和计划生育行政部门按照各自职责，负责救护车规划装备、审核配置、日常运营和监督管理工作。公安机关交通管理部门负责救护车的道路交通安全管理工作。

第二章　救护车的分类及装备标准

第四条　根据国家救护车 QC/T457-2002 的专业标准和湖北省实际情况，救护车按用途分为下列 7 种类型：

（一）突发公共卫生事件应急指挥车。具有现场指挥功能，用于大型灾害、事故及公共卫生突发事件的现场急救指挥及防疫指挥工作。

（二）运送救护车。配有一般的急救医疗设备和药品，能对现场或运送过程中的伤病人员进行一般救治的救护车。

（三）急救（监护型）救护车。配有急救复苏抢救设备、必备药品、通讯等装备，能对现场或运送过程中的伤病人员进行紧急救护的救护车。

（四）疾病控制专用车。配有疾病控制专业急救设备，能对现场疫情进行紧急处理的救护车。

（五）卫生监督应急救护车。配有卫生监督现场快速检测设备，能对食物中毒、职业中毒和生活饮用水污染等突发公共卫生事件实施现场快速检测和现场控制的救护车。

（六）血液运送救护车。配有运送血液专业设备，能够按有关要求为医疗卫生机构运送血液的救护车。

（七）计划生育服务专用车。配有计划生育服务专业急救设备，能对紧急情况进行紧急处理的救护车。

第五条　救护车装备标准。

（一）运送救护车

1. 诊箱：插管箱、呼吸气嘴、简易呼吸器、便携式吸引器、听诊器、血压计、叩诊锤、体温表、剪刀、镊子、血管钳、三角巾、四头带、颈托、夹板等，必备的口服和静脉药品。

2. 供氧系统：氧气瓶不小于3升，配有氧气压力表、流量表、湿化瓶等。

3. 担架：车式可固定标准担架或铲式标准担架。

4. 心电图机。

5. 输液导轨或吊瓶架、照明灯、紫外线灯。

6. 便携式吸引器的容积不低于600ml。

（二）急救（监护型）救护车

1. 诊箱：插管箱、心脏复苏泵、呼吸气嘴、简易呼吸器、急救电动吸引器、听诊器、血压计、叩诊锤、体温表、剪刀、镊子、血管钳、颈托、夹板等，必备的口服和静脉药品。

2. 供氧系统：氧气瓶不小于7升，配有氧气压力表、压力调节阀、流量表、湿化瓶等，另配有便携式氧气瓶。

3. 药品柜：放置各种抢救药品。

4. 担架：自动上车标准担架、铲式标准担架。

5. 骨折固定垫（真空固定垫）。

6. 外伤包（内有夹板、颈托、上下肢止血带、纱布、三角巾、弹力绷带等）。

7. 心电图机。

8. 心电监护除颤起搏仪。

9. 急救呼吸机。

10. 输液导轨或吊瓶架、照明灯、紫外线灯。

（三）疾病控制专用车、卫生监督应急救护车、血液运送救护车和有急救任务的其他机构自备救护车可根据工作需要，配备相应的专业设备。

（四）计划生育服务专用车。根据工作需要，配备相应的专业设备、急救医疗设备和药品。

第三章　救护车的配置标准

第六条　救护车配置应根据辖区人口和卫生机构、计划生育服务机构服务半径及医疗救护、卫生应急等任务的需要，实行全域覆盖，合理布局，保证敏捷应答，快速反应，就近出车，及时救治。

第七条　急救专业机构按每5万人口配置1辆急救（监护型）救护车。各级120急救中心根据工作需要按规定配置救护车，以满足当地伤病人员急救、转送工作。

市（州）级以上卫生应急指挥机构应配备应急指挥车以应对公共卫生突发事件的紧急救援指挥工作，省级突发公共卫生事件应急指挥机构可配置1～3辆应急指挥车，市（州）级突发公共卫生事件应急指挥机构可配置1～2辆应急指挥车。

第八条　三级医疗机构可按照每200张床位配置1辆救护车，拥有3辆及以上救护车的，可根据业务工作需要配置1～2辆急救（监护型）救护车。

第九条　二级医疗机构可按照每100张床位配置1辆救护车，拥有3辆及以上救护车的，可根据业务工作需要配置1辆急救(监护型)救护车。

第十条　乡镇卫生院、城市社区卫生服务中心可配置1～2辆救护车。

第十一条　省级妇幼保健机构可配置1～6辆救护车，市(州)级妇幼保健机构可配置1～4辆救护车，县(市、区)级妇幼保健机构可配置1～3辆救护车。

第十二条　省级疾病预防控制机构可配置1～6辆疾病控制专用车。市(州)级疾病预防控制机构可配置1～4辆疾病控制专用车。县(市、区)级疾病预防控制机构可配置1～3辆疾病控制专用车。

第十三条　省级卫生监督机构可配置1～6辆应急救护车，市(州)级卫生监督机构可配置1～4辆应急救护车，县(市、区)级卫生监督机构可配置1～3辆应急救护车。

第十四条　采、供血机构按照业务量及服务半径配备血液运送救护车，采血量3吨以下可配置2～3辆血液运送救护车、3～10吨可配置3～6辆血液运送救护车、10吨以上，每增加3吨采血量可增配1辆血液运送救护车。

第十五条　专科医院、未定级医院、民营医疗机构和有急救任务的其他机构可参照以上同等规模医疗机构标准执行。

第十六条　计划生育服务机构可参照以上同级医疗卫生机构标准执行。

第四章　救护车配置审批

第十七条　按照行业和属地化管理的原则，需要配置救护车的医疗卫生、人口计生服务机构，应向所在地卫生、人口和计划生育行政部门提交下列申报材料：

(一) 救护车配置申请表(一式二份)。内容包括机构名称、机构地址、组织机构代码、执业许可证号码、机构分类性质（营利、非营利）、机构等级、床位数、现有救护车数量、拟购车型、联系电话、联系人及配置救护车理由（附件 1）。

（二）《医疗机构执业许可证》副本及复印件。

（三）单位组织机构代码证复印件。

（四）现有救护车行驶证复印件。

（五）其他相关证明材料。

申请单位经所在地各级卫生、人口和计划生育行政部门审核同意后，报省卫生厅职能部门核准。

部、省属医疗卫生机构和有急救任务的其他机构直接向省卫生厅职能部门提交上述申报材料。

第十八条　申请单位经核准后方可购买救护车，凭购车发票、车辆合格证原件及复印件到省卫生厅职能部门办理救护车配置登记手续，凭省卫生厅出具的《湖北省救护车配置通知单》（附件 2），到当地公安机关交通管理部门办理车辆注册登记，领取机动车登记证书、号牌和行驶证。

第十九条　救护车报废或需要更新的，必须持有关单位出具的《报废汽车回收证明》或《机动车注销证明》等证明材料到省卫生厅职能部门备案。

第二十条　救护车如特殊情况须转让的，受让方应为符合配置救护车条件的机构，并到省卫生厅办理变更备案、公安机关交通管理部门办理变更登记手续。

第五章　监督管理

第二十一条　各级卫生、人口和计划生育行政部门应指定专人，按照属地化管理原则负责救护车的配置与使用管理。

第二十二条　救护车使用单位应加强救护车管理，严格执行有关法律法规，建立健全并落实救护车管理规章制度。

第二十三条　救护车使用单位必须服从各级卫生、人口和计划生育行政部门和公安机关交通管理部门的监督管理，严禁私自改装或挪作它用，严禁承包给任何单位及个人。

第二十四条　救护车品牌型号应纳入国家规定的产品目录，应安装警灯和警报器。警灯、警报器应分别符合GB/T13954和GB8108的规定。车身颜色应为白色，前门左右两侧及车后正中应喷涂或粘贴红底白色“十”字图案标志，图案应符合国家有关规定。其他外观标识按照湖北省卫生厅和湖北省人口和计划生育委员会要求装饰。

救护车执行救护任务时应当严格遵守《道路交通安全法》，酌情使用警灯警报器。零点至凌晨5点，除特别紧急情况外，不得使用警报器。

第二十五条　救护车要保持车况良好、车身整洁，禁止利用救护车发布或变相发布医疗广告。

救护车使用单位必须配备有三年以上驾龄的专职司机。在执行院前急救和运送伤病员任务时，应至少配备医师、护士各一名。严禁无关单位借用救护车，严禁无关人员驾乘救护车。

第二十六条　救护车使用单位违反本办法，卫生、人口和计划生育行政部门应予通报批评，逾期不改或情节严重的，追究领导和相关人员责任。违反《道路交通安全法》的，由公安机关交通管理部门依法处理。

第六章　附　　则

第二十七条　本办法在实施过程中发现的问题，按职责划分，由省卫生厅、省人口和计划生育委员会、省公安厅分别负责解释。

第二十八条　本办法自 2010 年 11 月 1 日实施。原《关于加强救护车配置及使用管理的通知》（鄂卫发〔2001〕109 号）同时废止。

十堰市突发公共事件医疗卫生救援应急预案

1. 总则

1.1 编制目的

保障我市自然灾害、事故灾难、公共卫生、社会安全事件等突发公共事件（以下简称突发公共事件）发生后，各项医疗卫生救援工作迅速、高效、有序地进行，提高卫生部门应对各类突发公共事件的应急反应能力和医疗卫生救援水平，最大程度地减少人员伤亡和健康危害，保障人民群众身体健康和生命安全，维护社会稳定。

1.2 编制依据

依据《中华人民共和国传染病防治法》、《中华人民共和国食品卫生法》、《中华人民共和国职业病防治法》、《中华人民共和国放射性污染防治法》、《中华人民共和国安全生产法》以及《突发公共卫生事件应急条例》、《医疗机构管理条例》、《核电厂核事故应急管理条例》、《湖北省突发公共事件总体应急预案》和《十堰市突发公共事件总体应急预案》，制定本预案。

1.3 工作原则

统一领导、分级负责；属地管理、明确职责；依靠科学、依法规范；反应及时、措施果断；整合资源、信息共享；平战结合、常备不懈；加强协作、公众参与。

1.4 适用范围

本预案适用于发生在我市辖区内的各类突发公共事件所导致人员伤亡、健康危害的医疗卫生救援工作。突发公共卫生事件应急工作按照《十堰市突发公共卫生事件应急预案》的有关规定执行。

2. 医疗卫生救援的事件分级

根据突发公共事件导致人员伤亡和健康危害情况将医疗卫生救援事件分为特别重大（Ⅰ级）、重大（Ⅱ级）、较大（Ⅲ级）和一般（Ⅳ级）四级。

2.1 特别重大事件（Ⅰ级）

(1)一次事件伤亡 100 人以上，且危重人员多，或者核事故和突发放射事件、化学品泄漏事故导致大量人员伤亡。

(2)国务院及其有关部门确定的其他需要开展医疗卫生救援工作的特别重大突发公共事件。

2.2 重大事件（Ⅱ级）

(1)一次伤亡 50 人以上、99 人以下，其中，死亡和危重病例超过 5 例的突发公共事件。

(2)跨市（州）的有严重人员伤亡的突发公共事件。

(3)省人民政府及其有关部门确定的其他需要开展医疗卫生救援工作的重大突发公共事件。

2.3 较大事件（Ⅲ级）

(1)一次伤亡 30 人以上、49 人以下，其中，死亡和危重病例超过 3 例的突发公共事件。

(2)市级人民政府及其有关部门确定的其他需要开展医疗卫生救援工作的较大突发公共事件。

2.4 一般事件(Ⅳ级)

(1)一次伤亡10人以上、29人以下,其中,死亡和危重病例超过1例的突发公共事件。

(2)县级人民政府及其有关部门确定的其他需要开展医疗卫生救援工作的一般突发公共事件。

3. 医疗卫生救援组织体系

各级卫生行政部门要在同级政府或突发公共事件应急指挥机构的统一领导下,与有关部门密切配合,共同应对突发公共事件,做好突发公共事件的医疗卫生救援工作。

市卫生局和各县(市、区)卫生局成立医疗卫生救援领导小组、专家组,确定医疗卫生救援机构〔指各级各类医疗机构,包括医疗急救中心(站)、综合医院、专科医院、疾病预防控制机构和卫生监督机构〕,成立现场医疗卫生救援指挥部。

3.1 医疗卫生救援领导小组

市卫生局成立突发公共事件医疗卫生救援领导小组,由主要领导任组长、分管领导任副组长,有关科室负责同志为成员,领导、组织、协调、部署特别重大突发公共事件的医疗卫生救援工作,下设应急办公室,负责日常工作。

各县(市、区)卫生局成立相应的突发公共事件医疗卫生救援领导小组,领导辖区内突发公共事件医疗卫生救援工作,承担各类突发公共事件医疗卫生救授的组织、协调任务,并指定机构负责日常工作。

3.2 专家组

市卫生局组建市级专家组,各县(市、区)卫生局组建本级专家组,对突发公共事件医疗卫生救援工作提供咨询建议和技术指导。

3.3 医疗卫生救援机构

各级各类医疗卫生机构承担突发公共事件的医疗卫生救援任务。市(120)急救指挥中心、各级急救站承担突发事件现场医疗救护和伤员转送;综合医院,专科医院承担突发公共事件伤员医疗救治工作;市及各县(市、区)疾病预防控制机构和卫生监督机构根据各自职能做好突发公共事件中疾病预防控制和卫生监督工作。

3.4 现场医疗卫生救援指挥部

市卫生局和各县(市、区)卫生局根据实际工作需要在突发公共事件现场设立现场医疗卫生救援指挥部,由现场职务最高的卫生局的负责同志担任指挥长,统一指挥、协调现场医疗卫生救援工作。

4. 医疗卫生救援应急响应和终止

4.1 医疗卫生救援应急分级响应

4.1.1 Ⅰ级响应

(1)Ⅰ级响应的启动

在我市境内发生特别重大突发公共事件,按国家预案和省级预案的规定,启动医疗卫生救援应急的Ⅰ级响应。

(2)Ⅰ级响应行动

市卫生局在国务院卫生行政部门和省卫生行政部门的指挥和领导下,组织、协调开展突发公共事件医疗卫生救援。

4.1.2 Ⅱ级响应

(1)Ⅱ级响应的启动

在我市境内发生重大突发公共事件,按照省级预案的规定启动医疗卫生救援应急的Ⅱ级响应。

(2)Ⅱ级响应行动

市卫生局在省卫生行政部门的指挥和领导下，组织、协调开展突发公共事件医疗卫生救援。

4.1.3 Ⅲ级响应

(1)Ⅲ级响应的启动

符合下列条件之一者，启动医疗卫生救援应急的Ⅲ级响应：

a. 发生较大突发公共事件，市人民政府启动市级突发公共事件应急预案。

b. 发生较大突发公共事件，市有关部门启动市级突发公共事件专项应急预案。

c. 其他符合医疗卫生救援较大事件(Ⅲ级)级别的突发公共事件。

(2)Ⅲ级响应行动

市卫生局接到关于医疗卫生救援较大事件的有关指示、通报或报告后，医疗卫生救援领导小组立即启动工作，组织专家对伤病员及救治情况进行综合评估。同时，迅速组织开展现场医疗卫生救援工作，并及时向市人民政府和突发公共事件应急指挥机构报告有关处理情况。凡属启动市级应急预案的响应，医疗卫生救援领导小组按相关规定启动工作。

市政府和市卫生局在发生特别重大、重大、较大突发事件后，及时报告省政府及省卫生厅，根据需要请求省应急医疗卫生救援队伍和有关专家进行支援，及时向省政府和省卫生厅报告医疗卫生救援事件的处理情况。

4.1.4 Ⅳ级响应

(1)Ⅳ级响应的启动

发生一般突发公共事件，各县(市、区)政府启动县(市、区)级突发公共事件应急预案。

(2)Ⅳ级响应行动

县(市、区)卫生局接到关于应急医疗卫生救援一般事件的有关指示、通报或报告后,医疗卫生救援领导小组立即启动工作,组织医疗卫生救援机构开展突发公共事件的现场处理工作,组织专家对伤病员及救治情况进行调查、确认和评估,同时向本级人民政府和突发公共事件应急指挥机构报告有关处理情况。凡启动县(市、区)预案的响应,医疗卫生救援领导小组按相关规定启动工作。

市卫生局接到一般突发公共事件报告后,要对事件发生地的突发公共事件应急医疗卫生救援工作进行督导,必要时组织专家提供技术指导和支持,并适时向全市发出通报。

4.2 现场医疗卫生救援及指挥

医疗卫生救援应急队伍在接到救援指令后要及时赶赴现场,并根据现场情况全力开展医疗卫生救援工作。在实施医疗卫生救援的过程中,既要积极开展救治,又要注重自我防护,确保安全。

为了及时准确掌握现场情况,做好现场医疗卫生救援指挥工作,使医疗卫生救援工作紧张有序地进行,市卫生局或发生地卫生局应在事发现场设置现场医疗卫生救援指挥部,主要或分管领导同志要亲临现场,靠前指挥,减少中间环节,提高决策效率,加快抢救进程。现场医疗卫生救援指挥部要接受突发公共事件现场处置指挥机构的领导,加强与现场各救援部门的沟通与协调。

4.2.1 现场抢救

到达现场的医疗卫生救援应急队伍,要迅速将伤员转送出危险区，本着“先救命后治伤、先救重后救轻”的原则开展工作，按照国际统一的标准对伤病员进行检伤分类，分别用蓝、黄、红、黑四种颜色，对轻、重、危重伤病员和死亡人员作出标志（分类标记用塑料材料制成腕带），扣系在伤病员或死亡人员的手腕或脚踝部位，以便后续救治辨认或采取相应的措施。

4.2.2 转送伤员

当现场环境处于危险或在伤病员情况允许时，要尽快将伤病员转送并做好以下工作：

(1)对已经检伤分类待送的伤病员进行复检。对有活动性大出血或转运途中有生命危险的急危重症者，应就地先予抢救、治疗，做必要的处理后再进行监护下转运。

(2)认真填写转运卡提交接纳的医疗机构，并报现场医疗卫生救援指挥部汇总。

(3)在转运中，医护人员必须在医疗舱内密切观察伤病员病情变化，并确保治疗持续进行。

(4)在转运过程中要科学搬运，避免造成二次损伤。

(5)合理分流伤病员或按现场医疗卫生救援指挥部指定的地点转送，任何医疗机构不得以任何理由拒诊、拒收伤病员。

4.3 医疗救治

医疗机构接到突发公共卫生事件报告后，要迅速做好以下工作：

(1)成立应急医疗救治领导小组和抢救专班。

(2)必要时，动员轻病人出院或转院，腾出空床。

(3)开设绿色通道，接诊、接收转运来的伤病员。

4.4 疾病预防控制和卫生监督工作

突发公共事件发生后，有关卫生行政部门要根据情况组织疾病预防控制和卫生监督等有关专业机构和人员，开展卫生学调查和评价、卫生执法监督，采取有效的预防控制措施，防止各类突发公共事件造成的次生或衍生突发公共卫生事件的发生，确保大灾之后无大疫。

4.5 信息报告和发布

医疗急救中心(站)和其他医疗机构接到突发公共事件的报告后，在迅速开展应急医疗卫生救援工作的同时，立即将人员伤亡、抢救等情况报告现场医疗卫生救援指挥部或当地卫生行政部门。

现场医疗卫生救援指挥部、承担医疗卫生救援任务的医疗机构要每日向上级卫生行政部门报告伤病员情况、医疗救治进展等，重要情况要随时报告。卫生行政部门要及时向本级人民政府和突发公共事件应急指挥机构报告有关情况。

各级卫生行政部门要按照有关规定，做好突发公共事件医疗卫生救援信息发布工作。

4.6 医疗卫生救援应急响应的终止

突发公共事件现场医疗卫生救援工作完成，伤病员在医疗机构得到救治，经本级人民政府或同级突发公共事件应急指挥机构批准，或经同级卫生行政部门批准，医疗卫生救援领导小组可宣布医疗卫生救援应急响应终止，并将医疗卫生救援应急响应终止的信息报告上级卫生行政部门。

5. 医疗卫生救援的保障

各级卫生行政部门应遵循“平战结合、常备不懈”的原则，加强突发公共事件医疗卫生救援工作的组织和队伍建设，成立领导小组，组建医疗卫生救援应急队伍，制订各种医疗卫生救援应急技术方案，保证突发公共事件医疗卫生救援工作的顺利开展。

5.1 信息系统

在充分利用现有资源的基础上建设医疗救治信息网络，实现医疗机构与卫生行政部门之间，以及卫生行政部门与相关部门间的信息共享。

5.2 急救机构

十堰市(120)急救指挥中心及各级急救站组成(120)急救网络。各县(市)依托综合力量较强的医疗机构建立急救机构。

5.3 化学中毒与核辐射医疗救治基地

我市依托十堰市太和医院和十堰市人民医院分别建立市级核辐射和化学中毒医疗收治站，救治基地由国家和省级有关部门指定。

5.4 医疗卫生救援应急队伍

全市组建市、县两级医疗卫生救援应急队伍。市级医疗卫生救援应急队伍根据突发公共事件的区域特点，组建不同类型的医疗卫生救援应急队伍3～5支，每支队伍15人左右；县级医疗卫生救援应急队伍按照内、外类别组建2支以上的医疗卫生救援应急队伍，每支队伍10人左右。

卫生行政部门要保证医疗卫生救援工作队伍的稳定，严格管理，定期开展培训和演练，提高应急救治能力。

医疗卫生救援演练需要公众参与的，必须报经本级人民政府同意。

5.5 物资储备

市卫生局提出医疗卫生救援应急药品、医疗器械、设备、快速检测器材和试剂、卫生防护用品等物资的储备计划建议。市发改委和市经委、市物价局负责组织应急物资的生产、储备和调运,保证供应,维护市场秩序,保持物价稳定。医药储备物资的动用,按《国家医药储备应急预案》执行,应急储备物资使用后要及时补充。

5.6 医疗卫生救援经费

市财政局负责安排应由政府承担的突发公共事件应急医疗卫生救援所必需的经费,并做好经费使用情况监督工作。

自然灾害导致的人员伤亡,各级财政按照有关规定承担医疗救治费用或给予补助。

安全生产事故引起的人员伤亡,事故发生单位应向医疗急救中心或相关医疗机构支付医疗卫生救援过程中发生的费用,有关部门应负责督促落实。

社会安全突发事件中发生的人员伤亡,由有关部门确定的责任单位或责任人承担医疗救治费用,有关部门应负责督促落实。各级财政可根据有关政策规定或本级人民政府的决定对医疗救治费用给予补助。

各类保险机构要按照有关规定对参加人身、医疗、健康等保险的伤亡人员,做好理赔工作。

5.7 医疗卫生救援的交通运输保障

各级医疗卫生救援应急队伍要根据实际工作需要配备救护车辆、交通工具和通讯设备。

铁路、交通、公安(交通管理)等有关部门,要保证医疗卫生救援人员和物资运输的优先安排、优先调度、优先放行,确保运输安全畅通。情况特别紧急时,对现场及相关通道实行交通管制,开设应急救援"绿色通道",保证医疗卫生救援工作的顺利开展。

5.8 其他保障

市公安局负责维护突发公共事件现场治安秩序，保证现场医疗卫生救援工作的顺利进行。

市科技局组织科研力量开展应急医疗卫生救援技术科研攻关，统一协调、解决检测技术及药物研发和应用中的科技问题。

海关负责突发公共事件医疗卫生救援急需进口特殊药品、试剂、器材的优先通关验放工作。

市食品药品监督管理局负责突发公共事件应急医疗卫生救援药品、医疗器械和设备的监督管理。

市红十字会按照《中国红十字会总会自然灾害与突发事件应急预案》，负责组织群众开展现场自救和互救，做好相关工作。并根据突发公共事件的具体情况，向市内外发出呼吁，依法接受国内外组织和个人的捐赠，提供急需的人道主义援助。

市军分区后勤部负责协调军队有关部门，组织军队有关医疗卫生技术人员和力量，支持和配合突发公共事件医疗卫生救援工作。

6. 医疗卫生救援的公众参与

各级卫生行政部门要做好突发公共事件医疗卫生救援知识普及的组织工作。利用广播、电视、报刊、互联网等媒体，扩大对社会公众的宣传教育。各部门、企事业单位、社会团体要加强对所属人员的宣传教育。各医疗卫生机构要做好宣传资料的提供和师资培训工作。在广泛普及医疗卫生救援知识的基础上逐步组建以公安干警、企事业单位安全员和卫生员为骨干的群众性救助网络，经过培训和演练提高其自救、互救能力。

7. 附则

7.1 责任与奖惩

突发公共事件医疗卫生救援工作实行责任制和责任追究制。各级卫生行政部门，对突发公共事件医疗卫生救援工作做出贡献的先进集体和个人要给予表彰和奖励。对失职、渎职的有关责任人，要依据有关规定严肃追究责任，构成玩忽职守罪的，依法追究刑事责任。

7.2 预案制定与修订

本预案经市政府批准，市政府办公室发布实施，并根据突发公共事件的形势变化和实施中发现的问题及时进行修订和完善。

市政府有关部门根据需要和本预案的规定，制定本部门职责范围内的具体工作预案，报市政府备案。

县(市、区)政府根据《突发公共卫生事件应急条例》的规定，参照本预案并结合本地区实际情况，组织制定本地区突发公共事件医疗卫生救援应急预案。

7.3 预案解释部门

本预案由市政府办公室负责解释。

7.4 预案实施时间

本预案自印发之日起实施。

十堰市120急救体系建设标准与工作规范

为了建立健全我市120急救体系，巩固和提高全市医疗急救和突发事件紧急救援能力，充分利用和发挥全市急救资源最佳效益，切实保障人民群众身体健康和生命安全，结合国家、省市有关急救工作规定和《十堰市 120 医疗急救指挥工作方案》、《十堰市医疗急救站建设标准》试行情况，特制定《十堰市 120 急救体系建设标准与工作规范》。

一、指导思想

以科学发展观为指导，认真贯彻国家、省、市有关急救工作文件精神，建立健全十堰市 120 急救指挥和各级急救站网络体系，坚持就近、就急、就病人意愿、就专业能力和划定急救责任区等急救原则，积极开展十堰及周边地区院前急救和各类突发事件紧急医疗救援，保障人民群众身体健康与生命安全，打造区域医疗中心，构建美好和谐十堰。

二、120 急救体系建设标准

十堰市 120 急救体系由市急救中心、县(市)120 医疗急救指挥中心(以下简称 120 指挥中心)和各级急救站组成，即以市急救中心为枢纽、6 县(市)120 指挥中心为纽带、136 家急救站为网点，形成覆盖全市城乡、功能完善、指挥统一、救援快捷的急救网络体系。

(一) 十堰市急救中心的设置

十堰市急救中心是市政府批准成立、市卫生局直管的行政事务类事业单位，是全市院前急救调度指挥、医疗急救力量组织协调、120 急救体系管理的工作机构。平时承担十堰城区院前急救调度指挥工作；发生重大突发事件时，作为全市紧急医疗救援中心，负责组织急救工作。

(二) 县(市)120 指挥中心的设置

各县(市)120 指挥中心由县(市)卫生局主管，可先挂靠在当地县(市)最强的综合性医院，逐步争取条件独立建制。负责本县(市)院前急救调度指挥、医疗急救资源组织协调与医疗急救体系管理。平时承担县(市)辖区院前急救调度指挥工作;发生突发事件时,作为县市紧急医疗救援中心,负责组织急救工作。

（三）全市各级急救站的设置

1. 三级急救站(3 个):市太和医院、市人民医院、东风公司总医院。

2. 二级急救站(25 个):市中医医院、东风公司茅箭医院、东风公司花果医院、市红十字医院、市西苑医院、武当山特区医院、丹江口市人民医院、汉江集团职工医院、丹江口市中医医院、丹江口市妇幼保健院、郧县人民医院、郧县中医医院、郧县妇幼保健院、郧西县人民医院、郧西县中医医院、郧西县妇幼保健院、竹溪县人民医院、竹溪县中医医院、竹溪县妇幼保健院、竹山县人民医院、竹山县中医医院、竹山县妇幼保健院、房县人民医院、房县中医院、房县妇幼保健院。

3. 一级急救站(108 个):全市 99 个建制乡镇卫生院(各县市城关镇和十堰城区乡镇卫生院不设急救站)和白浪医院、市铁路医院、市麻风病防治中心、武当山红十字急救站、武当山济民医院、武当山琼台、伏龙山景区、四方山景区、牛头山景区急救站。

（四）急救站建设标准

1. 基本建设标准。三、二、一级急救站房屋、设施、设备、人员配备等按照卫生部颁发的《急诊科建设与管理指南(试行)》等有关标准建设。全市急救站悬挂“十堰市120XX 医院急救站”标牌。

2. 急救站站长配备。急救站设站长 1 名,三级急救站由急诊医学副高以上职称的执业医师担任、二级急救站由急诊医学中级以上职称的执业医师担任。市急救中心聘任城区急救站站长，县(市)120指挥中心聘任本辖区急救站站长。

3. 院前急救人员要求。急救医护人员必须取得执业医师或执业护士资格证书，急救车驾驶员必须有特种车辆驾驶证。急救人员名册需每年报急救中心或120指挥中心备案。

4. 急救车辆配备。原则上三级急救站配急救车3辆以上，二级急救站配急救车2辆以上，一级急救站配急救车1辆以上。急救车上印制"十堰市120XX医院急救站"和"蛇杖"急救标志，配备急救警灯、警报器。所有急救车24小时值班，接受120调度后在市、县(市)城区到达急救现场时间≤8分钟，郊区到达急救现场时间≤15分钟。在偏远山区和尚未配急救车的一级急救站，急救人员要利用社会车辆及时有效开展院前急救工作。

5. 急救通讯设备。各级急救站设置急救联系电话，专人值班，保持24小时畅通。急救派车、出车资料保存2年以上。城区急救站同时配置调度受理台，确定一名调度通讯网络维护员。安装120急救车动态视频监控系统；城区急救站根据急救事业发展的需要和有关要求，适时配备GPS定位系统。

6. 急救站各项工作制度健全，诊疗护理操作规范落实到位，急救绿色通道运行良好，及时维护通讯设备、急救车，定期进行车辆洗消，确保急救站24小时运行正常。

三、职责任务

(一) 市急救中心职责任务

1. 负责全市急救资源的组织、协调、调度和指挥工作，组织十堰及周边地区突发事件紧急医疗救援。

2. 建立完善全市120急救网络体系，负责城区急救站院前急救行业管理，检查、督导与评估县(市)120指挥中心和二级急救站工作。

3. 统一管理使用全市急救信息。健全120调度平台，24小时接受呼救，收集、处理和贮存全市急救信息。120急救信息贮存2年以上；做好急救信息统计报告工作。

4. 组织开展全市急救业务培训、学术交流、救援演练、技能比武等；办好十堰市120急救培训基地和十堰市急救管理专业委员会，建立完善院前急救专业人员培训与准入机制。

5. 负责组织开展本地区各类大型社会性活动医疗急救保障工作。

6. 根据实际情况，适时召开全市急救工作会议，组织落实上级有关急救工作精神，研究解决有关急救工作问题。

7. 完善急救行业管理制度，制定各类医疗急救预案，与相关部门保持应急联动，积极应对全市及周边地区重大突发事件。

(二) 县市120指挥中心职责任务

1. 负责全县医疗急救资源的组织、协调、调度和指挥工作，组织本县(市)及周边地区突发事件紧急医疗救援。

2. 建立完善全县(市)医疗急救网络体系，检查、督导与考评辖区急救站，负责急救站验收挂牌与站长聘任。

3. 统一管理使用全县(市)急救信息资源，设立120调度通讯系统，24小时接受呼救；收集、处理和贮存全县医疗急救信息。

4. 组织开展全县(市)急救业务培训、学术交流、救援演练、技能比赛等，建立健全院前急救专业队伍。

5. 根据实际情况，适时召开全县(市)医疗急救工作会议，组织落实上级有关急救工作精神，研究解决有关急救工作。

6. 建立完善管理制度，制定各类医疗急救预案，与相关部门保持应急联动，积极应对全县及周边地区突发事件。

(三) 急救站职责任务

1. 服从市急救中心与县(市)120指挥中心的调度指挥和行业管理。

2. 推进急救站标准化建设，不断充实提高医疗急救能力。

3. 负责所承担急救责任区的急、危、重伤病员的院前急救。

4. 完成各级各类突发事件紧急医疗救援任务。

5. 开展急救知识宣传与健康教育和急救医学科研、学术交流。

6. 参加与举办急救培训、操作演练、技能比赛等。

四、工作规范

(一) 市急救中心、县(市)120指挥中心工作规范

1. 组织调度、统一指挥本辖区内各级急救站和社会医疗急救资源，坚持就近、就急、就病人意愿、就专业能力的急救原则，按照急救责任区，及时准确、公正有序地进行院前急救调度指挥工作。

2. 市急救中心、县(市)120指挥中心作为市、县(市)紧急医疗救援中心，负责市、县(市)突发事件紧急救援调度指挥。市、县(市)两级120指挥中心和各级急救站要认真贯彻执行国家突发事件医疗救援应急预案，对十堰及周边地区发生的突发事件要按照四级响应要求进行调度指挥、院

前急救、病员转运等工作；建立各级各类紧急救援预案，形成突发事件紧急救援机制。

(1)遇特大突发事件紧急救援与急救保障工作需要时，市急救中心统一调度全市急救资源；各县(市)120指挥中心调度各县(市)急救资源，必要时可请求全市急救资源支援。

(2)凡遇重大交通事故、建筑事故、滑坡、火灾、洪灾、风灾、震灾、雪灾等突发事件和重大传染病疫情、群体性不明原因疾病及重大食物、职业中毒、化学物质中毒等公共卫生事件时，必须高度警惕，及时派车，并迅速向中心主任报告；由主任负责向卫生局报告，并决定到现场指挥事宜。

(3)地处繁华地段、事故性质严重、社会影响较大的伤亡事件，第一时间迅速派车；各急救站要及时报告到达现场时间、反馈现场伤情，中心根据现场反馈情况决定增援事宜。

(4)凡政府、卫生局领导在重大突发事件时下达的紧急救援任务，应立即按要求调度急救资源。

(5)突发事件紧急救援结束后，及时总结分析经验教训，向卫生局报告，并对相关集体与个人提出奖惩建议。各县市区发生重大突发事件医疗急救要及时向市急救中心报告；突发事件紧急救援的信息发布按上级规定进行。

(二) 120急救站工作规范

1. 建立急救站工作制度，完善医疗急救预案，实行首诊负责制和24小时应诊制。

2. 按照规定配备相应人员，建立执业急救医师、护士培训制度。院前急救人员按行业管理规定配备120急救标志服装。

3. 按照规定配置院前急救药械和急救车，并及时保养、维修和更换；急救车配置警灯、警笛，在十堰城区重大节假日和平时晚上9时至早上7时只闪灯不鸣笛。

4. 不得以任何借口拒绝抢救和收治或转运急、危、重伤病员；医护人员在任何场所发现急、危、重伤病员要主动救援。

5. 急救出车要及时向市急救中心或120指挥中心反馈急救信息，现场报告伤病员人数、伤情状况，确保高效、有序地完成急救任务。

6. 急救车在接收病人过程中，若病人自愿要求到其他急救站或医院，则无条件直接将病人送往。若遇无主伤病员，应先行救治；精神病人由专科定点医院按专业要求收治。不得以任何理由拒诊、推诿"三无危重病人"，救治后再通过政府有关部门解决相关问题。

7. 各级急救站认真做好院前急救信息统计报告工作，由市急救中心和各县(市)120指挥中心定期汇总信息向卫生局报告并根据授权向社会通报。

8. 经常性开展"急救常识进社会"等急救宣传和健康教育活动，但不得设置尾数带"120"的本站急救电话，不得广告宣传本站急救电话。

五、工作考核

市、县(市)卫生局将120急救体系工作纳入年度目标任务考核，作为一项重要工作来抓。各县(市)120指挥中心负责本辖区120急救体系工作考评与奖惩。市急救中心负责对各县(市)120指挥中心和三、二级急救站工作进行督导考评，通过新闻媒介、十堰120简报、急救网站等渠道通报全市急救工作情况，总结推广先进经验，推动十堰急救事业健康发展。

六、此前如有与此相悖的规定，一律废止。

本规范自下发之日起执行。

附录二　院前急救常用的医疗文件 >>>

院前急救医疗是社会保障系统的重要组成部分，随着国家对突发公共卫生事件的重视和公众对院前急救医疗的需求越来越高，我国的院前急救医疗已进入快车道发展模式，从单纯的、粗放的院前转运演变为代表政府职能、集医学急救、灾难救援、医疗保障、危重症患者的监护及转运等功能为一体的急救医疗服务体系。由于国情和技术实力的差距，我国的院前急救医疗与发达国家相比，在院前急救医疗的普及程度和公平性、相关法律建设、观念和认知程度、急救行为标准化、急救能力和社会大急救氛围营造等方面明显不足。

虽然，我国于2002年4月成立了中国医院协会急救中心(站)管理分会，也相继组织编写了《院前急救医疗病历书写规范(试行)》、《院前急救医疗诊疗常规和技术操作规范》、《临床指南》等，建立了全国性的急救专业网站(中国急救网，网址：www.emss.cn)，但是规范化和认知度高的相关院前急救医疗文件以及如何规范书写和管理等方面仍迫切需要完善与提高。加之院前急救工作对患者施治的工作环境是开放的，经常在患者家中或是在公园、商场等公共场所。因此，院前急救医疗的医护人员在工作时，不仅要面对患者和家属，而且还要面对广大的社会群众、警察和新闻媒体。由于公众的价值观不一、判断标准不一、关心程度不一，所以院前急救医疗工作具有复杂的社会性、环境的多变性、人们价值观的多样性、医疗行为的暴露性。针对上述客观情况，在如何提高院前医疗急救质量、减少急危重症患者的院外伤残率和死亡率的基础上，防止不必要的医疗纠纷、化解患者和家属以及公众对院外医疗救治行为的不理解，是值得思考和亟待解决的现实问题。因此，院前常用医疗文件包括院前病历书写、院前病情告知书、转运同意书等有必要进一步规范和完善。